HISTOIRE

DE

LA SCARLATINE.

HISTOIRE

DE

LA SCARLATINE.

PAR

M. L. NOIROT,

DOCTEUR EN MÉDECINE DE LA FACULTÉ DE PARIS.

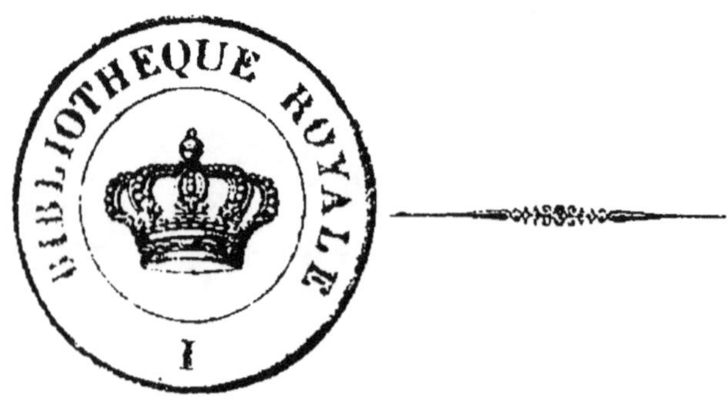

PARIS,

J.-B. BAILLIÈRE, RUE DE L'ÉCOLE-DE-MÉDECINE.

LONDRES,	LEIPSICK,
H. BAILLIÈRE, REGENT-STREET.	BROCKHAUS ET AVENARIUS.

DIJON,

LAMARCHE ET DROUELLE, PLACE SAINT-ÉTIENNE.

—

1847.

DIJON, IMPRIMERIE ET FONDERIE DE DOUILLIER.

CHAPITRE PREMIER.

Origine et Historique de la scarlatine.

Gœden [1] a cru pouvoir distinguer dans l'histoire du développement de l'organisme humain quatre points culminants caractérisés par l'invasion successive de quatre maladies contagieuses aiguës : la peste, la variole, la rougeole, la scarlatine, affections destinées, suivant lui, à opérer la

---

(1) Von dem Wesen und Heilm. des Scharlachfiebers, Berlin, 1822, pag. 15.

transfusion de la matière animale dans le corps de l'homme. Sans admettre les théories nébuleuses de cet auteur, il est facile de concevoir que l'espèce humaine ait pu se modifier avec les siècles, comme l'individu se modifie avec les années, et que les diverses phases de son existence aient été signalées par des maladies particulières. Or il paraît que la scarlatine est une pyrexie propre à l'âge où nous vivons et aux trois siècles qui nous ont précédés : car nous allons voir qu'il est difficile de trouver une mention un peu nette de cet exanthème chez les auteurs grecs et romains, et qu'il n'est guère possible d'en faire remonter l'origine au-delà du 16e siècle.

M. *Malfatti*[1] prétend que l'épidémie terrible qui ravagea Athènes 429 ans avant la naissance de Jésus-Christ n'était autre chose que la scarlatine. Voici la belle description que nous en a laissée *Thucydide*[2] :

« Et interiora, guttur et lingua, continuò cru-
» enta erant, et halitum tetrum et graveolentem
» emittebant. Deinde verò ex his sternutatio et
» raucitas sequebantur; nec multò pòst in pectus

---

(1) Hufelands Journal der pract. Heilkunde, B. 12, St. 3, S. 120. — (2) Historia belli Peloponesiaci, lib. xi, 49, Parisiis, Didot, 1840, p. 75.

» descendebat hoc malum cum vehementi tussi.
» Ubi verò in corde hæsisset, et hoc ipsum sub-
» vertebat, et omnes bilis ejectiones, quotquot à
» medicis nominatæ sunt, sequebantur et ipsæ
» cum ingenti cruciatu. Singultusque plerisque
» incidebat inanis, vehementem afferens convul-
» sionem, in aliis quidem statim cessantem, in
» nonnullis multò seriùs. Et corpus quidem exte-
» riùs tangenti non erat admodum calidum neque
» pallidum, sed subrubrum, lividum, parvis pu-
» stulis et ulceribus efflorescens; interiora verò ita
» flagrabant ut neque tenuissimorum vestimento-
» rum aut linteorum injectiones sustinerent, ne-
» que aliud quippiam præter nuditatem, et li-
» bentissimè in aquas gelidas se conjicerent. Et
» multi eorum qui neglecti erant, hoc ipsum
» etiam fecerunt et in puteos se dejecerunt, siti
» insedabili subacti; et largior potus perinde erat
» ac parcior. Et corporis vexatio quæ quiescendi
» facultatem adimebat, et insomnia eos urgebant.
» Corpus etiam quamdiu morbus vigebat, non
» languebat, sed præter opinionem cruciatui re-
» sistebat, ut plerique intra nonum aut etiam sep-
» timum diem propter internum ardorem interi-
» rent, aliquid virium adhuc retinentes, aut, si
» mortem effugissent, tamen, quia morbus in ven-
» trem inferiorem descendebat et exulceratio ve-

» hemens in ipso nascebatur, simul etiam quia
» immoderatum alvi profluvium invadebat, pleri-
» que postea propter hoc debilitate perirent. Per-
» vadebat enim malum, cùm primas in capite
» sedes collocaret, per totum corpus, initio à
» summis partibus ducto; et si quis ex maximis
» illis periculis evasisset, extremas tamen corpo-
» ris partes mali vis apprehendens se prodebat.
» Nam in ipsa quoque pudenda et in summas ma-
» nus summosque pedes prorumpebat, multique
» his membris capti mortem effugiebant; nonnulli
» etiam, simul ac ex morbo convaluerunt, statim
» omnium rerum oblivio pariter cepit, ita ut ne-
» que se ipsos neque necessarios agnoscerent. »

Malgré l'autorité du médecin de Vienne, il
nous est impossible de reconnaître la scarlatine
dans ce tableau. A l'exception de l'angine, la maladie décrite par *Thucydide* ne présente aucun
des symptômes qui caractérisent cet exanthème.
D'un autre côté, la teinte jaunâtre des téguments,
la diarrhée colliquative, la présence de petites
pustules et d'ulcérations, la nature des accidents
secondaires, tels que la paralysie des membres,
la cécité, la perte de la mémoire, se rapportent
beaucoup mieux au typhus qu'à l'affection scarlatineuse. Ce qui confirme notre manière de voir,
c'est que les causes assignées à la peste d'Athènes

par les auteurs qui en ont fait mention, sont précisément celles sous l'influence desquelles on voit naître les épidémies de typhus. *Diodore de Sicile* [1] l'attribue à l'encombrement, à de mauvaises exhalaisons qui s'élevèrent après des pluies abondantes, et à l'usage de grains gâtés par ces pluies. *Paul d'Egine* [2] met également les intempéries au nombre des causes de cette épidémie. « Pour ce qui est de la peste d'Athènes, dit *Plutarque*, le principal reproche en est à Périclès, qui renferma dans la ville tout le peuple de la campagne, ce qui produisit une horrible infection. »

Hippocrate a-t-il connu la scarlatine? Quelques auteurs (au nombre desquels *J. Frank* [3] et *Most* [4] comptent par erreur M. *Read* [5]) se sont prononcés pour l'affirmative. Voici les passages qu'ils invoquent pour justifier leur assertion : « .... Ab anginâ detento tumorem fieri forìs in » collo bonum est, foràs enim morbus vertitur [6]. » Ab anginâ detento tumor et rubor in pectore

---

(1) Lib. xii, 45. Parisiis, Didot, 1842, t. i, p. 440. — (2) Pauli Æginetæ medici Opera. Lugduni, 1551. — (3) Pathologie interne (Encyclopédie des sciences médicales), Paris, 1837, t. ii, p. 99. — (4) Geschichte des Scharlachfiebers, Leipzig, 1826, t. i, p. 17. — (5) Histoire de l'esquinancie pétéchiale gangréneuse qui a régné dans le village de Moivron au mois de novembre 1777, Metz, 1777, p. 17. — (6) Aphorism. lib. vi, aphor. 37.

» accedens bonum [1]..... Ulcera tonsillarum in in-
» fantibus periculosa. Ulcera proserpentia circa
» fauces graviora et magis acuta, ut plurimùm
» spirandi difficultatem inducunt [2]..... Anginosa
» illa quæ apud Aristonem erat primùm à linguâ
» cepit. Vox non clara, lingua rubra resiccata
» fuit. Primâ die, horrida, incaluit. Tertiâ, rigor,
» febris acuta, tumor subruber, durus, colli et pec-
» toris ex utrâque parte; extremitates frigidæ, li-
» vidæ. Spiritus sublimis; potus per nares funde-
» batur, deglutire non poterat; alvi secessus et
» urinæ suppressa erant. Quartâ, omnia exacer-
» bata sunt. Mortua est anginosa [3]. » On a pu
voir une indication de la scarlatine dans les phra-
ses incohérentes que nous venons de citer, à une
époque où l'on n'avait encore qu'une idée très-
confuse des caractères qui différencient l'angine
scarlatineuse et l'esquinancie maligne. Mais depuis quelques années les travaux de M. *Breton-*
neau et les aperçus ingénieux de MM. *Monneret*
et *Fleury* ont jeté assez de lumière sur ce point
obscur de la nosologie pour que, dans l'état actuel de la science, on puisse rapporter à la diphtérite ou à l'angine gangréneuse les épidémies

---

(1) Aphorism. lib. VI, aphor. 48. — (2) De Dentitione, sect. 3.
— (3) De Morbis popularibus, lib. III, sect. 2, observ. 7.

d'esquinancie maligne mentionnées par les médecins de l'antiquité. A nos yeux, il n'y a point d'é-
pidémie de scarlatine sans efflorescence écarlate,
desquamation, anasarque, etc. Ces signes, regardés par quelques auteurs comme pathognomo-
niques de la maladie qui nous occupe, peuvent
manquer dans un grand nombre de cas isolés où,
par suite de certaines dispositions individuelles,
l'action du principe contagieux semble se concentrer au pharynx; mais leur existence chez une proportion plus ou moins considérable de sujets,
n'en est pas moins un caractère essentiel de toute
épidémie de scarlatine, quelque larvée qu'elle
puisse être. Et peut-on supposer que des symptômes aussi palpables, pour ainsi dire, que ceux
dont il s'agit, aient échappé à la sagacité d'Hippocrate ?

Il faudrait également interpréter d'une manière
bien large la phrase suivante de *Celse,* pour y reconnaître la scarlatine avec M. *Johnstone* [1] « In
» interiore verò faucium parte interdum exulce-
» ratio esse consuevit [2]. »

Herodotus, médecin de la secte pneumatique à

---

(1) On the malignant Angina or putrid and ulcerous sore-throat,
etc., Worcester, 1779, p. 8. — (2) De Medicinâ, lib. IV, cap. 9.

Rome, sous Trajan, aurait, suivant *Bateman* [1], donné une description précise de la rougeole et de la scarlatine dans un passage remarquable qui nous a été transmis par *Aetius* [2] : « Dans les premières » périodes des fièvres qui ne sont pas simples, » mais qui sont le résultat d'humeurs viciées, il » s'élève sur tout le corps des taches semblables à » des piqûres de puces, et dans les fièvres mali- » gnes et pestilentielles, cette éruption s'ulcère, » et quelques-unes de ces taches ont une affinité » avec le charbon ; mais ces éruptions qui parais- » sent sur la face sont les plus malignes de tou- » tes : elles sont plus dangereuses lorsqu'elles sont » très-confluentes et qu'elles sont rouges ou livi- » des. Celles qui sont très-rouges sont d'un très- » mauvais caractère ; mais celles qui sont livides, » noires et enflées, semblables à de la chair qui » a été tachée, sont encore plus nuisibles, et elles » sont nombreuses sur la face et la poitrine, sur » l'abdomen, les flancs et les lombes. » Nous reconnaissons que ce fragment peut très-bien s'appliquer à une fièvre éruptive contagieuse. Mais comment *Bateman* a-t-il pu y trouver les traits distinctifs de la scarlatine ?

---

(1) Abrégé pratique des maladies de la peau, traduction Bertrand, Paris, 1820, p. 102. — (2) Tetrab. 2, sect. 1, cap. 129.

Cœlius Aurelianus, contemporain de Galien, fait mention d'une espèce d'angine dont les caractères sembleraient avoir quelque analogie avec ceux de la scarlatine, mais dont la description est trop incomplète pour qu'on puisse rien préciser à cet égard : « Morbus cum salivatione , cùm sub- » dolente faucium sensu et asperitate aggreditur; » inflammatio supra linguam magnâ cùm trans- » vorandi et respirandi difficultate sese extendit; » collum et vultus tument ; oculi sanguinolenti » prominent; pulsus celer est et tensus. Lividus » tandem vultus, vox interclusa, gutturis et pecto- » ris stridor, apud alios caninus vocis sonitus, » pulsûs defectio, præcedunt morti [1]. » Il ajoute qu'une inflammation de nature erysipélateuse (ignis sacer) se déclarait quelquefois à la poitrine et au cou, et qu'elle était d'un favorable augure.

Arétée de Cappadoce a décrit sous le nom d'ulcères égyptiens, ou syriaques, une maladie endémique aux pays d'où elle a emprunté son nom, et que *Most* [2] regarde comme identique avec le garrotillo qui ravagea quatorze siècles plus tard le Midi de l'Europe. Cette opinion a été combat-

---

(1) De Morbis acutis, lib. III, cap. 2 et 4. — (2) Geschichte des Scharlachfiebers, 1826, t. I, p. 21.

tue par *Cappel* [1], *Gutschow* [2], *Vogel* [3], etc. Voici comment s'exprime Arétée : « Quòd si concreta
» illa sordes altiùs descenderit, affectus ille es-
» chara est, latinè crusta. Crustam verò circum-
» veniunt rubor excellens et inflammatio, et vena-
» rum dolor, quemadmodum in carbunculo, et
» exiguæ raræque pustulæ quæ Græci exanthema-
» ta vocant, orientes, hisque aliæ supervenientes
» in unum coalescunt; atque inde latum ulcus ef-
» ficitur... In collum etiam phlegmone erumpit ;
» atque isti haud ita multis diebus pòst phlegmo-
» ne, febribus, fœtore inediáque consumpti inter-
» eunt. Ac si in pectus per arteriam id malum
» invadat, illo eodem die strangulat ; pulmo enim
» et cor neque talem odoris fœditatem, neque ul-
» cera, neque saniosos humores sustinent ; sed
» tussis spirandique difficultas enascitur....., Pueri
» usque ad pubertatem maximè hoc morbo tentan-
» tur..... Modus verò mortis quàm miserrimus ac-
» cidit; dolor quidem acer et calidus qualis in
» carbunculo, spiritus vitiatus, exhalant enim
» maximæ putredinis odorem...... immundi adeo

---

(1) Abhandlung vom Scharlachausschlage, Gœttingen, 1803,
p. 3. — (2) Dissert. sistens antiquioris scarlatinæ febris hist. adumbrationem, Gottingæ, 1817, p. 10. — (3) De cognoscendis et
curandis Morbis, etc.

» sunt ut neque suum ipsorum odorem ferre
» queant, etc. »

Aetius d'Amida (580 ans après la naissance de
J.-C.) a observé une angine maligne très-grave,
» crustosa et pestilentia tonsillarum ulcera [1], »
qui attaquait principalement les enfants, avec cette
circonstance, qu'il survenait souvent au menton
une rougeur particulière (rubor quidam, ερυθημα).
Plusieurs praticiens, entre autres *Willan* [2], pensent que les ulcères pestilentiels des amygdales
décrits par *Arétée* et *Aetius* ne diffèrent pas
essentiellement de la scarlatine; mais, grace aux
travaux de M. *Bretonneau* [3], il est maintenant démontré qu'ils appartiennent à la diphtérite.

Les Arabes, qui ont fourni de si riches matériaux à l'histoire de quelques dermatoses, ne paraissent pas avoir connu la scarlatine. *Avicenne*
(vers l'an 1000 de notre ère) fait mention d'une
espèce particulière d'exanthème moins dangereuse
que la variole et la rougeole. « Alhamica est ali-
» quid ex genere variolarum et morbillorum, sed
» utroque minùs periculosum [4]. » Le mot alha-

---

(1) Tetrab. 2, sect. 4, cap. 46. — (2) Description and treatment
of cutaneous diseases, etc. Annales de Kluyskens, t. VIII, p. 245. —
(3) Des inflammations spéciales du tissu muqueux, et en particulier
de la diphtérite, Paris, 1826, p. 60. — (4) Opera medica, edit.
Venet., 1600, lib. 4, fen. 2, tr. 4.

mica signifie la betterave, dont la couleur représente assez bien celle de l'exanthème scarlatineux.
Mais cette simple dénomination de la maladie ne
suffit pas pour déterminer son caractère. *Spren-
gel*[1] pense qu'*Avicenne* a voulu parler de la roséole, que d'autres auteurs arabes auraient, suivant
lui, clairement décrite sous le nom d'alhamica.

La scarlatine serait peut-être mieux caractérisée dans les paroles suivantes d'*Hali Abbas*
que *Constantin* l'Africain a copiées presque mot
à mot. En traitant de la rougeole, il dit : « Et in
» rubore species est aliqua, quæ vocatur rubeola,
» quæ ex sanguine fit calido et subtili, non mul-
» tùm malo. Et hæc species, cùm ad statum perve-
» nerit, similis fit milii granis, aut paulò major,
» et ejus color rubens ; nec aperiuntur pustulæ,
» neque fluunt. Communia signa sunt febris, fa-
» ciei tumor, temporum et auricularum prurigo,
» in naso inflammatio, rubor in facie et in mem-
» bris affectis, capitis gravitas, et in gurgulione
» asperitas [2]. » *Rhazès* [3] dit que la rougeole fort
colorée est beaucoup plus dangereuse que celle
qui n'est que médiocrement rouge. Mais les as-

---

(1) Geschichte der Mediz., t. v, p. 459. — (2) Theor., lib. VIII,
cap. 14. — (3) Cont. lib. XVIII, cap. 8, f. 382, d. 585, c.

sertions de ces deux auteurs sont trop peu explicites pour qu'on puisse en tirer une conclusion précise.

Il faut arriver au XVIe siècle pour voir la scarlatine se dessiner d'une manière un peu nette dans les relations d'épidémies. *Ingrassias* est regardé avec raison comme le premier auteur qui ait bien différencié cet exanthème de l'affection morbilleuse. « Præter ambas species, alias adhuc duas passim » venire conspeximus, quarum altera nuper à vul- » garibus rossania sive rossalia vocatur; alteram » verò crystallos vocant. Illam idcirco rossa- » liam nuncupant, quoniam maculæ per univer- » sum corpus plurimæ, magnæ et parvæ, ignitæ » et rubræ, cum vix effatu tumore, instar mul- » ta seorsim erysipelata, dispersæ sunt, ut totum » corpus ignitum appareat. Nonnulli sunt qui » morbillos idem cum rossaliâ existimant; nos » autem sæpe distinctos esse affectus nostrismet » oculis, non aliorum duntaxat relationi confi- » dentes inspeximus [1]. » Il ajoute que la maladie dont il s'agit n'attaque qu'une seule fois le même individu, et qu'elle frappe surtout les jeunes sujets avant l'époque de la puberté, quoiqu'elle n'épargne pas toujours les personnes plus âgées.

---

(1) De Tumoribus præter naturam, 1556, cap. 1, p. 194.

Quelques années plus tard, *Baillou*[1] décrit sous le nom de *rubiolæ* une maladie épidémique qui régnait à Paris en 1574, et qu'il distingue avec soin de la rougeole (*morbilli*), en faisant observer que la première de ces affections participe de la nature de l'érysipèle, tandis que la variole et la morbille auraient plutôt de l'analogie avec l'herpes miliaire : « Cùm hiems 1574 et 1575 » austrina fuisset, morbillorum, variolarum, ex- » anthematum et rubiolarum magna copia erat. » Aucto calore et aliquo dolore, rubiolæ per uni- » versum corpus prorumpunt, neque tamen for- » micantes. Signa sunt febris modò mitis, modò » acerrima, jactatio et inquietudo, propensio ad » somnum et alia omnibus exanthematibus com- » munia. Pathognomonica sunt oculorum ardor » et flagrantia, tussis et raucedo. Malum præser- » tim superiores colli partes appetit; pulmones et » arteria aspera facilè patiuntur. Unde uvulæ in- » flammatio multis et deglutiendi difficultas, ali- » quando faucium exulcerationes; aliàs angina » quædam sicca (ut vocat **Hippocrates**) per erysi- » pelatoden phlogosin, suffocatio inde. Multis et » parotides comites, et præcedunt et sequuntur,

---

(1) Epid. et Ephemer. lib. I, p. 36.

» quæ non sunt semper metuendæ. A capite, sunt
» dolores in oculo profundi, oculorum dolor et
» flagrantia, propensio in somnum et tamen dor-
» miendi impotentia, imò et coryza, et aurium
» dolor, siccitas in gutture, implacabilis sitis cum
» anorexiâ. Alvi aliquando astrictio est, aliquando
» fœda illuvies, corporis pruritus et velut acicu-
» larum puncturæ. Gravidæ hunc in morbum in-
» cidentes facilè aboriuntur. » Nous ne partageons
pas entièrement l'opinion de *Most* et de *Willan*,
qui voient dans le passage que nous venons de citer une description nette et précise des principales variétés de scarlatine. Suivant nous, l'épidémie dont il s'agit doit plutôt être rapportée à
une affection dont nous parlerons plus loin, à
laquelle quelques auteurs modernes ont précisément donné le nom de *rubéole*, et qui, selon
quelques pathologistes, n'est qu'une rougeole anomale ou une scarlatine irrégulière, tandis que,
suivant d'autres [1], ce serait une individualité morbide devant occuper dans les cadres nosologiques
une place distincte entre la rougeole et la scarlatine.

Un médecin contemporain de *Baillou*, *Jean*

---

(1) *Heim*, *Naumann*, *Paterson*, etc.

Coyttar, de **Poitiers**, est généralement cité comme
le plus ancien monographe de la scarlatine en
France. Cet auteur a, en effet, retracé, vers 1578,
les principaux traits d'une maladie épidémique et
contagieuse, distincte de la variole et de la rougeole, et dans laquelle on retrouve quelques-uns
des caractères de cet exanthème. Mais la relation
de cette épidémie [1] est loin d'avoir l'importance
historique que lui ont attribuée quelques personnes qui probablement ne l'ont jamais eue sous
les yeux : on n'y trouve aucune mention de la desquamation ni de l'anasarque. Voici quelques-
uns des passages qui nous ont semblé le mieux
s'appliquer à la scarlatine : « Imprimis ægroti ut
» plurimùm totius corporis et membrorum lassi-
» tudinem et torporem sentiunt, caput gravatur,
» in plerisque oculi rubent, fauces et guttur an-
» guntur, quibusdam à principio lenta et mitis
» febris conspicitur, aliis de repente irruens, à
» principio eos crudeliter torquet; nonnulli per
» initia et toto morbi decursu sunt comatosi, alii
» vigiles et inquieti [2]....... ut qui intus urantur,
» sentiantque gravius incendium si in lecto ja-

---

(1) *J. Coyttari* Thærei Alsiniensis, cons. et med. regis, de Febre
purpurâ epidemiale et contagiosâ libri duo. Parisiis, 1578, in-4°.
— (2) Loc. cit., p. 161.

» ceant quàm si relicto cubili per domum spa-
» tientur..... Pulsus occulti, rari..... Rubor in
» facie..... Purpura apparet secundo vel tertio
» die [1]...... Delirium comitatur, faucium et gut-
» turis dolor...... etc. »

A peu près à la même époque, une maladie épidémique venue, dit-on, d'Asie, apparut dans le Midi de l'Europe, se déclara d'abord en Espagne, où elle fut décrite par *L. Mercado, Perez Cazales, Perez de Herrera, Agujar,* et beaucoup d'autres auteurs, sous le nom de *garrotillo,* se montra à Naples en 1618, dans la Sicile en 1620, et envahit une grande partie de l'Italie. Regardée comme une affection nouvelle, elle reçut une foule de noms différents, tels que ulcera anginosa, ulcera syriaca, angina puerorum, therioma faucium, ignis sacer, morbus strangulatorius, aphtæ malignæ, pædanchone maligna, carbunculus anginosus, etc., et fut étudiée par un grand nombre de praticiens, notamment : à Naples, par *Franz Nola, Sgambatus, Foglia, Carnevala, Broncoli, Severin;* à Messine, par *Cortesius* et *Prosini;* à Rome, par *Signini Aetius;* à Palerme, par *Alaymus,* etc. La mortalité que lui attribuent les mé-

---

decins de l'époque est vraiment incroyable : à
Naples seulement elle aurait, selon *Carnevala*[1],
fait périr 500,000 individus en deux ans[2].

Voici, en quelques mots, les principaux symptômes de cette affection : angine ; rougeur de l'arrière-bouche et du pharynx ; sensation de raideur
dans cette partie ; gêne de la respiration et de la
déglutition ; fétidité de l'haleine ; goût putride de
la bouche ; inflammation érysipélateuse du pharynx, des amygdales et de toute la cavité buccale ;
rougeur de la face et du cou ; fièvre violente avec
chaleur très-vive. Au second jour, tuméfaction du
cou, souvent considérable ; teinte brune foncée
de la muqueuse buccale et pharyngienne ; petites
ulcérations dans la bouche et les narines. La
mort survenait souvent le cinquième ou le sixième jour, et même dès le premier. La maladie était
contagieuse, et débutait sans prodromes ; elle attaquait surtout les enfants, et quelquefois les
adultes. Les garçons étaient plus violemment affectés que les filles.

De nombreuses discussions nosologiques se
sont élevées sur la nature de cette maladie. *Wil-*

---

(1) De epidemico strangulatorio affectu, Neapoli, 1620, p. 2. —
(2) Probablement c'est une erreur, *quingenta* pour quinquaginta.
(*Willan*, loc. cit., p. 255.)

lan, *Benedict*, *Most*, *J. Frank*, ont soutenu son identité avec la scarlatine angineuse; d'autres ont prétendu qu'elle devait plutôt être rapportée à l'angine gangréneuse ou à la diphtérite. Ceux qui ont émis cette dernière opinion, supposent généralement que le garrotillo et le mal de gorge épidémique de Naples n'étaient accompagnés d'aucune éruption analogue à celle qui survient dans la scarlatine; ils se bornent à faire mention de l'existence de quelques taches analogues à des piqûres de puces, *pustulas pulicum morsus referentes*. « Aucun médecin de cet âge, dit M. *Bretonneau* [1], ne fait mention qu'un exanthème cutané ait accompagné les autres symptômes de l'angine maligne qu'ils ont si bien signalés. » Cependant l'efflorescence diffuse de la scarlatine est clairement indiquée dans plusieurs passages, où elle est désignée, suivant l'usage du temps, par le nom d'érysipèle. *L. Mercado* fait même remarquer que, quoique cette maladie soit vulgairement nommée érysipélateuse, elle diffère néanmoins beaucoup, par sa nature et ses circonstances, de l'érysipèle vrai des anciens [2]. Dans une autre partie de son

---

(1) Des Inflammations spéciales du tissu muqueux, et en particulier de la diphtérite, Paris, 1826, p. 74. — (2) De faucium et gutturis anginosis et lethalibus ulceribus Consult. medic., liber unicus, p. 299.

ouvrage, il nous donne une observation dans laquelle il nous semble impossible de méconnaître l'exanthème scarlatineux ; voici comment il s'exprime : « Maria Manrique correpta est febre. ... » Tertio die ab his accidentibus, faciem cepit » occupare et gutturis dextram partem rubor plu- » rimùm saturatus, citra evidentem tumorem; » crevit ad caput usque per oculos, utramque » faciei partem occupans, quò minùs horrida erat » et magìs continuè febricitabat. ... Ac mox fe- » bris increvit, et thoracis à cervice ad mammas » extimam regionem apprehendit rubor. .... In » nostrâ laborante, pars dextra facilè rubescere » cœpit, verùm non ut in vulgari erysipelate, » sed cum febre, capitis dolore, ventriculi anxie- » tate et biliosis vomitibus quibus nihil levata » erat. ... etc. » On nous objectera peut-être qu'aucun des auteurs qui ont décrit la maladie en question n'a fait mention de l'anasarque ; mais on sait que cet accident secondaire est très-rare dans les pays chauds.

Pendant que la scarlatine angineuse ravageait l'Europe méridionale, la scarlatine normale sévissait dans diverses parties de l'Allemagne, entre autres à Wittemberg, où elle était étudiée par *Sennert*. La relation de cette épidémie occupe une place importante dans l'histoire de la scarlatine; car, si nous devons à *Ingrassias* d'avoir bien saisi les principaux traits qui différencient cette affection de la rougeole, *Sennert* est le premier qui en ait tracé un tableau fidèle.

« . . . . . . Præter has differentias adhuc alia
» est, sed rarior quidem, quam aliquoties obser-
» vavi; quo nomine tamen ab aliis discernerem,
» hactenus dubius fui. Etsi enim instar erysipelatis
» totum ferè corpus prehendat, tamen non vidi
» quòd adultos, quod in erysipelate fieri solet,
» sed infantes solùm corripiat. Malo ergò ad mor-
» billos referre; et forsan malum est quod Forestus
» purpuram et rubores ac ερυθηματα appellat. Joh.
» Phil. Ingrassias rossaniam et rossaliam à Nea-
» politanis nominari scribit. Maculæ rubræ et
» quasi ignitæ cum vix effatu digno tumore per
» universum corpus, quasi quædam parva erysi-
» pelata erumpunt in principio, seu morbi die
» quarto vel quinto. In statu verò universum cor-
» pus rubrum et quasi ignitum apparet, ac si
» universali erysipelate laboraret. In declinatione
» rubor ille imminui, et maculæ rubræ latæ ut in
» principio iterum apparent, quæ tandem septimo
» vel nono die evanescunt, epidermide squama-
» rum instar decidente. Malum hoc grave et sæpe
» lethale est. Nam rubor est ferventissimus, sitis
» inextinguibilis, et plerumquè pulmonum (unde

» tusses excitantur), faucium et aliorum viscerum
» inflammationes, deliria et alia mala urgent. In
» declinatione tandem materia ad articulos extre-
» morum transfertur, ac dolorem et ruborem ut
» in arthriticis excitat; cutis squamarum instar
» decidit; mox pedes ad talos et suras usque in-
» tumescunt; hypochondria læduntur, respira-
» tio difficilior redditur, tandemque abdomen in-
» tumescit, ægrique non sinè magno labore et
» post longum tempus pristinæ sanitati restituun-
» tur, sæpe etiam moriuntur[1]. »

A côté de *Sennert* nous placerons *Dœring*[2], qui observait à la même époque la scarlatine en Pologne, et notait avec soin, comme caractères de cette maladie, la tendance au délire, les douleurs rhumatoïdes et l'anasarque. Remarquons qu'il ne dit rien de l'angine, dont *Sennert* ne fait également aucune mention, cette affection secondaire ayant été probablement très-peu prononcée dans les épidémies décrites par ces deux praticiens.

La scarlatine une fois reconnue comme entité morbide, *Sydenham* lui donna le nom qu'elle porte aujourd'hui. Peu de temps après, *Morton* chercha

---

(1) *Sennert.* Opera omnia, t. VI, lib. 5, cap. 12, p. 185. — (2) In *Sennert*, op.-cit., t. VI, cent. 2, epist. 18.

à jeter une nouvelle confusion sur l'individualité
de cette maladie, et prétendit que la scarlatine
n'était autre chose qu'une variété de la rougeole,
une rougeole confluente : « Hunc morbum (utut
» universali medicorum consensu titulo peculiari
» donetur), prorsus eumdem esse cum morbillis
» censeo, et solo efflorescentiæ modo ab illis di-
» stare.... Exulet per me è censu morborum
» hæcce febris, nisi cuiquam morbillorum con-
» fluentium titulo eam designare in posterum vi-
» sum fuerit [1]. » Nous apprécierons dans une
autre partie de l'ouvrage la valeur de cette opinion, que divers auteurs, notamment MM. *Jahn* [2],
Piorry, et *Lhéritier* [3], ont cherché à réhabiliter
dans ces derniers temps. *Morton* est, du reste,
le premier auteur qui ait décrit en Angleterre la
scarlatine angineuse, *Sydenham* n'ayant observé
que la scarlatine normale.

En 1665, la scarlatine s'était déclarée de nouveau en Pologne, où elle avait été décrite, par
Simon Schultz [4], sous le nom de purpura epidemica maligna. Les années suivantes elle fut signalée

---

(1) Opera omnia, Lugduni, 1737, t. I, p. 28-29. — (2) Journal
der practischen Heilkunde, dec. 1829, p. 41. — (3) Traité des Altérations du sang, de la Dermite morbilleuse, Paris, 1840. —
(4) Ephemerides nat. curios., dec. 1, ann. 6 et 7, observ. 145.
p. 206.

par *Rayger*[1] en Hongrie, par *Ettmüller*[2] et *Lange*[3] à Leipsick, par *Ramazzini* à Modène, par *Schrœck*[4] à Augsbourg, etc. C'est probablement vers la fin du xviie siècle qu'elle se montra pour la première fois en Ecosse: car *Robert Sibbald*[5], médecin du roi Charles II, disait, en 1694[6], que cette maladie avait paru depuis si peu de temps dans ce royaume, qu'il n'osait se hasarder à en donner aucune observation théorique et pratique.

Dans le cours du xviiie siècle, la scarlatine fut étudiée dans toutes les parties de l'Europe. Les auteurs de cette période qui nous ont laissé les travaux les plus importants sur la maladie dont il s'agit, sont : en France, *Navier, Lorry, Dupuy de la Porcherie, Sauvage, Desessarts ;* en Allemagne, *Storch* et *Plenciz ;* en Angleterre, *Huxham, Fothergill, Withering ;* en Ecosse, *Brodly, Coventry ;* en Hollande, *de Haen, Keetell, Bicker ;* en Suède, *Rosen de Rosenstein, Hagstrœm ;* en Norwége, *Nelle ;* en Danemarck, *Eichel, de Meza, Bang, Aaskow ;* en Suisse, *Tissot ;* en

---

(1) Miscell. naturæ curiosorum, dec. 1, ann. 3, obs. 281. — (2) Op. med. theor. pract., Westph., 1697, t. ii, p. 416. — (3) Op. med., Lipsiæ, 1715, t. iii, p. 351. — (4) In Constit. augustanâ. 1696. — (5) Scotia illustrata, Edinb., 1694, part. 1, p. 55. — (6) Et non en 1658, comme le dit *Ozanam* (Histoire médicale des maladies épidémiques, 2e édition, t. iii, p. 351).

Italie, *Parolini, Targioni, Ghisi,* etc. Nous donnerons sur ces auteurs et sur ceux du XIXe siècle des indications plus étendues au chapitre de la bibliographie.

Quoique la scarlatine soit, comme nous l'avons vu, d'origine moderne, elle paraît avoir subi, depuis son apparition en Europe, diverses modifications dont nous allons dire un mot.

Most[1] prétend qu'à l'époque où la scarlatine commença à être observée, elle attaquait exclusivement les enfants; et il cite, à l'appui de son assertion, ces paroles de *Sennert :* Non vidi quòd adultos, sed infantes solùm corripiat. « La scarlatine, dit-il, a redoublé de malignité depuis son apparition; or, à mesure qu'elle est devenue plus meurtrière, ne trouvant plus d'aliments chez ses sujets de prédilection, elle a dû s'étendre à des individus plus âgés. » Cette explication est ingénieuse; mais le fait qu'elle tend à justifier est inexact. *Ingrassias,* en effet, dit positivement que la scarlatine, tout en affectionnant le jeune âge, n'épargne pas les adultes, et les auteurs qui ont étudié le mal de gorge épidémique de Naples tiennent le même langage. Si *Daniel Sennert* a vu la

----

(1) Versuch einer kritischen Bearbeitung der Geschichte des Scharlachfiebers, Leipzig, 1826, t. 1, p. 185.

scarlatine respecter les adultes, c'est là une particularité propre à l'épidémie qu'il observait, et analogue à celles que nous signalerons page 37, quand nous nous occuperons de l'étiologie.

Ce qu'il y a de certain, c'est que la scarlatine a redoublé de malignité vers la fin du siècle dernier et au commencement de celui où nous vivons. « Les vieux praticiens qui ont étudié avec » soin les maladies des enfants, disait *Wildberg*[1] » en 1826, ont reconnu que les épidémies de » scarlatine sont devenues beaucoup plus communes et plus meurtrières qu'autrefois. » Quelles sont les causes de cette recrudescence?

Fischer[2] prétend que ce qui rend la scarlatine si maligne depuis un demi-siècle, c'est le développement que prend l'esprit aux dépens du corps, par suite d'un système d'éducation mal entendu, l'expérience prouvant que la scarlatine est beaucoup plus dangereuse chez les sujets dont le cerveau est surexcité par l'étude, que chez les individus dont la culture intellectuelle est négligée.

Si la scarlatine est devenue plus meurtrière avec les années, c'est uniquement, suivant *Kies-*

---

(1) Einige Worte über das Scharlachfieber und d. Gebrauch der Belladonna. Leipzig, 1826. — (2) Gründliche Darstellung des Scharlachfiebers, Prag, 1832, p. 6-7.

ser, parce que l'organe où s'opère l'évolution du contage scarlatineux, le tissu réticulaire de la peau, est arrivé, par suite d'influences cosmiques et telluriques, à un degré de développement vital et d'énergie qui lui fait produire ce principe morbifique avec plus de fécondité.

Grundmann, Funk, etc., voyant l'exaspération de la scarlatine coïncider avec la découverte de *Jenner,* l'ont regardée comme un effet de l'introduction et des progrès de la vaccine. Ce moyen prophylactique a certainement influé sur le phénomène en question, puisque en arrachant à la variole une foule de sujets destinés à être victimes des maladies du jeune âge, elle les a, pour ainsi dire, livrés à la scarlatine et aux autres affections de l'enfance (explication qui nous paraît beaucoup plus rationnelle que celle qui consiste à supposer l'introduction chez les vaccinés d'un principe favorable à la production de la scarlatine). Mais il nous semble que c'est au brownisme qu'il faut surtout imputer le redoublement de malignité dont il s'agit. Nous verrons, quand nous nous occuperons du traitement, quelle funeste influence l'abus des alexipharmaques a de tout temps exercée sur la marche et les symptômes de la scarlatine. Nous nous bornerons, pour le moment, à présenter un relevé exact des épidémies qui ont sévi en Allemagne de 1795 à 1800, avec l'indication du traitement qui leur a été opposé et du caractère qu'elles ont présenté. Ce tableau offrira une démonstration évidente et en quelque sorte mathématique des effets incendiaires du régime échauffant. Nous avons été obligé de chercher nos preuves en Allemagne, les relations d'épidémies de scarlatine ayant été très-rares et fort incomplètes en France à cette époque.

ANNÉES.	LOCALITÉS.	TRAITEMENT.	CARACTÈRE.
1795.	Stralsund. . .	Antiphlogistique.. .	Bénin.
»	Greifswald. .	id.	id.
1796.	Francfort. . .	id.	id.
»	Gœrlitz. . . .	id.	id.
1797.	Altpreussen..	id.	id.
»	Regenbourg.	Antigastrique...	id.
1798.	Stollberg. .	Antiphlogistique.	id.
1799.	Gœrlitz.. . . .	Excitant.......	Meurtrier.
»	Nordhausen.	id.	id.
»	Hof..	id.	id.
»	Vienne.....	id.	id.
1800.	Hof..	id.	id.
»	Magdebourg.	Antiphlogistique.	Très-bénin.
»	Wittemberg.	id.	id.
»	Vienne.	Excitant.......	Très-meurtr.
»	Strasbourg..	id.	id.
»	Gœrlitz. . . .	id.	id.

La forme de l'exanthème paraît également avoir subi avec les années une modification importante. La scarlatine miliaire, que les anciens auteurs regardaient comme assez rare, tend à remplacer de nos jours la scarlatine lisse, décrite par *Sydenham*, *Morton*, etc. L'apparition de vésicules miliaires plus ou moins nombreuses est, en effet, regardée par les praticiens modernes [1] comme un accompagnement presque constant de la scarlatine. *Jahn* [2] considère même leur existence comme inséparable du travail exanthématique, et pense, avec *Most* [3], que la maladie, en revêtant cette forme est devenue plus bénigne, ce qui peut être contesté.

Quelle est la cause de cette transformation ? Faut-il, avec *Hufeland*, *Struve*, *Most*, etc., la considérer comme un produit de l'art, et l'attribuer à l'abus des sudorifiques et des excitants ? La scarlatine miliforme prit, il est vrai, une extension particulière sous le règne du brownisme ; mais le système est tombé, et l'exanthème miliaire a persisté. Il a même présenté une fréquence

---

(1) *Rilliet* et *Barthez*, *Guersant* et *Blache*, etc. — (2) Journal complémentaire du Dictionnaire des sciences médicales, t. XXXVII. — (3) *Hufelands* Journal der practisch. Heilkunde, novemb. 1829, p. 88.

inaccoutumée dans quelques épidémies assez récentes traitées par le régime antiphlogistique le
plus sévère, par exemple à Greifswald, en 1827,
où les cas de scarlatine miliaire furent à ceux de
scarlatine lisse comme 15 est à 1. La maladie, une
fois modifiée par un régime échauffant, aurait-
elle conservé son caractère, bien que les causes
qui le lui avaient imprimé, eussent cessé d'agir
sur elle? C'est ce qu'il est difficile d'admettre.

Il me semble que la variété dont il s'agit est
plutôt le résultat d'une espèce d'association naturelle des deux maladies. Les annales de la science
fournissent à cet égard un rapprochement curieux. La miliaire, qui du reste paraît avoir été
connue de toute antiquité, n'a guère apparu en
Europe sous forme épidémique que vers le milieu
du xviie siècle. A dater de cette époque, on voit
de grandes épidémies de miliaire et de scarlatine
lisse paraître simultanément et suivre pour ainsi
dire une marche parallèle dans les mêmes localités,
comme si une certaine affinité unissait entre elles
ces deux maladies; puis tout-à-coup, vers 1782,
comme le fait remarquer *Ozanam* [1], la miliaire

---

(1) Histoire médica'e des maladies épidémiques, 2e édit., 1835,
t. ii, p. 215.

épidémique devient très-rare. Elle cesse, en quelque sorte, d'avoir une vie indépendante, et se combine avec la scarlatine, qui continue de sévir, en joignant aux symptômes qui lui sont propres la forme de la miliaire, qu'elle s'est appropriée.

Fischer, comme nous l'avons dit plus haut, prétend que si la mortalité à la suite de la scarlatine est plus fréquente de nos jours qu'elle ne l'était autrefois, c'est une conséquence de notre système actuel d'éducation, qui, en sollicitant un développement prématuré des facultés intellectuelles, entretient chez les enfants un état de surexcitation du cerveau et du système nerveux, favorable à la production des phénomènes ataxiques. Cette opinion est trop absolue : car elle a le tort d'attribuer à une cause unique ce qui est le résultat d'influences complexes ; mais elle a quelque chose de vrai. On a, en effet, remarqué que depuis le commencement du dix-neuvième siècle la scarlatine attaque plutôt le système cérébral que le pharynx, et tue plutôt par l'encéphalite que par l'angine.

Hufeland [1] est le premier qui ait signalé, en 1810, cette tendance de la scarlatine à se porter sur les organes de la sensibilité et de l'intelligence.

---

(1) *Hufelands* Journal der pract. Heilkunde, B. 52, St. 6, S. 16.

CHAPITRE II.

Etiologie.

1º CAUSES PRÉDISPOSANTES.

AGE. — La scarlatine a été de tout temps, et avec raison, considérée comme une maladie de l'enfance ; cependant, suivant M. *Barrier* [1], la prédisposition du jeune âge à contracter cette affection n'aurait pas encore été établie d'une manière péremptoire. « La scarlatine, en effet, dit » cet auteur, n'atteint généralement qu'une seule

(1) Traité pratique des maladies de l'enfance, 1842, t. II, p. 649.

» fois le même individu : on comprend dès-lors
» que, si un grand nombre d'adultes peuvent s'ex-
» poser impunément à la contagion, c'est qu'ils
» ont eu la maladie dans leur enfance. Pour éta-
» blir d'une manière irréfragable la prédisposition
» de cet âge, il faudrait, sur un nombre égal d'en-
» fants et d'adultes n'ayant jamais eu cette mala-
» die, et qui seraient soumis à l'action de causes
» capables de la développer, il faudrait voir,
» disons-nous, laquelle de ces deux catégories de
» sujets fournirait le plus de malades. Il est à re-
» gretter que la statistique n'ait jamais été appli-
» quée de cette manière. »

L'observation de M. *Barrier* n'est que spé-
cieuse. Dire que les adultes jouissent d'une certaine immunité parce qu'ils ont payé le tribut
dans leur enfance, c'est admettre que la première
période de la vie est celle où la scarlatine prend
ordinairement ses sujets; c'est reconnaître une
aptitude spéciale du jeune âge à contracter cette
maladie. Sans cette prédisposition, les enfants ne
seraient pas plus exposés à la scarlatine qu'ils ne
le sont à la fièvre typhoïde, affection qui, comme
nous le verrons, a beaucoup d'analogie avec l'exanthème scarlatineux, et paraît n'atteindre également qu'une seule fois le même individu. D'un
autre côté, il y a certains cas où les deux catégo-

ries proposées par **M.** *Barrier* se trouvent, pour ainsi dire, naturellement en présence : c'est lorsque la scarlatine, après avoir épargné une localité pendant un certain nombre d'années, y apparaît tout-à-coup sous forme épidémique. Or, dans cette circonstance, les enfants n'en sont pas moins affectés dans une proportion considérable relativement aux adolescents, quoique ceux-ci n'aient, pour la plupart, jamais été atteints de la maladie dans leur enfance.

Le jeune âge joue donc un grand rôle comme cause prédisposante dans l'étiologie de la scarlatine. Mais cette affection n'en attaque pas toutes les périodes avec une égale fréquence. C'est moins une maladie de la première enfance que de la seconde. Elle n'est pas rare chez les enfants à la mamelle; mais, suivant MM. *Rilliet* et *Barthez* [1], elle s'observe principalement de trois à dix ans, et surtout de six à dix ans. Aucun âge n'est, du reste, à l'abri de ses atteintes : car elle n'épargne ni le fœtus ni le vieillard. *Baillou* paraît avoir constaté dès 1574 plusieurs cas de scarlatine congéniale, si l'on en juge par les passages suivants : « Uxor Bodini septimestrem partum excussit vi

---

(1) Traité des maladies des enfants, Paris, 1843, t. II. p. 640.

» morbi, eodem modo maculatum quo mater......
» Duæ uxores excusserunt partus eodem modo
» maculatos [1]. » Depuis cette époque, *Ferrario* et
Tourtual [2] ont décrit deux cas analogues, dont la
possibilité ne peut être révoquée en doute, puisque d'excellents observateurs ont vu des enfants
présenter à leur naissance des traces de rougeole [3],
de variole [4], de pemphygus [5], etc. MM. *Blache*
et *Guersant* [6] n'ont jamais rencontré cette maladie au-dessus de cinquante ans : mais *Withering* [7] l'a constatée chez un assez grand nombre
de sujets qui avaient dépassé cet âge; et il a remarqué que parmi ceux-ci il y avait beaucoup
plus de femmes que d'hommes, ce qui s'accorde
avec les résultats obtenus par *Clarke*, *Heberden*,
etc. *Storch* [8] a observé la scarlatine chez un homme de soixante-quatre ans; et *Fischer* [9], chez un
vieillard dont il ne dit pas l'âge, mais qui avait

---

(1) Epid. et Ephem., lib. I, p 36. — (2) *Hufeland's* und *Osann's*
neues Journ. der pract. Arzneik., 1826, n° 3, p. 16. — (3) *Ledel,
Hildanus, Willan,* etc. — (4) *Wattson, Mœllenbroccius, Lanzoni,
Wright, Van Spern, Bartholin, Méjean, Bouteille, Mauriceau,*
etc. — (5) *Osiander, Lobstein, Gilibert,* etc. — (6) Dictionnaire
de médecine, Paris, 1844, t. XXVIII, p. 174. — (7) An Account of
the scarlet-fever and sore-throat. London, 1779. — (8) Theoretischer und praktischer Tractat vom Scharlachf., Gotha, 1742,
Theor. cas. 13. — (9) Gründliche Darstellung des Scharlachfiebers, etc. In-8°, Prag., 1832, p. 10.

déjà subi deux attaques d'apoplexie. En général, quand les épidémies atteignent les adultes, ce n'est pas à leur début, mais seulement lorsqu'elles ont fait des progrès et qu'elles ont acquis de la malignité (*Nasse*, *Thomassen à Thuessink*).

Certaines épidémies de scarlatine affectent spécialement des sujets d'un âge déterminé. Celles de Saalbourg [1] (1785) et de Washington [2] (1821) épargnèrent les nourrissons, et n'attaquèrent que les enfants de un à douze ans. Celle de Halle (1818) n'atteignit que les sujets de un à sept ans [3]. L'épidémie de Hanau (1819) respecta tous les enfants au-dessous de huit mois. A Birmingham (1778), les enfants âgés de moins de deux ans furent presque aussi rarement atteints que les personnes au-dessus de cinquante ans [4]. Dans l'épidémie de scarlatine angineuse observée en 1841 au Lion-d'Angers (Maine-et-Loire) par M. *Guérétin* [5], les personnes de vingt-cinq à trente ans furent prises, à peu de différence près, tout aussi souvent que les enfants. *Reil* a relaté des épi-

---

(1) *Zinke*. Dissert. de epidemiâ febr. scarlat. Saalburgæ grassatæ, 1786, p. 4. — (2) *Huntt*. Frorieps Notiz. a. dem Geb. der Natur- und Heilkunde, 1823, n° 77. — (3) *Most*. Geschichte des Scharlachfiebers, Leipzig, 1826, t. II, p. 299. — (4) *Withering*. An Account of the scarlet-fever. London, 1779. — (5) Archives générales de méd., juill. 1842, p. 295.

démies très-malignes qui attaquaient presque exclusivement les adultes. La même particularité a
été signalée à Paris en 1762 par *Dupuy de la
Porcherie* [1].

On a cherché à expliquer la fréquence de la
scarlatine dans les premières années de la vie.
Suivant *Gendrin,* elle serait due à l'activité extrême de la circulation et à la perméabilité des
tissus; suivant d'autres auteurs, au développement
du système lymphatique. *Dœhne* [2], qui, comme
nous le verrons, attribue la scarlatine à l'accomplissement trop précipité d'un acte physiologique
analogue à la mue des oiseaux, à la reproduction
du test des écrevisses, et au renouvellement de la
peau des serpents, admet que la scarlatine règne
surtout dans l'enfance, parce que c'est la période
de la vie où les animaux changent ordinairement
de peau, et où les tissus se réparent avec le plus
de facilité.

D'après *Kiesser* [3], qui voit dans la scarlatine
un moyen employé par la nature pour perfectionner la race humaine, cette maladie sévirait dans

---

(1) Journal de médecine, 1763, t. xviii, p. 496. — (2) Einige Beyt.
zur Ætiologie und Cur des Scharlach- oder Hautungsfiebers ,
Leipzig, 1810, p. 37. — (3) Ueber das Wesen und die Bedeutung.
der Exantheme. Iena, 1812.

l'enfance, pour atteindre l'homme à l'époque de la vie où il se prête le mieux à l'amélioration physique et intellectuelle.

Sexe. — Suivant *Stoll*[1], *Rayer*[2] et *Alibert*[3], les femmes sont plus exposées à la scarlatine que les hommes : ce qui tient, dit ce dernier, à ce qu'elles ont la peau plus délicate et plus susceptible. MM. *Billiet* et *Barthez*[4] prétendent au contraire que cette maladie est plus fréquente chez les garçons que chez les filles. MM. *Blache* et *Guersant*[5] pensent qu'elle affecte indifféremment les deux sexes. *Jos. Frank*[6], *Clarke*[7], *Heberden*[8] et *Sims*[9], en faisant la distinction non-seulement du sexe, mais de l'âge, sont parvenus à des résultats qui expliquent jusqu'à un certain point cette divergence d'opinions. L'observation paraît leur avoir démontré que les deux sexes, jusqu'à l'âge

---

(1) Ratio medendi, p. 2, cap. apr. — (2) Traité des malad. de la peau, Paris, 1835, t. i, p. 210. — (3) Monographie des dermatoses, t. i, p. 383. — (4) Traité des malad. des enfants, 1843, t. ii, p. 640. — (5) Dictionnaire de médecine, 1844, t. xxviii, p. 174. — (6) Pathologie interne, t. ii, p. 112. (Encyclop. des sc. médic., Paris, 1837.) — (7) Observations on fevers and on the scarlet-fever. London, 1780. — (8) Commentarii de morborum historiâ, Francof., 1804, p. 15. — (9) In Memoirs of the medical Society of London., vol. i, p. 458.

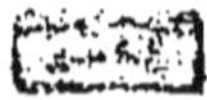

de vingt ans, sont également sujets à la scarlatine; mais qu'à partir de la vingtième année, les hommes y sont moins exposés que les femmes.

Chambon [1] a aussi remarqué que les femmes conservent beaucoup plus long-temps que les hommes une disposition à être affectées de la maladie dont il s'agit. Cette fréquence relative de la scarlatine chez les femmes adultes ne pourrait-elle pas s'expliquer par cette circonstance, qu'elles s'exposent à la contagion en soignant les malades ?

Bicker [2] et d'autres auteurs prétendent que les jeunes filles sont particulièrement sujettes à cette fièvre éruptive peu de temps avant l'établissement de la menstruation. L'irrégularité de cette fonction a été également signalée par *Stoll* [3] comme une cause procatarctique de la scarlatine.

J. Frank assure que la variole et les autres maladies de la peau, au nombre desquelles il faut probablement mettre la scarlatine, sont très-rares chez les castrats [4].

---

(1) Traité des maladies des femmes, etc., an VII, t. II, p. 253. — (2) Sammlung auserlesener Abhandl. zum Gebrauche pract. Aerzte; t. IX. — (3) De cognosc. et cur. Febribus, Parisiis, 1787, pars 2, p. 190. — (4) Pathol. interne (Encyclop. des sciences médicales, Paris, 1837, t. II, p. 7.)

TEMPÉRAMENT. ——La scarlatine attaque principalement les sujets lymphatiques, dont la peau est
fine, irritable, les hommes à fibre molle [1], les
enfants blonds, pâles, et doués d'une intelligence
précoce. Cette assertion de *Broussais* [2], qu'on l'observe le plus souvent chez les individus d'un tempérament sanguin, ne me paraît pas exacte.

DISPOSITION MORALE.——La peur joue un si grand
rôle dans l'étiologie de quelques maladies épidémiques, que *Van Helmont* l'a presque identifiée
avec la contagion, et que *Gaubius* se demande
si les peureux ne seraient pas seuls attaqués des
affections de cette nature. Un médecin hollandais,
Thomassen à Thuessink [3], est porté à croire que
les prophylactiques vantés contre la scarlatine
agissent uniquement par l'influence salutaire
qu'ils exercent sur l'imagination du malade. Nous
croyons qu'on a beaucoup exagéré l'importance
de la crainte comme cause procatarctique dans la
scarlatine : car c'est à un âge où les sujets y sont

---

(1) *Stoll.* Aphor. de cogn. et cur. Febr., n° 584. — (2) Comment.
des propos. de pathologie, Paris, 1829, t. I, p. 263. — (3) Over de
voorbehoeding van de scarlatina, etc. Groningue, 1809.

peu accessibles, que cet exanthême sévit avec le plus de fréquence.

On a expliqué l'influence de la crainte par l'action sédative qui l'accompagne, et qui facilite l'absorption du principe scarlatineux.

CONDITION SOCIALE. — La classe indigente est toujours celle où les épidémies de scarlatine font le plus de ravages ; ce qui s'explique facilement : car, d'une part, l'encombrement facilite la contagion ; et de l'autre, l'absorption du virus est facilitée par l'état de débilité résultant, chez les sujets de cette classe, des mauvaises conditions hygiéniques auxquelles ils sont soumis. Dans beaucoup d'épidémies, notamment celle de Greifswald (1827) [1], la maladie n'attaqua les gens aisés que lorsqu'elle fut parvenue à son apogée et qu'elle eut pris un caractère plus malin, plusieurs mois après son début ; et même lorsqu'elle sévit sur les riches, elle se montra toujours beaucoup plus bénigne chez eux que chez les indigents.

LOCALITÉS. — Certaines conditions de topogra-

---

[1] *Seifert.* Nosolog. therapeut. Bemerkungen über die Natur und Behandl. des Scharlachf., in-8°, Greifswald, 1827, p. 18.

phie sont si favorables au développement de la scarlatine, que cette maladie semble, pour ainsi dire, endémique dans quelques localités : « Febris » scarlatina nostris incolis admodum adeo fami- » liaris est, ut morbus endemicus dici possit [1]. »

On a remarqué qu'elle était fréquente dans les endroits où l'air circule difficilement, où l'atmosphère est chargée de miasmes qui s'élèvent des marais, des égouts et des eaux basses [2] : par exemple au bord des rivières qui charrient beaucoup de matières putréfiées, et dont les rives sont à nu pendant une partie de l'année; dans les villages placés au milieu des bois, dans les vallées, etc. [3]. « Plerumquè grassantur epidemicè et magìs » in locis planis quàm montosis, » disait *Saalmann* [4]. Mais la stagnation et l'humidité de l'air sont-elles bien en elles-mêmes une cause prédisposante de la scarlatine ? N'agiraient - elles pas plutôt d'une manière indirecte, en donnant aux individus qui y sont soumis cette constitution lymphatique et cette débilité si favorables à l'imprégnation du virus scarlatineux ?

---

(1) *Finke.* De Morbis biliosis, 8. Munster, 1780. — (2) *Guersant.* Dictionnaire de médecine en 21 vol., t. XIX, p. 158. — (3) *Michael Underwood.* Traité des malad. des enfants, Paris et Montpellier, 1823, p. 401. — (4) Descriptio febris urticatæ, scarlatinæ et purpureæ. In-4°, Monasterii, 1790.

Les localités montueuses ne sont, du reste, pas à l'abri de la scarlatine : car *Robert*[1] a observé qu'elle était assez fréquente à Langres, quoique la ville soit située sur une montagne élevée.

On a dit que la scarlatine ne s'observait jamais dans le voisinage des salines. Nous ne connaissons qu'un seul fait à l'appui de cette assertion : « La scarlatine, disait M. *Wunderlich* en 1809, » est encore inconnue à Sulz ; du moins personne » ne se souvient de l'avoir observée, et les mères » de famille n'ont aucune idée de ses symptômes. » Cette ville a toujours été épargnée, quoique la » maladie ait sévi avec violence dans les environs. » Ne serait-ce pas l'effet des émanations qui s'é- » chappent des salines, et qui agissent alors comme » prophylactiques[2] ? »

SAISONS.—La scarlatine sporadique se montre dans toutes les saisons de l'année. Quant aux épidémies, quelques auteurs ont cru observer qu'elles débutaient le plus souvent en automne (*Sydenham, Gardien, Underwood*) ; d'autres, qu'elles se

---

(1) Journal de méd., chir. et pharm de Corvisart, Leroux, etc., t. XXI, p. 258. — (2) Topographie der Stadt Sulz, 1809, p. 56.

déclaraient surtout au printemps (*Schultz, Chambon*), ou vers l'équinoxe soit du printemps, soit de l'automne (*Plenciz, Gohl, Benedict, J. Frank*). Suivant *Stoll*[1], elles seraient surtout fréquentes en automne, en hiver et au commencement du printemps, et, suivant MM. *Monneret* et *Fleury*[2], au printemps et pendant l'été. « La scarlatine épidé-
» mique, disent MM. *Blache* et *Guersant*[3], débute
» plus souvent au printemps et en été, plus rare-
» ment en automne, et presque jamais en hiver. »

En présence de cette diversité d'opinions, devons-nous admettre, avec *Schœnmetzel*[4], *Currie*[5], et *Rosen de Rosenstein*[6], que les saisons ont peu ou point d'influence sur le développement des épidémies de scarlatine? Cette conclusion nous paraîtrait hasardée. Pour bien apprécier ce point d'étiologie, nous croyons qu'il faudrait faire la part du climat, et peut-être même des localités. Or il nous a semblé résulter de la comparaison que nous avons faite d'un grand nombre d'épidémies, qu'en France elles sont plus

---

(1) Aphor. de cognoscend. et curand. febribus, n° 584.—(2) Compendium de médecine pratique, 1846, t. vii, p. 479. — (3) Dictionnaire de médecine, 1844, t. xxviii, p. 174. — (4) Dissertatio de scarlat. annis 1775-1776 grassatâ. Heidelberg, 1779. — (5) Letters collect., etc., p. 170. J. Frank, Pathol. int. — (6) Traité des malad. des enfants, trad. de Villebrune, p. 282.

communes au printemps et en été, tandis qu'elles seraient plus fréquentes en automne dans les pays septentrionaux. On devrait peut-être aussi prendre en considération les variétés de la maladie : sous ce rapport, *Underwood* [1] a cru remarquer que la scarlatine angineuse règne plus particulièrement ou pendant ou immédiatement après l'automne.

MM. *Blache* et *Guersant* font remarquer que les épidémies de scarlatine débutent très-rarement en hiver ; cependant on peut citer un assez grand nombre d'exceptions à cette règle. Parmi les épidémies les plus remarquables qui aient sévi dans cette saison, nous mentionnerons celles de Gotha (1723), Upsal (1741), Magdebourg (1800), Wittemberg (1801), Caithness (1809), Colmar (1811), Langres (1812), Braun (1819), Wertheim (1817), Greifswald (1825), etc.

P. Frank [2] prétend que, lorsque la scarlatine se montre en automne, elle continue ordinairement ses ravages pendant tout l'hiver. *Gardien* [3] a fait la même remarque. L'histoire des épidémies ne paraît pas confirmer cette observation.

---

(1) Traité des maladies des enfants, Paris et Montpellier, 1823, p. 400. — (2) Epitome de curandis homin. morbis, t. III, p. 65. — (3) Traité complet d'accouch., etc., t. IV, p. 469.

Climats.—La scarlatine sévit-elle sous toutes les latitudes et dans tous les climats? Nous possédons encore trop peu de données pour résoudre cette question de géographie médicale. Nous savons seulement qu'elle a été observée et décrite dans toutes les régions de l'Europe, même en Islande [1], et qu'elle n'a pas épargné le Nouveau Monde, où, suivant *Fuchs* [2], elle a commencé à paraître vers 1760. Au dire de M. *Rochoux* [3], elle serait inconnue aux Antilles : chose remarquable, les habitants de cette contrée seraient susceptibles de contracter cette maladie en France ; mais ils n'en seraient jamais atteints avant dix-huit mois ou deux ans de séjour, c'est-à-dire avant que leur constitution, modifiée par le climat, les eût rendus aptes à gagner une maladie pour laquelle ils n'avaient jusque là aucune disposition.

Suivant cet auteur, il en serait de même de la rougeole, qu'un auteur anglais nous représente cependant comme très-meurtrière à la Jamaïque [4].

---

(1) *Swendson.* In *Tode's* med. Journ., t. v, cah. 16, p. 16. — (2) Histor. Untersuchung über Angina maligna, und ihr Verhælt. zu Scharlach., etc. Würzbourg, 1828. — (3) Dictionnaire de médecine, 2ᵉ édit., t. viii, p. 505. — (4) Letters and Essays by diff. pract. of the West-Indies, p. 115.

TEMPÉRATURE. — Cette proposition de *Syden-ham*, que le froid suffit à lui seul pour produire des épidémies, ne nous semble applicable qu'au froid humide et aux maladies épidémiques non contagieuses : car le froid sec est, suivant l'expression de *Most*, l'anticontagieux par excellence. Les modifications qu'il imprime à la marche et aux progrès des épidémies de scarlatine avaient déjà été signalées à la fin du siècle dernier par *Withering*, *Bicker* et *Joerdens*, qui avaient vu l'arrivée du froid suspendre ou arrêter le cours d'épidémies meurtrières, dont les ravages désolaient Birmingham, Rotterdam et Hof. Mais son action n'a peut-être jamais été aussi évidente qu'à Werthheim en 1829 : il ne survenait pas un seul cas nouveau de scarlatine dans cette localité les jours où le vent d'ouest ou de nord-ouest amenait une température froide et sèche, et il s'en déclarait de suite un grand nombre lorsque cet état de l'atmosphère venait à changer. A ces faits et à beaucoup d'autres que nous pourrions citer, on objectera que *J. Frank* a vu la scarlatine continuer ses ravages à Wilna par un froid de 25 à 30° centigrades. Mais nous croyons pouvoir donner à cet égard une explication satisfaisante. Nous avons remarqué que les épidémies qui s'étaient amendées de la manière la plus notable sous l'influence du froid étaient celles où les malades avaient été soumis à un traitement antiphlogistique et rafraîchissant. On conçoit, en effet, que le froid extérieur ne peut avoir aucune action sur des malades soumis à un régime opposé, dont le but principal est de neutraliser ses effets.

Une constitution humide, froide, nébuleuse et variable a été notée par presque tous les auteurs comme l'état atmosphérique le plus propre au développement de la scarlatine. M. *Duchateau*[1] est le seul qui ait mentionné comme favorables à la production des épidémies de cette espèce, les deux extrêmes de la température : les grandes chaleurs de l'été avec sécheresse, et les longues gelées d'hiver.

Nous verrons plus loin que *Most* attribue une grande influence à l'électricité atmosphérique comme cause déterminante des maladies exanthématiques.

———

Indépendamment des causes prédisposantes que nous venons d'énumérer, et dont l'influence est,

____

(1) Bullet. de la société médicale d'émulation, mai 1816, n° 5, p. 27.

pour ainsi dire, patente, puisqu'elle est démontrée par la statistique, il en est d'autres occultes,
inexplicables, mais qu'il faut nécessairement admettre, puisqu'on voit tous les jours s'exposer
impunément à la contagion des individus réunissant toutes les conditions d'opportunité que nous
avons signalées; tandis que d'autres contractent
la maladie avec une facilité étonnante, quoiqu'ils
se trouvent dans des circonstances tout oppo-
sées. Nous n'insisterons pas davantage sur ce
point de pathogénie, dont la science n'a encore
pu rendre compte.

Nous terminerons ce que nous avions à dire
des causes procatarctiques de la scarlatine par
quelques mots sur la fréquence de cette maladie.

Kiesser, Pfeufer, et en général tous les auteurs
qui regardent la scarlatine comme une affection
nécessaire au perfectionnement physique et moral de la race humaine, pensent que personne ne
peut échapper à ses atteintes. Suivant *Stoll*[1], elle
n'épargnerait peut-être que très-peu de sujets; et
si elle ne paraît pas très-fréquente, c'est que, par
sa nature protéique, elle se dérobe souvent à l'observation. D'autres ont calculé qu'elle ne sévissait

---

(1) Aphor. de cognoscendis et curandis febribus, n° 594.

que sur un quart ou un tiers de la population.
Nous ne savons sur quelles bases repose cette éva-
luation ; mais, ce qu'il y a de certain, c'est que
la scarlatine est moins fréquente que la rougeole
et la variole. MM. *Blache* et *Guersant* [1] ont
additionné les cas de fièvres éruptives recueillis
en 1838 et 1839 par MM. *H. Roger, Rilliet, Barthez* et *Barrier*, et ils ont trouvé un total de 427
exanthèmes répartis de la manière suivante : Variole ou varioloïde, 213; rougeole, 267; scarlatine, 157. Le chiffre de cette dernière est, on le
voit, de beaucoup inférieur aux deux autres. Les
praticiens que nous venons de citer ajoutent
qu'ils observent, pour ainsi dire, tous les jours
la rougeole à l'hôpital des enfants, tandis qu'il
se passe quelquefois un ou plusieurs mois sans
que la scarlatine y apparaisse. Dans les familles
nombreuses, ils voient, plus souvent que pour la
rougeole, un seul enfant être atteint sans que les
autres prennent la maladie.

2° CAUSES DÉTERMINANTES.

DÉVELOPPEMENT SPONTANÉ. — La possibilité du

---

(1) Dictionnaire de médecine, Paris, 1844, t. XXVIII, p. 173.

développement spontané de la scarlatine, rejetée par quelques auteurs, notamment par *Storch*[1] et *Cappel*[2], est admise par MM. *Rilliet* et *Barthez, Barrier, Guersant* et *Blache, Dubois d'Amiens*, etc. Suivant ce dernier, la scarlatine, la rougeole, et même la gale et la syphilis, peuvent se déclarer sans action aucune d'un principe contagieux produit par d'autres malades. « Indépendamment du fait de leur existence première, qui suffirait, dit-il, pour prouver leur spontanéité, on voit tous les jours dans la pratique ces affections se déclarer sans cause connue[3]. » MM. *Blache* et *Guersant* considèrent comme un cas de scarlatine spontanée l'observation rapportée par *Thomassen à Thuessink*[4], d'un jeune garçon chez lequel l'exanthème apparut à la suite d'un bain de rivière pris en hiver, suivit sa marche normale, et atteignit ensuite divers membres de la famille. *Seifert*[5] cite quatre observations d'où il conclut que, sous l'influence d'une certaine constitution atmosphérique, les mêmes causes qui, dans d'autres cir-

---

(1) Theor. und prakt. Abhandlung von Kinderkrankheiten, t. III, p. 164. — (2) Abhandlung vom Scharlachausschlage, Gœtting, 1803, p. 111. — (3) Traité de pathol. générale, 1857, t. I, p. 76. — (4) Journal de médecine de Boyer, Corvisart et Leroux, 1811, t. XXI. — (5) Nosol. therap. Bemerkungen über die Natur und Behandlung des Scharlachfiebers, Greifswald, 1827, p. 28.

constances, auraient produit une fièvre catarrhale, peuvent déterminer la scarlatine.

Malgré l'autorité des praticiens que nous venons de citer, reconnaissons qu'il est très-difficile de prouver d'une manière rigoureuse la spontanéité d'un cas isolé de scarlatine. Il est souvent impossible, malgré les recherches les plus exactes, de découvrir le point de départ de la contagion ; mais on concevra que ce résultat négatif a très-peu de valeur si l'on considère la volatilité du principe scarlatineux, la longue durée de sa puissance infectante, et l'intervalle quelquefois considérable qui s'écoule entre le moment où il pénètre dans l'organisme et celui où il révèle sa présence par des symptômes extérieurs.

Quoi qu'il en soit, M. *Janin de Saint-Just* [1] prétend que la scarlatine spontanée se déclare plutôt pendant les chaleurs d'un été très-pluvieux que dans le cours d'un hiver très-froid ; dans les pays voisins d'eaux marécageuses que dans les lieux élevés ; plutôt chez les personnes d'un tempérament lymphatique, qui ont peu de force, mènent une vie oisive, sédentaire, que chez celles qui sont douées d'un tempérament sanguin,

____

(1) Dictionn. des sciences médicales en 60 vol., 1820, t. L, p. 121.

fortes et très-actives. *Pflug*[1] et *Chambon*[2] regardent la suppression de la transpiration comme la cause unique de la scarlatine. « La matière de la transpiration répercutée, dit le dernier de ces auteurs, est un levain assez actif pour occasioner dans le sang l'effervescence capable de donner naissance à la fièvre ; et c'est par une espèce de dépuration que le sang se porte à la peau pour former l'éruption. » *Seifert*[3] partage les mêmes idées, mais d'une manière moins exclusive ; et il ajoute : « Si une constitution atmosphérique chaude et sèche favorise la propagation de cet exanthème d'un individu à un autre, il est de remarque qu'un temps froid et humide, surtout à la fin du printemps et au commencement de l'automne, favorise le développement de la scarlatine spontanée. » *Morton* avait déjà dit, il y a long-temps, qu'indépendamment de la contagion, la scarlatine pouvait être déterminée par les intempéries : « Ambientis » aeris injuriis sive frigore in poros cutis admis- » so[4]. » *Fuchs* et *Schœnlein*[5] pensent que la scar-

---

(1) *Plenciz*, vom Scharl., übersetzt von *Pflug*. Koppenh. u. Leipz., 1778. — (2) Maladies des femmes, etc., an VII, t. II, p. 254. — (3) Nosolog. therapeut. Bemerkungen über die Natur, etc., Greifswald, 1827, p. 18. — (4) Opera medica, Lugduni, 1737, t. I. Tract. de febribus inflammatoriis, p. 28. — (5) Analect. der Kinderkrankheiten. Stuttgart, 1837.

latine spontanée est toujours liée à ce qu'ils appellent une constitution gastro - érysipélateuse. Elle surviendrait, suivant eux, plutôt en automne et au printemps que dans les autres saisons, surtout par un temps humide et variable, et par le vent d'ouest ou de midi : elle serait souvent précédée d'érysipèle, d'érythème, etc. Enfin, *Fischer* [1] croit avoir remarqué qu'elle est rare chez les enfants avant l'âge de cinq ans.

Grüner [2] dit que l'abus des écrevisses et des fraises peut donner lieu à la scarlatine. *Jo. Frank* pense que c'est par erreur, et que cet auteur a voulu parler de l'urticaire.

CONTAGION. — Le caractère contagieux de la scarlatine, admis par l'immense majorité des pathologistes, est nié par *Lentin, Tourtual, Dewees, Dœhne, Reich, Gœden*, qui, comme nous le verrons, ne pouvaient l'admettre sans être en opposition avec les idées qu'ils ont émises sur la nature de cet exanthème. Il est toujours possible d'objecter que la cause de l'épidémie, quelle

---

(1) Gründl. Darstellung des Scharlachfiebers, Prag, 1832, p. 16. — (2) Programma de febre urticatâ à cancris fluviatilibus , etc. Ienæ, 1774.

que soit d'ailleurs sa nature, a seule produit le développement de la maladie. Mais la contagion est démontrée avec la dernière évidence, lorsque des individus atteints de scarlatine émigrent et transportent la maladie dans un canton où elle n'existait pas auparavant.

L'essence et la structure du contage scarlatineux ont été l'objet d'une foule d'hypothèses.

Navier[1] admet un miasme particulier qui, suivant les circonstances, détermine tantôt la scarlatine, tantôt la suette, les aphtes gangréneux, la dyssenterie, etc. « Ce miasme, dit-il, a la plus grande analogie avec celui de la rougeole. Il est âcre, caustique, tend à provoquer des symptômes de putridité, et se transmet des animaux à l'homme. » Cette dernière particularité, qui paraît bizarre, n'est peut-être pas sans fondement. L'épidémie observée et décrite par *Navier*, vers 1753, avait été précédée d'une épizootie, dont le caractère principal était la chute du poil et le renouvellement de l'épiderme.

Depuis cette époque, la scarlatine a coïncidé assez fréquemment avec des épizooties meurtrières caractérisées par les mêmes symptômes. On

---

(1) Sur plusieurs maladies populaires qui ont régné à Châlons-sur-Marne. Paris, 1753.

en a principalement fait la remarque en Allemagne, en 1803, 1811, 1813 et 1815[1]. D'un autre côté, nous verrons plus loin que la scarlatine s'observe chez les animaux. Quant à la propriété du principe scarlatineux de produire quelquefois la suette, la dyssenterie, etc., c'est là une allégation qu'on ne peut admettre, ces diverses maladies offrant des caractères bien tranchés, et n'ayant entre elles aucune affinité.

Suivant *Cartheuser*[2], la cause prochaine de la maladie serait l'exaltation d'une impureté âcre et spécifique du sang, dont la production serait due à une qualité vicieuse de l'air, au refroidissement du corps, et quelquefois, chez les adultes, à une suppression d'évacuations sanguines habituelles. « Ce principe morbifique est, dit-il, de nature hétérogène salino-sulfureuse, très-volatile, très-mobile, ce qui explique la facilité avec laquelle la scarlatine se transmet par contagion. »

Plenciz[3] a émis, sur la cause prochaine de la scarlatine, une idée qui a été reproduite par *Gœden*, et, de nos jours, par un chimiste célèbre. La cause physique de cette maladie serait une es-

---

(1) *Most.* Geschichte des Scharlachfiebers, 1826, t. II, p. 126. — (2) Fundamenta pathologiæ et therapiæ, Francof., 1758, t. II, p. 666. — (3) Tractatus de scarlatinâ, Vienne, 1762, p. 62.

pèce de corpuscules vivants qui jouiraient de la faculté de se propager comme la semence des végétaux et des animaux. Ce qui prouve, selon *Plenciz*, la justesse de cette assertion, c'est que ces animalcules, introduits artificiellement dans l'économie par l'inoculation, reproduisent constamment la scarlatine, de même qu'une graine déposée dans le sein de la terre reproduit toujours une plante de même espèce que celle qui l'a portée. Most a critiqué cette opinion : « Si la scarlatine, dit-il, est due à la présence d'animalcules dans les tissus, pourquoi ceux-ci affectent-ils plutôt les jeunes sujets que les vieillards? Pourquoi se développent-ils surtout dans le Nord, tandis que les pays méridionaux sont si favorables à la production des infusoires? » Ces considérations nous semblent avoir peu de valeur : car chaque espèce d'animaux a des habitudes particulières et des goûts qui lui sont propres. La meilleure objection que l'on puisse faire au système de *Plenciz*, c'est que, malgré la perfection de nos microscopes, personne n'a encore vu ces prétendus *semina animata*.

Bruning [1] pense que le contage scarlatineux

---

(1) Constitutio epidemica Essendiensis sistens historiam febris scarlatino-miliaris anginosæ, Vesal, 1760, p. 13.

est dû à une transformation du contage miliaire. Cette opinion est d'autant plus hypothétique, que l'existence de ce dernier est maintenant révoquée en doute par beaucoup de médecins. On ne peut nier cependant qu'il n'y ait, comme nous le verrons dans un autre chapitre, une certaine affinité entre ces deux maladies.

Withering a cherché à établir l'existence d'un principe particulier qui se fixerait d'abord sur la muqueuse du nez et du pharynx, et gagnerait ensuite l'estomac par l'œsophage, les poumons par le larynx et la trachée, les oreilles par la trompe d'Eustache, les yeux et même le cerveau par les fosses nasales : théorie que *Hartmann* avait déjà proposée pour le typhus. L'effet primaire de cette matière morbifique serait celui d'un poison sédatif, et elle agirait surtout sur le système nerveux. Cette dernière propriété a été aussi admise par *Coventry* [1].

Darwin [2] suppose que le contage scarlatineux est produit chez l'homme malade par certains mouvements animaux des extrémités vasculaires, et, qu'absorbé par l'homme sain, il se mélange avec la salive et s'arrête aux amygdales, dont le

---

(1) Dissertatio de scarlatinâ cynanchicâ, Edinburg, 1783, p. 35. — (2) Zoonomie, trad. de *Kluyskens*, Gand, 1811, p. 452.

mucus fixe une partie de ce principe délétère, tandis que l'autre descend dans l'estomac, où elle est probablement décomposée par la puissance digestive. Ce contage, qui peut aussi s'introduire dans l'économie par la voie de la peau, est, suivant cet auteur, disséminé, et non dissous dans l'air : de manière que, pour que l'infection ait lieu, il faut s'approcher beaucoup plus près des malades que dans la rougeole, dont la contagion est plus volatile et plus expansible dans l'atmosphère. Cette fixité du miasme scarlatineux explique pourquoi la scarlatine est plus souvent sporadique que l'exanthème morbilleux.

Hufeland[1] place la cause prochaine de la scarlatine dans un principe contagieux atmosphérique, mais susceptible de se transmettre d'un individu à un autre, et qui a cela de particulier, qu'il affecte d'une manière spécifique la gorge et la peau, qu'il affaiblit spécialement l'action du système absorbant, et qu'il ne diminue pas la réceptivité de l'organisme autant que le font la variole et la rougeole : de sorte que la maladie peut reparaître plusieurs fois chez le même individu.

Enfin, *Rœschlaub*[2] pense que le contage scar-

---

(1) Enchiridion medicum, trad. *Jourdan*, Paris, 1838, p. 462. — (2) Lehrbuch der Nosologie, Bamberg, 1801, p. 229.

latineux agit en désoxydant les tissus ; *Titius* [1] le regarde comme une dégénérescence du vice scrofuleux ; *Pfeufer* [2], comme un produit de la peste ; *Schmidt* [3] lui suppose une nature alcaline et une prédilection marquée pour la muqueuse du tube digestif ; *Raspail* [4] attribue l'exanthème au travail sous-cutané d'un insecte dont le virus, infiltré dans le derme, donnerait lieu, suivant les circonstances, à la scarlatine, à la rougeole, à la variole, au muguet, et à la suette miliaire, insecte qui, selon lui, pourrait bien être un acare fouisseur, mais qu'il n'a, du reste, jamais vu, etc.

Quelle que soit, du reste, la nature du contage scarlatineux, on a dit qu'il était très-volatil [5], peut-être même plus diffusible que celui de la rougeole [6], et qu'il était susceptible d'être transporté à d'assez grandes distances par les vêtements (*Hildenbrand*), les meubles, les lettres (*Jo. Frank*), et

---

(1) Diss. de scarlatinâ ; observationes et meletemata quædam, Viteb., 1796, p. 13. — (2) Der Scharlach, sein Wesen und seine Behandlung, Bamberg, 1819, p. 7. — (3) Encyclopædie der gesammt. Med., Supplementband. — (4) Histoire de la santé et de la maladie, Paris, 1843, t. II, p. 389. Manuel annuaire de santé, 11ᵉ tir., 1845, p. 217. — (5) *Thomassen à Thuessink*, Annales de littérature médicale étrangère de *Kluyskens*, t. VI, p. 239. — (6) *Richter*, Specielle Therap., t. II, p. 443. — *Darwin* dit le contraire. Voyez plus haut, page 59.

même par une tierce personne qui lui servirait de véhicule sans être atteinte [1].

Mais la transmission médiate du principe morbifique est un fait extrêmement rare, et qui doit faire supposer, chez les individus qui en reçoivent l'influence, une réceptivité toute particulière.

Il paraît que le virus de la scarlatine conserve pendant fort long-temps son activité. *Benedict* [2] cite un cas où des enfants furent pris de la maladie après leur retour dans une chambre où était mort un scarlatineux six semaines à deux mois auparavant, et que l'on avait cependant nettoyée avec tout le soin imaginable. L'observation d'*Hildenbrand* est encore plus extraordinaire : « Un habit noir que j'avais, dit-il, en visitant une malade affectée de scarlatine, et que je portais de Vienne en Podolie, sans l'avoir mis depuis plus d'un an et demi, me communiqua, dès que je fus arrivé, cette maladie contagieuse, que je répandis ensuite dans cette province, où elle était jusqu'alors presque inconnue [3]. »

On n'est pas d'accord sur l'époque à laquelle la scarlatine est le plus susceptible de se commu-

---

(1) Compendium de méd. prat., 1846, t. VII, p. 479. — (2) Geschichte des Scharlachfiebers, Leipzig, 1810, p. 4. — (3) Ueber den ansteck. Typhus, 2e Aufl., 1815, p. 118.

niquer par contagion. *Fischer*[1] dit que l'exanthème ne fournit de contagion que lorsqu'il est parvenu à sa maturité, c'est-à-dire pendant la période de desquamation. *Seifert*[2] prétend que la contagion ne se développe jamais au début de l'éruption, qu'elle commence à se produire lorsque l'efflorescence est complète, et qu'elle est surtout engendrée au commencement de la période de desquamation. Cependant un fait observé par le docteur *Potier* prouve que la scarlatine peut se communiquer aussitôt que l'exanthème a paru. Il s'agit d'un enfant nouveau-né, dont la mère fut, le lendemain de l'accouchement, prise de cette maladie, avec complication de gangrène de la jambe droite. L'enfant, isolé immédiatement du sein maternel, n'en contracta pas moins la maladie, qui fut très-intense, et qu'il supporta fort bien, tandis que la mère mourait le quinzième jour[3]. Suivant l'opinion générale, la scarlatine peut se transmettre pendant toute la durée de la période de desquamation, qui, comme on le sait, peut se prolonger fort long-temps; et c'est à tort que *Neumann*[4] a limité à trente-cinq jours

---

(1) Gründliche Darstellung des Scharlachfiebers, Prag., 1832, p. 16. — (2) Nosolog. therapeut. Bemerk. über die Natur und Behandl. des Scharlachf., 1827, p. 26. — (3) Dictionnaire de médecine, Paris, 1844, t. XXVIII, p. 174. — (4) *Rust's* Magazin der auslænd. Litteratur, etc., t. XVIII, p. 74.

la puissance d'infection des scarlatineux. *Struve*[1] ne pense pas que les cadavres des sujets qui ont succombé à cette affection puissent la propager ; *Thomassen à Thuessink*[2] reste dans le doute à cet égard.

INOCULATION. — L'inoculation de la scarlatine, entreprise, dit-on, avec succès par *Stoll*, et vainement par *Petit-Radel*, a été conseillée en Allemagne par *Berndt*[3], *Fritze* et *Lehmann ;* et, en France, par M. *Miquel* d'Amboise[4]. Ce dernier, après avoir piqué avec une lancette les plaques scarlatineuses les plus apparentes, a inoculé aux bras d'un grand nombre d'enfants non encore atteints le fluide retiré de ces plaques exanthématiques. Au bout de deux à trois jours, il a constamment vu se développer autour des piqûres un cercle rouge disparaissant le cinquième jour. L'immunité a paru acquise pour ces enfants, aucun d'eux n'ayant contracté la maladie, bien qu'ils eussent des rapports fréquents avec des scarlatineux, et une seconde inoculation n'ayant eu aucun

---

(1) Untersuchungen und Erfahrungen uber die Scharlachkrankheit, in-8°, Hannover, 1803. — (2) Ouvrage précité, t. VI, p. 238. — (3) *Rust's* Magaz., t. XXI, p. 64. — (4) Bulletin de l'Académie de médecine, séance du 9 septembre 1834.

résultat. Nous reviendrons sur cette opération quand nous parlerons de la prophylaxie. Nous nous bornerons pour le moment à citer une observation curieuse du Docteur *Harwood*, de Cambridge[1], dans laquelle la scarlatine paraît s'être inoculée accidentellement : « M. N. . . . . . était atteint de la scarlatine avec un délire violent ; la peau s'était ouverte en plusieurs endroits, et donnait issue à une matière ichoreuse. Il était soigné par un pauvre homme qui, peu de temps auparavant, s'était coupé la main avec une bouteille cassée ; et, le malade faisant de fréquents efforts pour sortir de son lit, la main blessée dut souvent être appliquée sur le corps. Cette circonstance arriva le vendredi soir ; le jour suivant, la main de cet homme s'enflamma et son bras enfla ; le lundi, il fut attaqué de la même fièvre que celui qu'il soignait, et mourut le mercredi suivant au matin. »

ÉPIDÉMIES.—La scarlatine règne presque toujours d'une manière épidémique, quoiqu'elle soit plus

---

(1) *Darwin*. Zoonomie, trad. de *Kluyskens*, Gand, 1811, p. 458.

souvent sporadique que la rougeole. Elle présente alors souvent des particularités qui lui impriment un caractère spécial. Certaines épidémies sont remarquables par la fréquence et la gravité de quelque complication importante : angine, anasarque, parotides, otorrhée, douleurs rhumatoïdes, etc. D'autres se distinguent par la fréquence de quelque phénomène secondaire particulier, tel que : une sensation de pesanteur à l'occiput (Essex, 1770); des maux de dents violents (Halle, 1764); une sensibilité extraordinaire de la peau (Wittemberg, 1800); des hoquets (Upsal et Stockholm, 1741), du tenesme et de la dysurie (Halle, 1764); une toux férine suivie de péripneumonie (Châlons-sur-Marne, 1751); l'ulcération des parties génitales (La Haye, 1748); la présence d'ampoules extrêmement douloureuses sur les côtés et à la base de la langue (Birmingham, 1778); une expulsion abondante de vers par l'anus et la bouche (Céphalonie, 1763); des accès de fièvre rémittente (Entrecastraux, 1809); une sensation de raideur au bas-ventre et d'engourdissement aux lombes (Kœnigslutten, 1799), etc.

La scarlatine peut offrir, suivant la constitution épidémique, tous les degrés de gravité possibles, depuis l'innocuité d'une piqûre de puce, comme disait *Darwin*[1], jusqu'au danger de la peste : ce qui explique en partie pourquoi certains auteurs[2] l'ont regardée comme une maladie insignifiante, tandis que d'autres n'ont pas craint de l'assimiler aux fléaux les plus terribles qui puissent désoler une population. Parmi les épidémies les plus remarquables sous le premier rapport, nous citerons celles qui régnèrent à Augsbourg en 1696 et en 1705, et dans lesquelles les symptômes furent très-légers, et la mortalité nulle, quoique la maladie eût atteint un grand nombre d'individus[3]; celle que *Storch*[4] décrivit en 1740, et qui ne lui enleva que deux malades sur deux cents; celle de Copenhague, 1778, dans laquelle on ne compta que trois à quatre morts sur cent cas[5], etc. A ces épidémies bénignes nous opposerons celle qui ravagea l'Allemagne vers la fin du siècle dernier, et qui, au dire de *Neumann*[6], fit périr dans la Saxe seulement 40,000 hommes; celle que M. *Trousseau* observa il y a une

---

(1) Zoonomie, trad. de *Kluyskens*, Gand, 1811, p. 451. — (2) *Sydenham*, *Dover*, *Juncker*, *Boerhave*, *Van-Swieten*, etc. — (3) *Schrœck.* In constit. epidem. Augustan, 1696-1705. — (4) Theoretischer und praktischer Tractat vom Scharlachfieber. Gotha, 1741. — (5) *Bang.* In *Most's* Geschichte des Scharlachfiebers, 1826, t. I, p. 109. — (6) Aufsætze und Beobachtungen für Aerzte, Leipz., 1802, t. I.

quinzaine d'années au Grand-Pressigny, en Touraine, et qui enleva le dixième de la population totale de cette commune. D'autres épidémies plus ou moins meurtrières ont enlevé un malade sur quatre [1], sur huit [2], sur douze [3], sur vingt-cinq [4], etc. C'est à ces nuances de gravité si diverses qu'il faut attribuer le revirement d'idées d'un des plus grands praticiens de notre époque, M. *Bretonneau*, qui, en 1823, regardait la scarlatine comme une indisposition légère, et déclarait n'avoir jamais perdu, pendant une pratique de vingt-quatre ans, un seul malade atteint de cette affection; tandis que peu d'années plus tard il ne trouvait pas d'expressions assez énergiques pour peindre les terribles effets d'une épidémie de scarlatine qu'il observait dans une province de l'Ouest de la France.

Nous n'entreprendrons pas d'énumérer les nombreuses épidémies de scarlatine qui ont été observées depuis l'apparition de cette maladie, nous proposant de les mentionner à mesure que l'occasion s'en présentera dans le cours de l'ouvrage.

---

(1) *Gilbert Blanc*. Epid. de 1795 à 1806. — (2) *Lehman*. Epid. de Torgau, 1825. — (3) *Guérétin*. Epid. du Lion-d'Angers, 1841. — (4) Epid. d'Ackworth. *Ozanam*, op. cit., t. III, p. 346.

RÉCIDIVES. — *Stoll, Frank, Vogel, Rosen de Rosenstein, Hoffmann, Bangs, Kreyssig, Fischer, Stieglitz,* etc., prétendent que la scarlatine n'attaque jamais deux fois le même individu. Willan, sur deux mille cas, assure n'avoir jamais rencontré une seule exception à cette règle. « Depuis » trente-cinq ans que j'exerce, dit *Wildberg,* je » n'ai pas encore observé de mes propres yeux, » chez le même sujet, deux cas de scarlatine bien » caractérisée, accompagnée de fièvre et ayant sui- » vi une marche régulière. » Les auteurs que nous venons de nommer attribuent les prétendus cas de récidive à des erreurs de diagnostic ou à un retour de l'exanthème qui, après avoir disparu, se ranime parfois au bout de quelques jours : phénomène signalé par les anciens sous le nom de *reversio.* Cependant la possibilité d'une seconde infection ne saurait, selon nous, être révoquée en doute. On en trouve des exemples authentiques dans les écrits de *Bicker* [1], *Jördens* [2], *Neumann* [3], *Cappel* [4], *Heberden* [5], *Wood* [6], *Wetzler* [7], *Jo.*

---

(1) Beschreibung eines Scharlachfiebers welches in den Jahren 1778 und 1779, etc., p. 162. — (2) *Hufeland's* Journal der prakt. Arzneikunde, B. 14, 1802, St. 4, S. 98. — (3) In *Cappel's* theoret. und prakt. Abhandlung vom Scharlachausschlage, Gœtting., 1803, p. 114. — (4) Ouvr. précité, p. 114. — (5) Comment. de Morb. hist. Francof., 1804. — (6) Medical and physical Journal, 1808, febr. — (7) Salzb. med. chir. Zeitung, 1814, n° 8, p. 127.

Frank[1], *Elvert*[2], *Krukenberg*[3], *Steimmig*[4], *Landeutte*[5], *Rayer*[6], *Rilliet* et *Barthez*[7], *Blache* et *Guersant*[8], *Hamilton*[9], etc. *Wood*, sur quarante-cinq malades, paraît en avoir rencontré cinq qui avaient déjà eu la scarlatine. M. *Berton*[10] rapporte qu'un jeune homme de vingt-trois ans eut deux fois la scarlatine à quatre ans de distance. La première fois l'éruption occupa plus spécialement la moitié inférieure du corps; la seconde, ce fut la partie supérieure. *Heyfelder*[11] dit avoir eu la scarlatine à cinq ans et à trente-deux ans. *Jahn*[12] cite une femme de quarante-deux ans qui aurait été atteinte sept fois de cette maladie. *Henrici*[13] prétend même avoir constaté jusqu'à dix-sept récidives.

Il n'en est pas moins incontestable que, dans l'immense majorité des cas, la scarlatine n'attaque

---

(1) Pathol. interne, trad. franç., t. II, p. 127. — (2) *Rust's* Magaz., t. XXXI. — (3) *Most.* Geschichte des Scharlachfiebers, 1827, t. II, p. 300. — (4) Erfahrungen und Betrachtungen über das Scharlachfieber, Karlsruhe, 1828, p. 12. — (5) Journal de médecine, 1763, t. XXVIII, p. 409. — (6, 7) Dictionnaire de médecine en 15 vol., 1835, t. XIV, p. 544. — (8) Dict. de méd., 1844, t. XXVIII, p. 175. — (9) Gazette médicale, 1833, p. 810. — (10) Lancette française, t. IV, 1842. — (11) Studien im Gebiete der Heilwissenschaft, t. II, p. 68. — (12) Journal complémentaire des sciences médic., t. XXXVII. — (13) *Neumann.* Handbuch der Medicin., Klinik, Berlin, 1831, t. III, p. 783.

qu'une seule fois le même individu. *Most* [1], qui, comme nous le verrons, fait jouer un grand rôle au fluide galvano-animal dans la production des maladies exanthématiques, a rattaché ce fait à sa théorie d'une manière fort ingénieuse. Il prétend avoir remarqué que, lorsqu'on obtient la guérison d'une maladie à l'aide du fluide galvanique développé par superposition du zinc et du cuivre, le même moyen devient impuissant en cas de récidive, et qu'on est obligé d'employer d'autres métaux. *Grapengiesser* [2] avait fait antérieurement la même observation. Il en tire cette conclusion, que, lorsqu'un sujet a reçu l'influence d'un agent galvanique quelconque, il perd son aptitude à en être influencé une seconde fois, ce qui, d'après ses idées théoriques, suffit pour donner une explication satisfaisante du phénomène en question.

Dœhne [3], qui ne voit dans la scarlatine que l'accomplissement trop précipité d'une fonction naturelle, le renouvellement de l'épiderme, suppose que, d'après les lois de l'organisation, cette desquamation ne doit avoir lieu chez l'homme qu'une fois dans la vie.

---

(1) Geschichte des Scharlachfiebers, Leipzig, 1826, t. II, p. 155. — (2) Versuch den Galvanismus zur Heilung, etc., Berlin, 1802, p. 13. — (3) Einige Beytr. zur Ætiologie und Cur des Scharlachfiebers, Leipzig, p. 53.

M. *Raspail*[1], qui attribue la scarlatine aux
ravages d'un insecte dont il n'a, du reste, pas encore pu déterminer l'espèce, ne s'explique pas sur
la cause de la rareté des récidives dans cette affection; mais la manière dont il se rend compte de
l'impuissance du contagium de la variole sur les
personnes qui ont déjà subi la sarcoptogénose variolique, s'applique, d'après ses idées, à ce qui
s'observe d'analogue dans la sarcoptogénose pur-
purique. « Le sarcopte variolique ne revient plus
dans une peau désorganisée qu'il a épuisée des
sucs qu'il affectionnait, et infectée du virus de l'incubation de ses œufs. La récidive, très-rare du
reste, n'est possible que sur une peau qui n'a pas
été entièrement compromise par ses ravages, qui
offre une foule d'espaces vierges, et qui, du reste,
par le laps des années, a eu le temps de se régé-
nérer, de s'épurer du peu de virus que la proxi-
mité des pustules aurait pu communiquer aux
places non envahies. La théorie de la vaccine est
fondée sur cette dernière loi. Pour écarter le sarcopte d'une peau saine, la sagesse instinctive des
peuples a eu l'idée de l'infecter, sans la désorga-

----

(1) Histoire naturelle de la santé et de la maladie, Paris, 1843,
t. II, p. 382.

niser, d'un virus dont le sarcopte ait autant d'hor-
reur que du sien propre. »

DE LA SCARLATINE CHEZ LES ANIMAUX. — L'é-
tude de la médecine comparée nous apprend que
la plupart des maladies qui affligent notre espèce
s'observent aussi chez les animaux, et que certaines affections contagieuses peuvent se transmettre
de ces derniers à l'homme et réciproquement. La
fièvre intermittente elle-même, que *Stahl*[1] regardait comme une maladie spéciale à la pathologie
humaine, paraît avoir été constatée dans ces derniers temps chez les quadrupèdes par MM. *Bertrand*[2], *Damoiseau*[3], *Clichy*[4], etc. On a vu la
variole se déclarer à la suite de contact immédiat
ou par inoculation chez des singes[5], des chiens[6],
des chats[7], et même des oiseaux[8]. On sait que
M. *Auzias-Turenne*[9] est parvenu à inoculer la

---

(1) Theoria medica vera, in-4°, 1737, pars 2, p. 710. — (2) Journal des vétérinaires du Midi, t. II, p. 33. — (3) Correspondance de
Fromage de Feugré, t. IV. — (4) Recueil de médecine vétérinaire,
t. VII et VIII. — (5) *Paulet*, *Jansen*, *Huzard*, etc. — (6) *Viborg*,
Grève, *Grognier*, etc. — (7) *Leigh*. Natural History of Lancashire,
etc. — (8) *Brugnone*, del Vajuolo de' quadrupedi e degli uccelli.
Journal général de médecine, t. XXVIII, p. 218. — (9) Archives générales de médecine, 4ᵉ série, t. VI, 1844.

syphilis à des singes, des chiens, des chats et des lapins, ce que *Hunter* et ses successeurs avaient essayé en vain.

Ozanam[1] fait mention d'une épidémie de tac, espèce de coqueluche, qui attaqua d'abord les brebis, et ensuite les hommes. *Jahn*[2] a vu la véritable coqueluche se communiquer de l'homme au chien. *André Duchéne* dans son Histoire d'Angleterre, *Michel Saxo* dans sa Chronique des Césars, et beaucoup d'autres auteurs, parlent d'épidémies de dyssenterie qui attaquèrent à la fois les hommes et les animaux, etc.

Plusieurs faits authentiques prouvent que, malgré l'assertion d'un auteur moderne, la scarlatine n'est pas une maladie propre à l'espèce humaine. *Heim*[3], de Berlin, rapporte qu'un chien qui avait couché avec un enfant scarlatineux, fut pris d'accidents fébriles, et présenta ensuite une desquamation très-prononcée. Il y a quelques années, dit *Most*[4], j'inoculai à trois chiens du virus emprunté à des pustules scarlatineuses, et je choisis, pour pratiquer cette opération, la partie inférieure de

---

(1) Histoire des maladies épidémiques, 1835, t. IV, p. 298. — (2) Neues System der Kinderkrankheiten, Rudolstadt, 1803. — (3) *Hufeland's* Journal der prakt. Arzneikunde, 1812, Mærz, p. 73. — (4) Geschichte des Scharlachfiebers, Leipzig, 1826, t. II, p. 272.

l'abdomen, où la peau était mince et mal garnie de poils. Au bout de huit jours il survint, chez un de ces chiens, des taches scarlatineuses de la largeur de la main, qui furent suivies d'une desquamation générale. Quelques poils tombèrent çà et là. Je n'observai, du reste, chez cet animal aucune gêne dans la déglutition. Chez un chat, dont l'observation est consignée dans les *Mémoires de la Société médicale de Saint-Pétersbourg*, non-seulement l'exanthème fut général, mais il y eut angine.

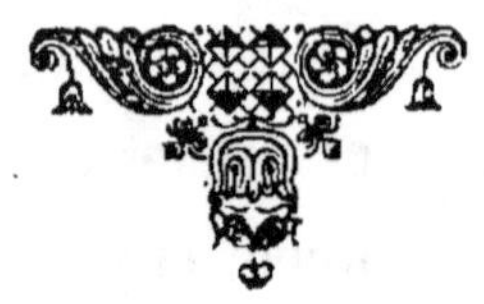

CHAPITRE III.

Symptômes et Marche de la Scarlatine.

1° PÉRIODE D'INCUBATION.

On ignore combien de temps le principe produc-
teur de la scarlatine demeure inactif chez l'individu
qui l'a absorbé. L'intervalle qui s'écoule depuis le
moment où il a pénétré dans l'économie jusqu'à
l'époque où il traduit sa présence au dehors par des
symptômes, serait de deux jours suivant *Binns*,
de trois selon *Withering* [1], de cinq d'après *Jo.*

---

(1) An Account of the scarlet-fever, London, 1779, p. 61.

Frank [1], de sept suivant *Grant* et *Heberden* [2] : tandis que *Bateman* [3] le suppose de trois à cinq jours ; MM. *Cazenave* et *Schedel* [4], de trois à six jours ; MM. *Guersant* et *Blache* [5], de trois à sept jours, etc. M. *Gendron* [6] pense que la durée de cette période n'excède pas quatre jours. M. *Mondière* [7] l'a vue dans un cas dépasser ce terme ; mais il ajoute qu'on ne peut rien conclure de ce fait isolé. M. *Guérétin* [8] assure qu'elle peut se prolonger douze ou quinze jours. *Most* [9] cite même une observation qui semble prouver que la période d'incubation peut durer un mois. Un enfant de trois ans et sa mère, âgée de vingt-cinq ans, furent atteints de la scarlatine à leur retour d'un pays assez éloigné où sévissait cette maladie. Au bout d'un mois à dater de leur guérison complète, il se manifesta plusieurs cas de scarlatine dans le village ; et, ce qui doit faire supposer que le foyer de la contagion était chez ces deux sujets, c'est que

---

(1) Comment. de morborum historiâ et curatione, Francof., 1804, p. 18. — (2) A short Account of a fever, etc., London, 1777, p. 365. — (3) Abrégé pratique des maladies de la peau, trad. Bertrand, 1820, p. 106. — (4) Abrégé pratique des maladies de la peau, in-8°, Paris, 1838, p. 46. — (5) Dictionnaire de médecine, Paris, 1844, t. XXVIII, p. 173. — (6) Journal des connaissances médico-chirurg., janvier 1845. — (7) Revue médicale, 1842, t. I, p. 174-175. — (8) Archives génér. de méd., 1842, t. XIV, p. 284. — (9) Geschichte des Scharlachfiebers, 1826, t. II, p. 178.

la maladie commença dans le voisinage de leur habitation.

Bateman croit avoir remarqué que la durée de l'incubation est plus longue chez les adultes que chez les enfants [1].

Les auteurs n'ont généralement pas noté de phénomènes pendant cette période. Cependant *Alibert* [2] prétend que les individus menacés éprouvent de la chaleur à la peau, qu'ils ont une sorte de tristesse compressive, de retirement de l'action tonique à l'intérieur, avec faiblesse de tout ce qui appartient à la vie relative. Ces symptômes, quelque peu prononcés qu'ils soient, peuvent avoir une certaine valeur en temps d'épidémie. *Willan* assure que ceux qui reçoivent de près les émanations des scarlatineux éprouvent une sensation cuivreuse sur la langue, et quelquefois des nausées et de la salivation, ce que *Jo. Frank* n'a jamais constaté. Le même auteur a avancé que, lorsqu'on examine le fond de la bouche de ceux qui ont été exposés à la contagion, on y découvre des traces d'infection plusieurs jours avant le commencement de la fièvre. L'action du virus serait indiquée par une ligne rouge foncée qui

---

(1) Ouvrage précité, trad. Bertrand, p. 106. — (2) Monographie des dermatoses, t. I, p. 575.

s'étendrait le long du voile du palais et de la partie inférieure de la luette.

2° PÉRIODE D'INVASION.

Période d'irritation de Hufeland. — Période végétative de Pfeufer.

La scarlatine se déclare en général d'une manière brusque, ordinairement le matin, dit M. *Ollivier-Mairy* [1]; le plus souvent le soir ou la nuit,
prétendent MM. *Cazenave* et *Schedel* [2]; surtout
après le repas, selon *Reich* [3]; à toute heure du
jour suivant M. *Rayer* [4]. Au nombre des accidents
fébriles qui en marquent le début d'une manière
à peu près constante, presque tous les auteurs [5]
ont noté des alternatives de chaleurs passagères
et de frissons légers, quoique ces derniers soient
regardés comme rares par MM. *Rilliet* et *Barthez*. Le pouls, suivant la remarque de *Corvisart*,

---

(1) Nouveau Journal de méd., chir., pharm., etc., décembre
1822, p. 297. — (2) Abrégé pratique des maladies de la peau,
3e édit., 1838, art. Scarlatine. — (3) Neue Aufschlüsse über die
Natur und Heil. des Scharlachfiebers, in-8°, Halle, 1810, p. 112. —
(4) Dictionnaire de médecine en 15 vol., Paris, 1835, p. 537. —
(5) *Stoll, Reich, Cappel, Gardien, Mondière, Blache, Guersant,
Rayer*, etc.

serait tumultueux dans cette période. *J. Frank* [1]
lui a assigné un caractère encore plus tranché,
qu'il nomme *obscur*, et qui serait tellement spécifique, qu'on pourrait le plus souvent, même en
fermant les yeux, reconnaître à ce seul signe une
scarlatine latente. Cependant, suivant la plupart
des pathologistes, le pouls n'offre rien de spécial, et ses caractères sont ceux qu'il présente
au début de toutes les fièvres exanthématiques.

Différents symptômes annoncent un trouble
plus ou moins prononcé du système nerveux. Les
malades sont inquiets, moroses, fantasques, irritables; ils sont plongés dans un état de somnolence et même de coma, ou tourmentés par l'insomnie. (Ce dernier état paraît plus fréquent chez
les adultes, tandis que le premier s'observe surtout chez les enfants) [2]. Ils accusent une courba-
ture et une faiblesse générale, des douleurs à la
région lombaire, dans les articulations, surtout
dans les genoux [3]. Il n'est pas rare de voir survenir, chez les enfants, du délire, des convulsions,
des attaques épileptiformes ou d'éclampsie [4]. Quel-

---

(1) Pathologie interne, t. ii, p. 109, trad. de l'Encyclopédie des
sciences médicales. — (2) *Benedict*. Geschichte des Scharlachfiebers, Leipzig, 1810, p. 5. — (3) *Reich*. Loc. cit., p. 114. — (4) *Sydenham*. Opera med., Genevæ, 1736, p. 163. *Borsieri*, Inst. med.
prat., Venet, 1817, t. iii, p. 57. *Benedict*. Loc. cit., p. 6.

quefois, mais assez rarement, disent MM. *Rilliet* et *Barthez*, les malades se plaignent d'une céphalalgie frontale plus ou moins intense [1].

Les voies digestives sont notablement affectées pendant les prodromes de la scarlatine. La langue, d'abord chargée à sa base d'un enduit jaune ou blanchâtre, devient bientôt d'un rouge vif dans toute son étendue; ses papilles se tuméfient, et donnent quelquefois à la pointe de l'organe l'aspect d'une fraise [2]. *W. Maton* [3] a attaché beaucoup d'importance à ce symptôme, qu'il regarde comme un indice certain d'une scarlatine latente. La rougeur s'étend aussi quelquefois aux gencives, à la face interne des joues et à la membrane de Schneider. A ce phénomène vient se joindre une affection de la gorge, qui débute par une sensation de sécheresse au pharynx, et une tension douloureuse des muscles extérieurs du cou avec gonflement et dureté de ceux-ci [4]. En inspectant l'arrière-bouche, on trouve les amygdales plus rouges que de coutume, marquées de points blancs

---

(1) Loc. cit., p. 573. — (2) *Bateman*, *Froriep*, *Rayer*, etc. — (3) Medic. Transact. by the College of physicians in London, t. v.— (4) *Gœden.* Von dem Wesen und der Heilmethode des Scharlachf., Berlin, 1822, p. 53. *Fischer.* Gründl. Darstellung des Scharlachf., Prag, 1832, p. 22.

et tuméfiées. L'angine pharyngée est parfois intense au bout de quelques heures ; dans d'autres
cas, la rougeur diffuse et le gonflement ne s'observent qu'à la dernière période, et l'on n'aperçoit aux tonsilles, au voile du palais et à ses piliers, que des stri ε rouges plus ou moins larges,
auxquelles *Reich* [1] refuse le caractère inflammatoire. Le gonflement des parties internes est quelquefois sensible à l'extérieur [2]. La déglutition est
difficile, et le malade éprouve à la gorge une sensation pénible de brûlure et de grattement. Cette
dernière sensation est quelquefois très-prononcée,
sans que l'arrière-bouche offre aucune rougeur ;
et réciproquement, l'inflammation peut être intense et la douleur presque nulle. Le picotement
douloureux qui se fait sentir à la gorge se propage quelquefois jusqu'à la trompe d'Eustache,
et détermine des bourdonnements d'oreille et une
espèce de surdité (*Mondière*).

Stoll [3] compte le vomissement bilieux parmi
les symptômes précurseurs de la scarlatine : tandis que *Gardien* [4] assure qu'il est assez rare ; et

---

(1) Loc. cit., p. 113. — (2) *Cappel.* Abhandlung vom Schar-
lachausschl., 1805, p. 66. — (3) Aphor. de cognoscend. et curand.
Febribus, n° 585. —(4) Traité complet d'accouchements, etc.,
Paris, 1816, t. IV, p. 643.

Cullen, qu'on ne l'observe jamais. Ce phénomène, qui ne dépend pas toujours d'un embarras des premières voies, comme le prétendent les partisans du régime antigastrique, mais qui est plutôt le résultat de la sympathie qui unit la peau soit avec le cerveau, soit avec les ganglions de l'abdomen, et surtout le plexus cœliaque, ce phénomène, disons-nous, a été constant dans quelques épidémies, notamment celles de Philadelphie [1] (1783) et de Greifswald [2] (1826). Il peut même constituer à lui seul les prodromes de la maladie. « Quelquefois, dit M. *Mondière* [3], tous les prodromes manquaient, et au milieu de la santé la plus parfaite en apparence, au milieu des occupations du ménage ou des travaux des champs, les malades étaient tout-à-coup pris de nausées, promptement suivies de vomissements bilieux plus ou moins abondants. »

Dans certains cas l'appétit est plus vif que dans l'état de santé [4]; mais l'anorexie est l'état le plus fréquent. *Benedict* [5] prétend avoir remarqué que le malade éprouve surtout de la répugnance

---

(1) *Rush.* Medical Inquiries and Observat. Philadelphia and London, 1789. — (2) *Seifert.* Op. cit., p. 30. — (3) Revue médicale, 1842, t. i, p. 175. — (4) *Cappel, Reich,* etc. — (5) Geschichte des Scharlachfiebers, in-8°, Leipzig, 1810, p. 6.

pour les aliments excitants, et que souvent il ne peut supporter l'odeur de la viande, du vin, etc. La soif est ordinairement très-vive. Les évacuations alvines ne présentent rien d'anormal, quoique en général il y ait plutôt tendance à la constipation [1] qu'à la diarrhée, cette dernière n'ayant été observée par MM. *Rilliet* et *Barthez* que deux fois sur quatre-vingt-sept cas. L'urine présente au contraire des modifications importantes : elle est jaune ou pâle, très-rarement rouge, et, après un repos de quelques heures, elle présente un sédiment blanc muqueux qui devient plus abondant dans le cours de la maladie, et donne à l'urine une apparence particulière. Quelquefois il y a dysurie dès le début; l'urine n'est émise qu'en petite quantité ou goutte à goutte, avec sensation de brûlement et de douleur, et alors elle ne tarde pas à se troubler. Quelquefois il y a un flux de mucosité ou anurie complète. Ces symptômes, du reste, n'apparaissent le plus souvent que dans la troisième période (*Reich*).

Les fonctions respiratoires sont rarement troublées. « Interim, dit *Borsieri* [2], quædam pectoris oppressio, respirationem difficilem atque inæqua-

---

(1) *Chambon*. Traité des Maladies des femmes, des filles et des enfants, Paris, an VII, t. II, p. 251. — (2) Loc. cit., p. 57.

lem reddens, supervenit, et quandoque tussicula
sicca, sed non ita molesta nec constans, ut in
morbillis. »

La peau est sèche, aride au toucher, tendue, et
souvent le siége de picotements et de prurit[1].
Quelques sujets éprouvent une sensibilité extraordinaire de toute la surface du corps, et d'autres une moiteur continuelle qui ne diminue en
rien l'ardeur des téguments[2]. La face est vul-
tueuse et congestionnée. Les yeux sont quelquefois larmoyants et injectés, principalement lorsqu'il y a de la céphalalgie, et à la suite de
vomissements prolongés. Un certain nombre de
malades accusent dans ces organes une sensation
de graviers, ou une espèce de tension, ou de pesanteur qui rend pénible le soulèvement des
paupières.

Heim[3], et après lui *Joël,* ont signalé comme caractéristique de la scarlatine une odeur particulière exhalée par le malade, et qu'ils ont comparée
à celle qui émane des ménageries où l'on élève
des animaux carnassiers, et des lieux où l'on conserve de vieux fromages et des harengs. *Sundé-*

---

(1) *Gœden.* Loc. cit. — (2) *Chambon.* Ouvrage précité, t. II,
p. 251. — (3) *Hufelands* Journal der prakt. Arzneikunde, mars
1812.

lin [1] prétend que cette odeur est d'un pronostic favorable quand elle survient dans la première période de la maladie. MM. *Rilliet* et *Barthez* ne l'ont jamais perçue. *J. Frank* affirme qu'elle n'existe pas. *Thomassen à Thuessink* [2] parle d'une odeur acide très-pénétrante que répandraient les scarlatineux.

On a dit que les prodromes de la scarlatine hâtaient l'apparition des menstrues [3].

La durée de la période d'invasion est indéterminée. Chez quelques individus, l'exanthème se montre instantanément, sans être précédé d'aucun symptôme précurseur, tandis que chez d'autres il ne se manifeste qu'au bout de quatre, cinq, et même huit ou neuf jours [4], die febris incerto, disait *Stoll*. Mais dans la grande majorité des cas l'éruption se montre le deuxième jour de l'invasion [5]. En général, les prodromes ont beaucoup moins de durée dans la scarlatine que dans la variole et la rougeole : ce qui tient, dit *Gœden* [6],

---

(1) Pathol. und Therapie der Krankheiten mit materieller Grundlage. Berlin, 1826. — (2) Annales de littérature médicale étrangère de *Kluyskens*, t. VI, p. 239. — (3) Encyclopedisches Wœrterb. der med. Wissenschaften, t. XXX, p. 199. — (4) *Underwood.* Traité des maladies des enfants, trad. franç., 1825, p. 402. — (5) *Bateman, Willan, Blache, Guersant, Rilliet, Barthez*, etc. — (6) Von dem Wesen des Scharlachfiebers, etc., Berlin, 1822, p. 52.

à ce que la première de ces maladies a son siége
dans un organe de nature artérielle, et qu'elle participe du caractère de la fièvre inflammatoire.
Reich[1] prétend que la durée de cette période varie suivant la constitution et l'âge de l'individu,
et que les symptômes en sont ordinairement plus
prononcés chez les adultes que chez les enfants ;
MM. *Rilliet* et *Barthez* assurent au contraire que
la durée et la nature des prodromes ne leur ont
paru modifiées en rien par les circonstances au
milieu desquelles se développe la scarlatine normale.

3° PÉRIODE D'ÉRUPTION.

Un auteur qui a étudié avec un soin tout particulier l'évolution de l'exanthème scarlatineux,
et que nous citerons fréquemment dans le cours
de ce chapitre, *Jahn*[2], assure que l'éruption scarlatine proprement dite est précédée par l'apparition de petits points rougeâtres, presque couleur
de chair, visibles à l'œil nu, mais surtout distincts
à la loupe, plus ou moins écartés les uns des

---

(1) Loc. cit., p. 115. — (2) Quelques Réflexions sur les caractères de la scarlatine, etc., Journal complém., t. XXXVI, p. 387.

autres, dont la grosseur ne dépasse pas celle d'une pointe d'aiguille, et qui n'offrent pas de saillie perceptible au toucher. On ne peut mieux les comparer, dit-il, qu'à des piqûres de puces qui ne sont plus enflammées et qui sont sur le point de disparaître. Avant et pendant leur formation, la peau est déjà très-malade, sèche et brûlante.

Ces points sont les premiers germes de l'exanthème scarlatineux. C'est leur position qui détermine la direction, la forme et l'étendue des taches. Lorsqu'on examine la peau avec soin pendant les prodromes de la maladie, on peut non-seulement dire avec certitude si cette dernière est la scarlatine, mais encore prévoir, d'après le nombre des points, si elle sera forte ou légère. Quand les points sont distants les uns des autres, les taches, d'ailleurs plus ou moins grandes, demeurent isolées, et ne se confondent pas entre elles. Il ne s'écoule jamais plus d'un jour entre l'apparition de ces points élémentaires et celle de l'exanthème proprement dit.

Celui-ci, qui est en outre quelquefois précédé d'une sensation analogue à celle d'aiguilles qui perceraient la peau, débute ordinairement le soir ou la nuit pendant l'exacerbation des phénomènes fébriles. C'est le plus souvent à la face ou au cou qu'il se déclare en premier lieu, pour se propager ensuite à la poitrine, aux bras, à l'abdomen et aux membres inférieurs [1]. Mais, comme le fait remarquer *Jahn* [2], le siége initial de la scarlatine n'est pas aussi fixe que celui de beaucoup d'autres dermatoses dont l'apparition suit un ordre presque constant et caractéristique : telles que la variole, qui s'aperçoit d'abord à la face ; la rougeole, qui se montre primitivement à la paupière supérieure et à la région comprise entre le nez et l'oreille (*Heim*), l'érysipèle des nouveau-nés, qui part de l'ombilic et des parties génitales, etc. Fréquemment, en effet, les premières taches scarlatineuses se montrent au tronc et aux parties inférieures du corps [3].

L'efflorescence scarlatineuse se compose d'un certain nombre de petites taches rouges, qui, isolées à leur origine, ne tardent pas à s'étendre, à se réunir et à former des plaques plus ou moins larges dont la confluence, précédée de la coloration rosée des parties environnantes, peut dans certains cas donner à toute la surface cutanée une couleur écarlate générale. Ces plaques, qui ne font aucune saillie, quoique *Gardien* [4] ait préten-

---

(1) *Juncker, Schœffer, Rosen, Quarin, Bateman, Underwood, Pinel*, etc. — (2) Réflexions critiques sur la scarlatine, Journal complém., t. XXXVII, p. 152. — (3) *Borsieri, Zinke, Berton*, etc.— (4) Traité complet d'accouch., 1816, t. IV, p. 465.

du qu'elles étaient légèrement élevées au-dessus du niveau de la peau, ont pour caractère essentiel, comme toutes les taches exanthématiques, de disparaître sous la pression du doigt pour se reproduire immédiatement ensuite, réapparition qui, suivant *Heim*, s'opère dans la scarlatine par le retour de la rougeur de la périphérie au centre. Leur aspect n'est pas uniforme; on peut facilement s'assurer qu'elles se composent d'un fond rosé vif sur lequel est semée une multitude de très-petits points d'un rouge foncé qui donnent à toute l'éruption un aspect pointillé remarquable. Ces deux sortes de rougeurs n'ont pas toujours la même intensité relative. Si les petits points foncés manquent ou sont peu nombreux, l'éruption, quoique vive, est plus claire et moins chaude de ton. Dominent-ils, au contraire, l'éruption est plus foncée et prend une teinte rouge des plus intenses[1].

La couleur de l'exanthème qui nous occupe a été comparée, et avec raison, par *Sydenham* à celle de l'écarlate. *Huxham*[2] et *Underwood*[3] l'assimilent à celle que présenterait la peau si on la

---

(1) *Rilliet* et *Barthez*, op. cit., t. II, p. 576. — (2) Essai sur les fièvres, Paris, 1765, p. 593. — (3) Traité des maladies des enfants. Paris et Montpellier, 1823.

barbouillait avec du suc de framboise, dit le premier; avec de la lie de vin, dit le second. *Fischer* [1] trouve qu'elle tient le milieu entre le rouge pâle et jaunâtre de l'érysipèle et le rouge foncé du phlegmon. Suivant *Pfeufer*, les petites taches primitives ont la couleur du minium, et les plaques confluentes celle de l'écrevisse cuite. Cette dernière teinte serait, au dire de *Willan* [2], particulière à la scarlatine, tandis que le rouge framboisé serait, ce que nous ne pouvons admettre, caractéristique de la rougeole. Ce qu'il y a de certain, c'est que la couleur des taches scarlatineuses est très-variable. Parfois la peau n'offre qu'une légère teinte de rouge, sensible seulement au grand jour, et semblable à l'incarnat des roses (*Jahn*); assez souvent elle présente la nuance cramoisie ou celle de la cochenille, du nacarat, du coquelicot, du cinabre, de la bette rouge, etc. Fréquemment, selon la remarque de *Borsieri*, les taches représentent de petits érysipèles. Souvent le rouge passe au pourpre, comme si du vin rouge avait été répandu sous l'épiderme (*Frank*), ou au violet. J'ai vu, dit *Jahn,* des cas où il y avait une

---

(1) Gründliche Darstellung des Scharlachfiebers, Prag., 1832, p. 13. — (2) Annales de littér. médic. étrangère de *Kluyskens,* Gand, t. VIII, p. 172.

blancheur égale à celle de la chaux, épanchée en quelque sorte au-dessous des taches rouges, circonstances dans lesquelles l'exanthème se rapprochait davantage de l'essera. Il n'est pas rare que plusieurs de ces différents tons de rougeurs existent simultanément, ou qu'ils se succèdent d'une manière soit lente, soit rapide. Souvent l'exanthème parcourt une série régulière de coloration, étant, par exemple, le premier jour, couleur de chair ; le second, rouge ; le troisième, rouge foncé ; le quatrième, pourpre ; et repassant ensuite par les mêmes nuances en sens inverse. Dans certains cas, la même tache est plus claire, presque blanchâtre sur un point, d'un rouge clair sur un autre, d'un rouge foncé sur un troisième, d'un rouge bleuâtre sur un quatrième, etc.

L'exanthème présente, en général, une intensité particulière dans certaines régions du corps où les taches ont de la tendance à confluer : telles que les reins et les fesses [1], la partie interne et supérieure des cuisses, le niveau des articulations, le voisinage des clavicules [2], le pourtour des doigts [3], etc. Suivant MM. *Rilliet* et *Barthez*,

---

(1) *Willan*, loc. cit., p. 168. *Mondière*, loc. cit., p. 178. — (2) Maladies des femmes, des enfants, etc., t. II, p. 252. — (3) *Willan*, loc. cit., p. 167.

il serait surtout prononcé à la figure, où il forme-
rait des taches tout à la fois très-vives et d'une
couleur foncée, beaucoup plus uniformes que sur
le reste du corps, allant quelquefois jusqu'au développement de petites veinules. *Benedict*[1] pense,
au contraire, que la rougeur scarlatineuse est rare
à la face, et que l'on prend pour des traces d'exanthème cette rougeur des pommettes et cette espèce
de bouffissure qui résultent souvent de la congestion
du sang au cou et à la tête. Beaucoup de circonstances ont, du reste, une influence marquée sur
la coloration morbide. Elle est plus vive le soir
que le matin, pendant les paroxysmes fébriles que
pendant les rémissions. Dans l'épidémie de scarlatine puerpérale décrite par M. *Malfatti*[2], elle
disparaissait complètement dans la journée pendant la rémission de la fièvre, et revenait le soir,
de manière à simuler un type intermittent. Elle
est plus prononcée lorsque le malade crie et
s'agite, que lorsqu'il est en repos; chez les individus pléthoriques, bilieux et robustes, que chez
les sujets délicats et flegmatiques[3].

---

(1) Gesch. des Scharlachfiebers, Leipzig, 1810, p. 20. — (2) *Hufelands* Journal der prakt. Heilkunde, B. 12, St. 5, S. 120. —
(3) *Pfeufer*, loc. cit., p. 16. *Steimmig*, Erfahrungen und Betrachtungen über das Scharlachf., 1828, p. 10.

Pfeufer dit avoir remarqué maintes fois que l'éruption prenait une teinte plus foncée et tirant sur le violet par le vent du nord ou du nord-est. En général la chaleur du lit l'augmente, quoique *Heberden*[1] ait observé le contraire. Elle est souvent difficile à distinguer chez les individus malpropres, ou qui ont été atteints antérieurement de quelque maladie cutanée. Chez les nègres, la peau, loin de rougir, n'en devient que plus foncée[2]. Certaines conditions pathologiques contribuent également à rendre l'éruption pâle, tardive et incomplète. M. *Janin de Saint-Just*[3] a recueilli une observation très-intéressante sous ce rapport : il s'agit d'un jeune homme hémiplégique, chez lequel l'efflorescence n'eut lieu d'abord que du côté non affecté. On eût dit que la ligne médiane avait été tracée avec un pinceau, et que la main chargée de ce travail ne l'avait suspendu que pour avoir le temps de préparer de nouvelles couleurs. En effet, deux jours après, de semblables taches commencèrent à paraître sur la moitié du corps qui était frappée de paralysie; mais elles furent plus

---

(1) Annales de littér. médic. étrangère de Kluyskens, 2e année, t. IV, p. 21. — (2) *Dubois d'Amiens.* Traité de pathologie générale, 1837, t. II, p. 540. — (3) Dictionnaire des sciences médicales en 60 vol., Paris, Panckoucke, t. L, p. 122.

pâles, moins prononcées et moins nombreuses que du côté opposé.

La forme des taches scarlatineuses n'est pas moins variable que leur couleur. Elles sont ordinairement irrégulières, quoique à peu près rondes ou ovalaires, diversement découpées sur leurs bords, dont la couleur se fond insensiblement avec celle de la peau environnante. Mais il n'est pas rare non plus d'en trouver dont les bords sont nettement délimités, arrondis, ou anguleux et déchiquetés, ou qui représentent des figures striées ou comme rayonnées. Dans beaucoup de cas les taches sont fort grandes, égales à la main, confluentes, mais souvent aussi très-petites et isolées. Il n'est pas rare qu'on ne distingue absolument aucune tache, et que le corps soit couvert d'une rougeur universelle [1].

Un caractère essentiel de l'éruption scarlatine, sur lequel *Jahn* a particulièrement insisté, c'est la mobilité. Il arrive fréquemment que le corps entier est surchargé d'exanthème, et que déjà au bout d'une heure on ne voit plus le moindre vestige de ce dernier. Souvent la rougeur n'est vague et passagère que sur quelques points du corps,

---

[1] *Jahn.* Journal complém., t. XXXVII, p. 151.

tandis que sur d'autres elle se montre fixe et persistante. Fréquemment une portion de l'exanthème
qui avait été mobile dans le principe, perd ce
caractère durant le cours de la maladie, et acquiert
de la permanence, soit pour toujours, soit pour
un laps de temps plus ou moins long. De même
on voit des portions d'exanthème qui d'abord
s'étaient montrées fixes et invariables, tantôt disparaître entièrement tout-à-coup, et tantôt devenir vagues et variables. Fréquemment on remarque
pendant toute la durée de l'exanthème ou dans
certaines de ses périodes, soit au début, soit durant l'état ou vers la fin, une alternative continuelle d'augmentation et de diminution de la
rougeur : de telle sorte que pendant quelques
heures celle-ci est à peine sensible ou presque
nulle, et qu'ensuite elle devient très-forte et très-
vive pendant un temps plus ou moins long. Cette
fluctuation est parfois presque régulière, typique
et assujettie à des époques fixes; mais le plus souvent on ne lui voit suivre aucune règle. Une des
épidémies les plus remarquables sous le rapport
de la mobilité de l'exanthème, est celle que *Navier*
a observée à Châlons-sur-Marne en 1763.

Il n'est pas rare que l'exanthème surgisse tout
d'un coup et envahisse en un instant et d'emblée
toute la surface tégumentaire; mais le plus sou-

vent il n'apparaît que d'une manière lente et progressive. L'efflorescence est ordinairement à son apogée le troisième ou le quatrième jour; le cinquième elle commence à diminuer, soit en pâlissant uniformément, soit en disparaissant par intervalles et en laissant de petites taches comme au début de l'éruption : dans ce dernier cas, comme le font remarquer *Bateman* et *Willan*, il faut beaucoup d'attention pour la distinguer de la rougeole. Le sixième jour on n'en trouve presque plus de traces, et le septième elle a entièrement disparu. Les taches pâlissent ordinairement dans l'ordre de leur apparition; néanmoins *Godelle* et d'autres auteurs prétendent qu'elles persistent plus long-temps sur les régions du corps tenues le plus chaudement, telles que les lombes, les flancs et les articulations. Les limites de la durée de l'exanthème scarlatineux sont, du reste, très-variables, quoique, au total, elles soient moins restreintes que pour la rougeole. *Jahn* assure que la rougeur de la peau ne persiste souvent qu'une heure, et même moins, tandis que *Borsieri* et *Dehaen* l'ont vue durer quarante jours. MM. *Rilliet* et *Barthez* ne l'ont jamais vue se prolonger plus de dix jours, ni M. *Ollivier–Mairy* plus de sept à huit jours à dater du moment de l'invasion.

MM. *Rilliet* et *Barthez,* qu'il faut citer à chaque

page lorsqu'on écrit l'histoire d'une maladie de l'enfance, ont avancé que l'exanthème scarlatineux pouvait envahir toutes les parties du corps, et qu'aucune n'en était exempte. Il paraît cependant qu'on ne l'a jamais observé dans le creux axillaire [1]. *Pfeufer* l'a vu occuper le cuir chevelu ; mais les cas de cette espèce sont extrêmement rares.

Les taches scarlatineuses ne s'élèvent pas au-dessus du niveau de la peau. Cependant, comme l'ont fort bien remarqué *Rosen de Rosenstein* et *Navier*, les parties du corps sur lesquelles elles reposent semblent plus volumineuses que de coutume : la tuméfaction est surtout sensible aux extrémités, et peut être portée au point de rendre la flexion des doigts impossible [2] ; le malade accuse alors dans le membre gonflé une sensation de torpeur et de fourmillement [3]. Lorsqu'elle occupe la face, elle s'oppose parfois à l'écartement des paupières [4]. Suivant *Lorry*, on l'a vue envahir tout

---

(1) *Schnitzer* et *Wolff*. Handbuch der Kinderkrankheiten, Leipzig, 1843, t. II, p. 671. — (2) *Vogel*. Prælectiones, p. 115. *Borsieri*. Institution. medicæ practicæ, Venetiis, 1817, t. III, p. 57. *J. Frank*. Op. cit., p. 110. *Lorry*. Tract. de morbis cutaneis, 1777, in-4°, p. 181. — (3) *Ollivier-Mairy*, Journal de médec., chirurg., pharm., etc., décembre 1822, t. XV, p. 300. — (4) *Bicker*. Sammlung auserles. Abhandl. für pract. Ærzte, t. IX, p. 145. *Stieglitz*. Versuch einer Prüfung und Verbess. der jetzt gewœhnl. Behandlungsart des Scharlachfiebers, Hannover, 1806, p. 110. *Mondière*, Revue médicale, 1842, t. I, p. 178.

le tissu cellulaire du corps. *Steimmig*[1] cite le cas d'un enfant de six mois, atteint de scarlatine, chez lequel la peau était tellement tuméfiée et tendue, surtout aux joues, aux bras, aux extrémités inférieures et aux environs des parties génitales, qu'on aurait pu croire à une induration du tissu cellulaire. Cette espèce de tuméfaction se dissipe avec l'exanthème, et ne doit pas être confondue avec l'anasarque qui survient si fréquemment dans la dernière période de la scarlatine.

Tels sont les principaux caractères de l'exanthème scarlatineux. Mais, d'après une doctrine récente qui jouit d'une certaine faveur en Allemagne, où elle a été préconisée par *Jahn, Eisenmann, Schœnlein*, et surtout par *Helfft*[2], la rougeur cutanée ne serait, pour ainsi dire, qu'une des faces de l'éruption; celle-ci envahirait toute l'étendue des muqueuses digestive, respiratoire et génito-urinaire, de manière à constituer un véritable enanthème; et si la peau et les orifices des muqueuses sont plus violemment affectés que les membranes internes, c'est parce que le principe contagieux a besoin d'air et de lumière pour

---

(1) Erfahrungen und Betrachtungen über das Scharlachfieber, Karlsruhe, 1828, p. 54. — (2) Ueber die Desquammation des Epitheliums der Schleimhæute, etc., im Journal für Kinder-Krankheiten, Berlin, 1843, t. I, p. 10.

parvenir à sa maturité. Cette doctrine est en opposition avec les idées des personnes qui ne voient
dans la scarlatine qu'une affection locale ; mais
nous verrons que, dans l'état actuel de la science,
cette maladie doit être considérée comme une inflammation complexe, éparpillée et disséminée sur
divers tissus, et dont le fond consiste en une espèce
particulière d'empoisonnement miasmatique du
système sanguin, de manière que les affections
des muqueuses ne sont, comme celles des membranes tégumentaires externes, que des manifes-
tations d'un procès pathologique général. On ne
peut nier qu'il existe dans la scarlatine des symptômes de phlegmasie du côté du tube digestif et
aérien, du côté des yeux, des fosses nasales, des
voies urinaires, et même des parties génitales [1] ; et
ce qui prouve, selon nous, qu'il s'agit ici d'une
inflammation spécifique de même nature que celle
de la peau, c'est qu'elle est suivie d'une exfoliation
de l'épithélium analogue à la desquamation de
l'épiderme. L'examen microscopique démontre,

____

(1) Dans une épidémie de scarlatine qui a sévi à Paris, thermidor
an VIII, plusieurs femmes nubiles ont eu « non-seulement de très-
» grandes et insupportables démangeaisons à la vulve, mais encore
» un écoulement abondant d'une matière blanche, jaune, verte,
» qui aurait pu faire soupçonner une autre maladie, sans la certi-
» tude du contraire. » (Journal général de médecine, chirurgie,
pharmacie, etc., t. VIII, p. 443.)

en effet, dans la salive, les mucosités nasales, l'urine, et dans les matières rejetées par le vomissement ou évacuées par les selles, la présence d'une quantité plus ou moins considérable de petites plaques membraneuses qui ne sont autre chose que des lamelles d'épithélium détachées de la surface des muqueuses par une espèce de desquamation (voyez à cet égard p. 119).

L'exanthème dont nous venons de donner la description, est accompagné d'un ensemble de symptômes généraux ou locaux que nous allons successivement étudier, et dont les plus importants sont l'angine et l'augmentation de la chaleur animale.

L'angine n'est point un symptôme constant de l'affection scarlatineuse, comme l'ont dit quelques auteurs [1]. *Sydenham*, cet observateur si exact, n'en fait aucune mention. *Dover, Gorter, Juncker, Plenciz, Cullen*, et des praticiens plus modernes, citent un grand nombre de cas où elle a manqué complètement; mais elle n'en est pas moins un accompagnement essentiel de la scarla-

---

[1] *Duchateau.* Considérations générales sur la Scarlatine. Bulletin de la Société médicale d'émulation, n° 5, mai 1816, p. 26. *Camille Renaud.* Gazette médicale, t. III, 1835, p. 758. *Gibert.* Traité pratique des maladies spéciales de la peau, Paris, 1840, p. 87. *Godelle, Marcus, Hecker, Pfeufer,* etc.

tine, un épiphénomène qui domine, avec l'exanthème, la symptomatologie de cette maladie. Elle présente du reste, comme la rougeur cutanée, une grande diversité. Tantôt elle est caractérisée par des symptômes violents, tels que : vive rougeur de l'arrière-gorge, gêne de la déglutition, ou même impossibilité d'avaler, raucité de la voix, tuméfaction des ganglions sous-maxillaires; tantôt elle est si peu prononcée, qu'elle échappe à un examen superficiel, ce qui arrive surtout lorsqu'au lieu d'occuper la région gutturale du pharynx, elle en occupe la partie inférieure : on ne peut alors la constater que par la compression de la région correspondante du cou, qui détermine alors une petite toux et une légère douleur. Elle se déclare ordinairement pendant le stade des prodromes; mais fréquemment elle ne survient que pendant la troisième période; il n'est même pas très-rare de la voir débuter vers le déclin de l'exanthème [1] ou pendant la desquamation [2], et quelquefois même plus tard [3] : dans ce dernier cas elle donne lieu à une recrudescence du mouvement fébrile, et l'on pourrait croire à une rechute ou à une ré-

---

(1) *P. Frank.* Traité de médecine pratique, trad. *Goudareau*, Paris, 1820, p. 257. — (2) *Seifert.* Op. cit., p. 32. — (3) *Jahn.* Journal complémentaire des sciences médicales, t. XXXVII, p. 155.

cidive si elle était accompagnée d'une seconde
éruption. On a dit que l'angine scarlatineuse était
toujours en rapport direct avec la rougeur des
téguments [1]; mais la proposition contraire serait
peut-être plus exacte [2]. De même que la rougeur
externe, elle peut disparaître pour revenir en totalité ou partiellement après un temps plus ou
moins long, et présente ainsi une espèce d'inter-
mittence. L'aspect de la muqueuse pharyngienne
est également très-variable; tantôt la rougeur est
disposée par bandes ondulées, tantôt elle affecte
la forme de taches plus ou moins arrondies; elle
est exactement circonscrite, ou se fond insensiblement avec la teinte environnante; sa coloration
est rouge clair ou foncée, bleuâtre, tirant sur le
brun, ou mélangée. Souvent on rencontre simultanément plusieurs de ces formes et de ces couleurs; fréquemment elles se succèdent lentement
ou tout d'un coup. Sa durée est aussi variable
que celle de l'exanthème : tantôt elle se dissipe au
bout de quelques heures, tantôt elle se prolonge
plusieurs semaines [3]. *Pinel* [4] prétend qu'elle est

---

(1) *Johnstone*. Remarks on the angina, etc. Mem. of the medic.
Soc., t. III, p. 35. — (2) *Alibert*. Monographie des dermatoses, t. I,
p. 378. — (3) *Jahn*. Loc. cit., p. 156. — (4) Nosographie philosophique, 6e édit., 1818, t. II, p. 72.

surtout intense chez les enfants et à l'âge de puberté; *Naumann* [1] assure, au contraire, qu'elle est plus violente chez les adultes.

On a cherché à se rendre compte de la corrélation qui existe entre l'exanthème scarlatineux et l'angine qui l'accompagne si fréquemment. *Pfeufer, Pinel* et d'autres auteurs ont cru voir dans le mal de gorge un effet de la sympathie qui, suivant les recherches de *Bichat,* unirait le pharynx et le corps papillaire du derme; mais on sait que l'angine est quelquefois très-intense dans des cas où la rougeur cutanée manque complètement, et *Stoll* se demandait si l'angine sans exanthème n'était pas aussi commune que l'exanthème sans angine. D'autres [2] ont dit que l'affection locale du pharynx était due à ce que le virus scarlatineux, absorbé par les voies respiratoires et mélangé avec la salive, attaquait de prime-abord cette portion du tube digestif et en faisait son siége de prédilection. Cette opinion n'a guère plus de valeur que la précédente : car il paraît que l'angine s'observe dans la scarlatine contractée par inoculation. Le mode de production de l'affection locale de la gorge est donc encore un problème.

____

(1) Handbuch der medicinischen Klinik, Berlin, Rücker, 1831, t. III, p. 741. — (2) *Withering, Godelle,* etc.

La scarlatine est, de toutes les fièvres éruptives, et peut-être même de toutes les maladies, celle où la température du corps est le plus élevée. Suivant M. *Roger* [1], la moyenne de la chaleur animale, qui, d'après l'ensemble des observations les plus récentes, peut être fixée à 37° centig. chez l'homme sain, serait de 38°47 dans la rougeole, de 38°75 dans la variole, et de 39°39 dans la scarlatine. *Dance* [2] cite un cas où la température de la peau était telle qu'en approchant la joue à un demi-pied de distance des cuisses du malade, on sentait un reflet de chaleur comme si l'on eût été placé dans le voisinage d'un corps en ignition. Dans l'épidémie de Châlons-sur-Marne, en 1752, dit *Navier*, la respiration de quelques malades était si brûlante, que les assistants étaient obligés de détourner la tête. *Andral* et M. *Roger* ont trouvé 41° centig. pour maximum de la chaleur morbide chez les scarlatineux ; mais d'autres observateurs ont obtenu des chiffres plus élevés. *Nasse* [3], à Bielfeld, en 1809, a vu le thermomètre, placé sous l'aisselle, s'élever à 108° fahr. (42° centig. 1/2). *Currie* [4] rapporte que la colonne de mercure serait

---

(1) Archives générales de médecine, 1844, t. VI, p. 145. — (2) Ibidem, 1830, juillet, p. 355. — (3) *Hufelands* Journal der prakt. Heilkunde, octob. 1811. — (4) Med. Report on the effects of water, etc., Liverpool, 1804, t. II, p. 46.

montée dans des cas graves jusqu'à 112° fahren. (45° centig). L'exactitude de ces faits ne saurait être révoquée en doute : car M. *Bouillaud* [1] a trouvé que dans la rougeole grave, la chaleur de la peau prise sur l'abdomen s'élève à 40° centig. et au-delà ; et il ne serait pas rare, suivant M. *Piorry* [2], de voir le thermomètre marquer 48° centig. dans l'entérite typho-hémique. Quant à cette assertion d'*Ozanam* [3], que dans l'épidémie de Caithness, observée par *Torrencé*, en 1809, la chaleur de la peau se serait élevée parfois à 160° fahr. (ce qui équivaut, non point à 52° centig., comme le dit M. *Roger*, mais à 70° centig.), elle ne peut être que le résultat d'une erreur.

L'élévation de la température dans la scarlatine est généralement en rapport avec l'intensité de l'éruption, les complications et la gravité de la maladie. Dans les observations recueillies par M. *Roger*, la scarlatine fut simple et légère chez deux enfants qui présentèrent les minima de température ; les sujets qui succombèrent eurent une moyenne de 40°06, tandis que celle des individus qui guérirent ne fut que de 38°87. Le

---

(1) Traité de Nosographie médicale, 1846, t. II, p. 133. — (2) Traité de diagnostic, Paris, 1836, t. III, p. 35 — (3) Histoire des maladies épidémiques, 1835, t. III, p. 347.

même auteur a constaté que la chaleur morbide chez les scarlatineux est le plus souvent en désaccord avec le nombre des pulsations, mais qu'elle est en général proportionnée à la fréquence des mouvements respiratoires. Elle peut, du reste, manquer à peu près complètement : car il n'est pas rare que la chaleur du corps s'élève peu au-dessus du degré ordinaire, ou qu'elle n'augmente que dans quelques régions de la peau, là même où il n'y a pas d'exanthème [1]. Ce qu'il y a de plus singulier, c'est que souvent le médecin et le malade croient à l'existence d'une très-grande chaleur, tandis que le thermomètre n'en indique point : ce qui paraît dénoter, dit *Jahn*, que la sensation de chaleur peut provenir de quelque autre chose que du calorique, peut-être de l'électricité.

Suivant *Fuchs*, la peau des scarlatineux présente, pendant la période d'efflorescence, des phénomènes électriques très-curieux. Il suffit de la frotter légèrement, pour qu'un électroscope mis en rapport avec elle soit influencé d'une manière notable. Si on répand en outre à sa surface de la poudre de lycopode, et qu'on la disperse en souf-

____

(1) *Jahn.* Journal complémentaire du Dictionnaire des sciences médicales, t. XXXVII, p. 156.

flant, une partie de cette poudre reste adhérente, et affecte des dispositions particulières que *Schœnlein* a comparées aux figures électriques de *Lichtenberg*, et nodales de *Cladni*. Mais nous verrons dans une autre partie de cet ouvrage que, d'après *Heidenreich* [1], le développement de l'électricité serait non point la cause, mais l'effet de l'élévation de la température animale. Pour prouver la grande influence de la chaleur sur l'état électrique, cet auteur rappelle que *Pfaff* et *Gmelin* ont vu l'électricité de la peau disparaître complètement par le refroidissement, reparaître peu à peu à mesure que le corps se réchauffait, et devenir très-forte pendant la fièvre.

Andral [2] et d'autres auteurs prétendent que le mouvement fébrile qui annonce l'invasion de la scarlatine diminue ou cesse ordinairement lorsque la rougeur cutanée a paru. Il tombe, il est vrai, quelquefois au début de l'éruption : MM. *Récamier* et *Tessier* [3] en citent un exemple très-remarquable. Mais le plus souvent la fièvre persiste après l'apparition de l'exanthème [4], dont

___

(1) Medicinisches Correspondenz-Blatt Bayerischer Ærzte, 1841; Gaz. médic., 1841, p. 777. — (2) Pathologie interne, Paris, 1856, t. III, p. 486. — (3) Lancette française, 28 février 1843, p. 100. — (4) *Underwood, Guersant, Blache, Rilliet, Barthez, Bouillaud,* etc.

elle suit même avec assez de régularité les diverses phases d'accroissement et de déclin. Notons toutefois que le frisson pendant la période d'efflorescence est un symptôme anormal lorsqu'il a une certaine intensité, et que, dans ce cas, il est toujours l'accompagnement ou le prélude d'une phlegmasie viscérale plus ou moins grave. Le pouls est élevé, plein, et, suivant *Stieglitz* [1], plus fréquent que dans toute autre maladie. On a dit que la transpiration était supprimée au niveau des taches scarlatineuses, comme elle l'est au niveau des plaques d'érysipèle, et que si, dans la scarlatine, la peau est quelquefois moite, ce n'est que dans les endroits sains, qui ne sont pas envahis par l'exanthème [2]. *Storch* et *Fleisch* prétendent au contraire avoir vu les taches rouges de la peau se couvrir d'une sueur abondante.

Les fonctions respiratoires, dans la période d'éruption comme dans celle des prodromes, sont rarement troublées lorsque la scarlatine est normale. Cependant la toux est fréquente ; mais l'absence de toute lésion bronchique ou pulmonaire indique qu'ici ce symptôme n'appartient plus aux

---

(1) Versuch einer Prüfung und Verbesserung der jetzt gewœhnlichen Behandlungsart des Scharlachfiebers. Hannover, 1806. — (2) *Rosen.* Op. cit., p. 292. *Hartmann.* Therapie akuter Krankheitsformen, 1831, t. I, p. 347.

voies respiratoires, et que l'angine peut seule expliquer ce phénomène [1].

Les troubles nerveux que nous avons notés dans la période d'invasion peuvent encore se reproduire dans celle-ci. La soif et le défaut d'appétit persistent. Les selles sont le plus souvent normales, quoique *Hamilton* [2] ait prétendu que dans la plupart des cas elles avaient un aspect extraordinaire et une fétidité toute spéciale.

4° PÉRIODE DE DESQUAMATION.

La desquamation qui signale la dernière période de l'affection scarlatineuse, est un phénomène assez caractéristique et assez constant pour que *Pfeufer* [3] et d'autres auteurs lui aient attaché une valeur pathognomonique. *Reich* [4] va encore plus loin : car, suivant lui, le renouvellement de l'épiderme constituerait l'essence, la nature même de la maladie. Ces deux opinions ont été critiquées à juste titre; mais elles ont peut-être quelque chose de vrai. La desquamation, en effet,

---

(1) *Rilliet* et *Barthez*. Loc. cit., p. 589. — (2) Annales de littérature médicale étrangère de *Kluyskens*, t. XIII, p. 519. — (3) Der Scharlach, sein Wesen, etc., Bamberg, 1819, p. 48. — (4) Neue Aufschlüsse über die Natur des Scharlachfiebers. 1810.

est-elle bien la simple conséquence du travail
phlegmasique dont la peau a été le siége pendant
la période d'efflorescence? Les accidents qu'entraîne constamment l'irrégularité de sa marche [1],
les caractères qui la distinguent de l'exfoliation
épidermique observée dans d'autres exanthèmes fébriles, ne donnent-ils pas à cette espèce de crise
une importance toute spéciale? Un fait bien remarquable, et qui a été constaté par d'habiles praticiens, c'est que la desquamation scarlatineuse
peut exister sans efflorescence préalable. « Dans
l'épidémie de Greifswald, en 1826, dit *Seifert* [2],
la desquamation ne fut point bornée aux parties
qui avaient été envahies par l'exanthème ; mais,
ce qui avait déja été signalé plusieurs fois, elle
eut lieu dans celles où l'on n'avait aperçu aucune
trace de rougeur. » *Hahnemann* [3] à Kœnigslutten,
et *Kopp* [4] à Hanau, ont observé une desquamation
par larges plaques chez plusieurs enfants qui n'a-
vaient offert aucune apparence d'éruption. *Jahn* [5]
dit avoir remarqué que souvent, dans la scarlatine
partielle, ce sont les parties de la peau où il n'y

---

(1) *Pfeufer*. Ouvr. cité, p. 48. — (2) Nosol. therapeut. Bemerkungen über die Natur des Scharlachfiebers, in-8°, Greifswald,
1827, p. 43. — (3) *Most*. Geschichte des Scharlachfiebers, t. II,
p. 324. — (4) *Most*. Ouvr. cité, t. II, p. 301. —(5) Journal complémentaire du Dictionnaire des sciences médicales, t. XXXVI.

avait pas d'exanthème qui se dépouillent le plus. *Graves* [1] rapporte le cas d'une dame chez laquelle il y eut une desquamation très-abondante, bien qu'il n'y eût eu ni éruption, ni chaleur, ni rougeur, ni enfin aucun des phénomènes qui caractérisent l'inflammation. Nous pourrions citer beaucoup d'observations analogues qui semblent prouver, comme nous l'avons dit plus haut, que la desquamation n'est pas simplement le résultat de la modification imprimée par l'éruption au tissu cutané.

Vieusseux, de Genève [2], et après lui MM. *Blache* et *Guersant* [3], ont nettement posé les circonstances qui influent sur l'apparition plus ou moins tardive de la desquamation. Le commencement de l'exfoliation épidermique paraît dépendre de la violence de la maladie et de l'abondance de l'éruption : car, si la fièvre est très-forte, l'éruption prompte et fort abondante, la desquamation commence pendant que la fièvre dure encore, et avant que la rougeur soit dissipée. Si l'éruption est lente, peu abondante, et la fièvre modérée, la desquamation commence plus tard, lorsque la

---

(1) The London medical Gazette, 1837; Gazette médicale de Paris, 1837, t. v, p. 326. — (2) Journal de médecine, chirurgie et pharmacie, t. iii, p. 12, an x. — (3) Dictionnaire de médecine, 1844, t. xxviii, p. 155.

fièvre et l'éruption sont passées, et que le malade paraît tout-à-fait rétabli. Mais, dans quelques cas où la rougeur de la peau est à peine visible, la violence de la maladie étant déterminée au cerveau et à la gorge, mais non à la surface extérieure du corps, et dans lesquels la maladie ne peut être reconnue pour fièvre scarlatine que par l'observation précédente de semblables cas, ou par l'épidémie régnante, la desquamation commence fort tard, quelquefois deux, et même trois semaines après que la maladie a paru tout-à-fait terminée.

La desquamation suit en général la marche de l'éruption ; elle débute par la face, le cou et le dos, se montre ensuite aux bras et aux mains, et finit par les pieds. Il est très-rare qu'elle commence par les membres ou par l'abdomen.

Quant à la durée et à l'abondance de la desquamation, on peut dire qu'elle sera générale, considérable et de longue durée quand la fièvre et les symptômes inflammatoires auront été violents, même avec peu ou point d'éruption; mais dans ces derniers cas la desquamation finit plus tard, parce qu'elle commence plus tard et parce qu'elle chemine beaucoup plus lentement que lorsque l'éruption a été abondante. Si l'éruption est abondante et la fièvre assez forte, sans aucun autre symptôme violent, la desquamation sera de courte durée, quoique générale. Si la maladie est très-légère quant à la fièvre et à l'éruption, la desquamation sera aussi légère, seulement partielle, et quelquefois presque imperceptible, en sorte qu'il faut la plus grande attention pour s'assurer si elle a eu lieu. C'est peut être à raison de cette dernière particularité que *Plenciz* [1], *Stieglitz* [2], *Jahn* [3], *Mondière* [4], etc., ont avancé que la desquamation pouvait quelquefois manquer complètement.

Les différentes formes sous lesquelles peut se présenter l'exfoliation de l'épiderme, ont été étudiées et décrites avec beaucoup de soin par MM. *Rilliet* et *Barthez :* elles sont très-importantes à connaître, ne fût-ce que dans le but de s'assurer si une éruption qu'on n'a pas eue sous les yeux a été réellement une scarlatine.

Quelquefois on voit l'épiderme se soulever en une petite élevure arrondie, non acuminée, ayant d'abord le volume d'une pointe d'épingle ; l'épiderme qui la forme est sec, d'un blanc opaque ; et si on le déchire, il ne s'écoule aucun liquide ;

---

(1) Tract. de Scarlatinâ, Vienne, 1762. — (2) Versuch einer Prüfung und Verbesserung, etc., Hannover, 1806. — (3) Journal complémentaire, etc., t. XXXVII. — (4) Rapport sur une épidémie de scarlatine, etc., in Revue médicale, t. I, 1842, p. 187.

au-dessous, un nouvel épiderme s'est formé; ces petites élevures croissant en volume, prennent bientôt la dimension d'un sudamina; mais elles en diffèrent toujours par l'absence de liquide, par la flaccidité de l'épiderme, par sa sécheresse et son opalinité.

Arrivée à ce point, quelquefois même avant, la saillie se rompt à son centre, et il ne reste plus qu'un cercle épidermique qui va en s'agrandissant par le décollement successif de la membrane, jusqu'à ce qu'il se joigne aux cercles voisins et se confonde avec eux. Alors il en résulte que la surface de la peau présente une multitude d'îlots irréguliers formés par des portions d'épiderme en partie détachées sur leurs bords, d'étendue variable, sortes d'écailles ou de squammes minces, légères, sèches et opalines, qui bientôt se détachent complètement, et tombent à des époques variables.

Chez quelques enfants, les soulèvements d'épiderme conservent, sans crever, leur apparence de sudamina flétri; le décollement épidermique n'en continue pas moins, s'étend de proche en proche, conservant son même aspect: en sorte que la réunion des pseudo-sudamina forme une surface plus ou moins vaste sur laquelle l'épiderme, inégalement soulevé, maintenu par places, toujours opalin et sec, donne à la peau une apparence toute spéciale; on dirait, en l'examinant à quelque distance, que des plaques de moisissure se sont déposées à sa surface. Tôt ou tard cependant l'épiderme soulevé se rompt, et, dans ce dernier cas, il tombe en écailles bien plus larges que dans le premier, en lambeaux irréguliers, minces et secs.

On comprend, du reste, que la chute de l'épiderme doit présenter quelques différences, suivant l'épaisseur de cette membrane, dans les diverses régions du corps. La desquamation se fait telle qu'elle vient d'être décrite, surtout au cou, à la poitrine, à l'abdomen, sur quelques parties des membres. Mais il est rare d'observer à la face des soulèvements épidermiques pointillés ou pseudo-sudamina; la première desquamation qu'on y observe est la chute d'écailles plus ou moins petites, rarement, jamais peut-être, de larges lambeaux. Dans les régions où l'épiderme est plus épais, comme à l'extrémité des membres, les lamelles ont quelquefois assez d'étendue et de consistance pour conserver la forme des parties d'où elles proviennent. *Hahnemann*[1], *Fischer*[2], *Reich*[3], *Clarck*[4],

---

(1) *Most.* Geschichte des Scharlachfiebers, 1826, t. II, p. 524. — (2) Gründl. Darst. des Scharlachf., Prag., 1832, p. 27. — (3) Neue Aufschlüsse, etc., 1810, p. 121. — (4) Observations on fevers, etc. London, 1780.

Vanhoven[1], *Berton*[2], etc., en ont vu se détacher des pieds et des mains sous forme de gants, de manière que, suivant l'expression de M. *Bouillaud*[3], ces extrémités se dépouillaient de leur épiderme comme les pattes d'une volaille préliminairement exposées à la chaleur du feu. *Storch*[4] a observé une plaque épidermique provenant d'un bras, et qui avait presque sept pouces de long sur trois de large. *Most*[5] et *J. Frank*[6] ont recueilli plusieurs échantillons qui ne le cédaient en rien à celle-ci, mais qui provenaient de pieds et de mains. Dans quelques cas, assez rares d'ailleurs, on a vu les poils[7], les cheveux[8], les verrues[9], et même les ongles[10], se détacher et tomber avec l'épiderme.

Nous avons dit, en parlant de la période d'éruption, que l'efflorescence scarlatineuse n'était pas bornée aux téguments externes, et que, sui-

---

(1) Handbuch der prakt. Heilkunde, 1805. — (2) Lancette française, 20 décemb. 1842. — (3) Traité de Nosographie médicale, Paris, 1846, t. II, p. 145. — (4) Theoret. und prakt. Tractat vom Scharlachfieber, Gotha, 1742, cas. 5. — (5) Geschichte des Scharlachfiebers, 1827, t. I, p. 74. — (6) Pathologie interne, traduct. franç., Paris, 1837, t. II, p. 112. — (7) *Navier.* Dissertation sur plusieurs maladies populaires, etc. Paris, 1753. — (8) *Hahnemann.* Epidémie de Kœnigslutten. — (9) *Lentin.* Beytræge zur ausüb. Arzneiwissenschaft. Leipzig, 1797. — (10) *Withering.* An Account of the Scarlet-fever, London, 1779 ; *Navier*, ouvrage cité ; *Hahnemann*, idem ; *Graves*, Gazette médicale, 1837, p. 326 ; *Most*, *Dehaen*, *Frank* père, *Horn*, etc.

vant les pathologistes allemands, elle envahissait toute l'étendue des muqueuses digestive, respiratoire et génito-urinaire, de manière à constituer un véritable enanthème. Une sorte d'exfoliation semble aussi s'opérer à la surface de ces membranes. Dès 1742, *Storch* [1] avait remarqué que chez beaucoup de scarlatineux l'intérieur de la bouche, la langue, le palais et le pharynx se dépouillaient de leur épiderme, ce qui, depuis cette époque, a été observé par *Bicker, Kopp*, et beaucoup d'autres auteurs. *Eichel* est, je crois, le premier qui ait fait mention de plaques membraneuses tombant des narines pendant la convalescence de la scarlatine : « Similes lamellæ ex narium quoque cavo secedebant [2]. » *Jos. Frank* a constaté plusieurs fois ce phénomène pendant l'épidémie de Wilna, en 1817, soit dans le courant de la maladie, soit à son déclin. Suivant *Henle* [3] et d'autres praticiens, les matières alvines offriraient, au microscope, des écailles d'épithélium ; la composition de l'urine prouve que la muqueuse urinaire participe également à l'exfoliation : car ce liquide laisse déposer, pendant cette période, un sédiment blanc floconneux, composé principalement de la-

---

(1) Ouvrage cité, p. 215. — (2) Acta Societatis medic. havniensis, t. II. Havn., 1779. — (3) *Mullers* Archiv, 1er cahier, 1838.

melles d'épithélium, de masses cellulaires, et de
cristaux de phosphate ammoniaco-magnésien [1].

A mesure que la desquamation s'opère, les
phénomènes morbides disparaissent ou perdent
de leur intensité. Les fonctions digestives se rétablissent, et reprennent même, pendant la convalescence, plus d'activité qu'elles n'en avaient
auparavant. La langue se nettoie; la gorge est
beaucoup moins douloureuse; le voile du palais
n'a plus sa coloration scarlatine; les amygdales
reviennent à leur volume primitif; les plaques
molles qui les recouvraient se résorbent, ou plutôt
se détachent. La peau perd sa chaleur, à l'exception, suivant *Reich,* des parties où la desquamation est plus tardive, qui conservent plus long-
temps leur température élevée que celles qui ont
perdu leur épiderme, ce qui, d'après les idées de
cet auteur, est l'effet chimique et mécanico-phy-
sique de la suppression de la transpiration et de
l'accumulation du calorique libre dans l'intérieur
du corps. La chaleur des téguments est remplacée
par une extrême sensibilité et un prurit très-in-
commode qui persistent jusqu'à ce que la membrane épidermoïde soit régénérée. L'urine, plus

---

(1) *Remak.* Diagnostische und patho-genetische Untersuchungen in der Klinik des Herrn Dr *Schœnlein*, Berlin, 1845, p. 15.

copieuse, dépose le sédiment léger et floconneux dont nous avons parlé plus haut, et contient fréquemment de l'albumine. Suivant les recherches de *Simon*[1] de Berlin, elle est très-acide, se décompose facilement, et devient alors alcaline. Quelquefois une épistaxis, la diarrhée, plus rarement le vomissement, coïncident avec la terminaison, et paraissent agir comme de véritables crises. Il survient aussi, principalement le matin, des sueurs abondantes qui souvent offrent une odeur alcaline particulière.

La durée de cette période est ordinairement d'une ou deux semaines; mais dans certains cas elle se prolonge un mois, quarante jours, même davantage. Il n'est pas rare qu'il y ait plusieurs exfoliations successives, et que la desquamation se renouvelle à deux ou trois reprises différentes. *Sydenham*[2] en avait fait l'observation: « Decedente subjectâ cuticulâ, restant furfuraceæ quædam squamulæ ad instar farinæ corpori inspersæ, quæ ad secundam aut tertiam vicem se produnt conduntque vicissim. » Dans ce cas, la desquamation secondaire tantôt ressemble, tantôt ne ressemble pas à la première.

---

(1) Allgemeine medicin'sche Central-Zeitung, n° 10, 1842. —
(2) Opera medica, Genevæ, 1736, t. I, p. 162.

CHAPITRE IV.

Willan, Bateman, Rayer, Alibert, etc., et la plupart des dermatologistes anglais et français, n'ont admis que quatre variétés de scarlatine : 1° simple, 2° angineuse, 3° maligne, 4° sans exanthème. Indépendamment de ce que la dénomination de scarlatine maligne offre de vague pour l'esprit et d'embarrassant sous le rapport thérapeutique, puisqu'elle confond plusieurs formes qui réclament un traitement différent, et ne présentent pas la même gravité pronostique, cette division est incomplète, en ce qu'elle laisse de côté plusieurs variétés qui offrent des particularités importantes. Sans aller aussi loin que *Cappel* [1], qui admet vingt-six divisions principales ou secondaires, nous en adopterons un certain nombre, que nous classerons de la manière suivante :

1° Variétés fondées sur le caractère des symptômes généraux : *simple, inflammatoire, nerveuse, putride.*

2° Variétés fondées sur l'existence d'une complication importante : *angineuse, gastrique,* etc.

3° Variétés fondées sur l'étendue et la disposition ou l'absence de l'exanthème : *tachetée, confluente, générale, partielle, sans exanthème.*

4° Variétés fondées sur la forme anatomique de l'éruption : *miliaire, bulleuse, papuleuse.*

5° Variétés diverses : *puerpérale, locale, noire,* etc.

Notons, du reste, qu'en décrivant ces diverses variétés, nous voulons simplement faire connaître la scarlatine sous toutes ses faces et d'une manière méthodique : car aucune d'elles n'a une

---

(1) Abhandlung vom Scharlachausschlage, Gœttingen, 1805, p. 157.

existence indépendante, reproche qu'on peut également adresser aux trois dernières variétés admises par les auteurs anglais.

1° VARIÉTÉS FONDÉES SUR LE CARACTÈRE DES SYMPTOMES GÉNÉRAUX.

SCARLATINE SIMPLE. — C'est celle que nous avons décrite au chapitre précédent.

SCARLATINE INFLAMMATOIRE [1]. — La scarlatine revêt surtout la forme inflammatoire dans les épidémies d'hiver et dans les pays froids [2]. Les prodromes de cette variété sont ceux de la scarlatine normale; seulement ils sont plus prononcés. La bucco-pharyngite surtout prend un caractère vraiment inflammatoire. La fièvre est presque continue, les rémissions très-courtes. La période d'in-

---

(1) Décrite, ainsi que les deux variétés suivantes, par *J. Frank* (Pathol. interne, t. II, p. 119, Encyclopédie des sciences médicales, Paris, 1837); *Henke* (Handbuch zur Erkenntniss und Heilung der Kinderkrankheiten, 3e Aufl., Frankfurt, 1820); *Schnitzer* et *Wolff* (Handbuch der Kinderkrankheiten, Leipzig, 1843, t. II, p. 677); *Schmidt* (Encyclopædie der gesammt. med. Supplement-Band., p. 235). — (2) *Most*. Geschichte des Scharlachfiebers, 1826, t. I, p. 135.

vasion ne dure ordinairement que quelques heures. L'éruption est prompte, impétueuse, souvent accompagnée de miliaire. Les taches sont d'un rouge vif, confluentes; l'exanthème paraît quelquefois d'un rouge obscur ou livide, principalement lorsqu'il y a complication du côté du cerveau, des poumons ou du cœur, ce que *J. Frank* est tenté d'attribuer à l'interruption de l'oxygénation [1]. La peau est chaude, très-sensible, l'haleine brûlante, l'urine rare, les matières fécales sèches, crottinées; il y a dysurie et tenesme. Le malade accuse de la douleur dans tous les membres, et souvent des picotements dans la poitrine, avec difficulté de respirer. Il est souvent en proie à un délire furieux, à des convulsions violentes; il y a quelquefois de l'hémoptysie, de l'hématurie, même une salivation sanguinolente, et, en général, une tendance aux hémorrhagies actives, lesquelles sont le plus souvent suivies de soulagement. La fièvre persiste avec la même violence après l'éruption, et redouble la nuit. L'efflorescence, dans la forme inflammatoire, ne dure ordinairement que trois ou quatre jours. La desquamation est lente; elle est accom-

---

[1] Loc. cit.

pagnée d'un reste de mouvement fébrile. Enfin, la maladie se juge par des sueurs abondantes, des selles bilieuses, et quelquefois, surtout chez les enfants, par des épistaxis. Il y a pendant la convalescence une grande tendance aux rechutes et aux accidents secondaires ; mais le plus grand danger pendant le cours de la maladie vient des phlegmasies locales qui la compliquent, telles que méningite , etc.

Une remarque importante, due à *J. Frank,* c'est que, dans la variété dont nous venons de donner la description , le pouls n'offre pas toujours la dureté propre aux autres affections inflammatoires ; mais qu'il garde quelque chose de cet état faible, obscur et vacillant que ce praticien a regardé comme spécifique, et que *Plenciz* [1] soupçonne résulter de la pression qu'éprouvent les nerfs vagues dans la région du cou. Il ne faut pas oublier, en effet, que la forme de scarlatine dont il s'agit n'est point franchement inflammatoire, puisqu'elle est le résultat de la contagion. Quant à la manière dont *Plenciz* explique la condition du pouls, elle ne saurait s'appliquer qu'aux cas où la scarlatine est accompagnée d'une

---

(1) Tractatus de Scarlatinà, p. 91.

violente inflammation et d'un gonflement considérable de la gorge; encore n'observe-t-on rien
de semblable dans les autres espèces d'angine, où
l'on devrait également supposer la compression
des nerfs dont il s'agit.

Il est rare que la scarlatine conserve jusqu'à
la fin son caractère inflammatoire; les symptômes
sthéniques ne sont souvent que le prélude de l'a-
dynamie.

SCARLATINE NERVEUSE, ATAXIQUE. — Dans cette
forme de scarlatine, la période d'invasion est ordinairement longue, et les prodromes mal dessinés.
Le malade se plaint de lassitude, d'abattement;
il éprouve des défaillances, et quelquefois des convulsions. Le pouls est très-fréquent et petit, la
face pâle, les extrémités froides. La fièvre se déclare par des frissons violents, suivis d'une chaleur brûlante très-pénible pour le malade, mais
que le médecin ne peut percevoir au toucher. Les
symptômes cérébraux augmentent pendant l'éruption; il survient du délire, des spasmes; la peau
est chaude, mais elle a toujours un aspect terne,
flétri. La soif est très-vive. L'éruption est souvent
accompagnée de selles cholériformes et de vomissements. L'exanthème est irrégulier, les taches

sont pâles, quelquefois livides, et ont une grande
tendance à la rétrocession. Tous les phénomènes
de l'ataxie se dessinent encore mieux pendant
l'efflorescence, et durent jusqu'à la desquamation.
Celle-ci marche avec lenteur, et se fait par très-
petites écailles. Les crises sont incomplètes. C'est
surtout dans cette forme que les accidents secondaires sont à redouter : il n'est pas rare de voir
une scarlatine normale prendre le caractère nerveux à la suite d'un traitement inopportun.

SCARLATINE SEPTIQUE, PUTRIDE. — Cette forme
est rarement sporadique ; on l'observe surtout en
temps d'épidémie, et alors il n'est pas rare de
voir le caractère putride se dessiner après des
prodromes de très-courte durée. La langue, chargée à sa base, offre sur ses bords une rougeur
livide ; le goût de la bouche est mauvais ; il y a
anorexie ; il survient souvent des vomissements
de matières bilieuses abondantes ou une diarrhée
très-débilitante. La peau est turgescente, très-
chaude, le pouls fréquent, large, redoublé, dé-
pressible ; l'urine est jumenteuse, sanguinolente,
quelquefois noirâtre. L'épistaxis, l'hémoptysie et
l'entérorrhagie ne sont pas rares, surtout pendant
la période d'éruption. Il survient à la même époque

du délire ou un état soporeux. L'exanthème est assez abondant et régulier, mais les taches sont livides, pourprées ou bleuâtres, blafardes, et entremêlées de pétéchies. Les symptômes de la fièvre putride se prononcent encore davantage pendant l'efflorescence. La desquamation est lente, les crises se font mal, et il y a une grande tendance aux accidents secondaires. Les phénomènes angineux sont généralement peu prononcés dans la scarlatine putride, mais l'inflammation prend promptement un caractère gangréneux qui se traduit par la rougeur sombre et le gonflement des amygdales, par la formation sur ces organes de membranes grisâtres et fétides, par une grande disposition aux hémorrhagies. Dans la dernière période de la maladie on voit apparaître des pétéchies sur différentes parties du corps. Suivant *Braun*[1], qui les a étudiées avec beaucoup de soin, elles se montrent d'abord aux parties génitales, puis aux lombes et le long du dos, puis aux extrémités, même quelquefois au cuir chevelu. Cet auteur pense qu'elles sont dues à la stagnation sous la peau de matières excrétionnelles qui comprimeraient et mortifieraient le système capillaire; car, dans cette variété, les sueurs sont nulles, ou

---

(1) Bayer. med. Correspondenz-Blatt, 1840, nº 18.

n'ont lieu qu'au début pendant quelques heures seulement.

2º VARIÉTÉS FONDÉES SUR L'EXISTENCE D'UNE COMPLICATION IMPORTANTE.

SCARLATINE ANGINEUSE. — Les symptômes précurseurs, tels que : le mouvement fébrile, les vomissements, la céphalalgie, l'agitation, le délire, sont beaucoup plus marqués dans cette variété que dans la scarlatine normale, et prennent ordinairement une grande intensité dès le début. Le malade se plaint d'une faiblesse extrême et d'un abattement d'esprit qui dure ordinairement pendant tout le cours de la maladie, et que *Fothergill* a noté comme un symptôme caractéristique de la scarlatine angineuse. L'angine s'annonce par une sensation brusque de tension et de raideur dans les muscles du cou et de la mâchoire inférieure. Bientôt les amygdales se tuméfient et présentent une rougeur très-vive, cramoisie et brillante, analogue à celle de l'exanthème cutané, et qui ne tarde pas à envahir toute l'arrière-gorge, la partie supérieure du pharynx, et la langue, dont les papilles, surtout à l'extrémité de l'organe, s'alongent et deviennent saillantes. Les ganglions sous-maxillaires s'engorgent : ce qui constitue une complication dont nous nous occuperons plus loin d'une manière spéciale. La voix est rauque, et la déglutition, en général, difficile et douloureuse. Dans certains cas, comme l'a remarqué *Huxham*, cet acte n'est pas aussi pénible que pourrait le faire supposer l'état des tonsilles et de la gorge; dans d'autres, au contraire, qui sont, à la vérité, beaucoup plus rares, on n'aperçoit rien de morbide dans la bouche, et cependant le malade éprouve une dysphagie complète : c'est ce qui arrive lorsque la phlegmasie est intense et qu'elle n'occupe que l'œsophage[1].

Peu de jours après l'apparition des prodromes, et quelquefois dès le lendemain, les amygdales, la luette, le voile du palais, ses piliers antérieurs et la partie supérieure du pharynx, se couvrent d'une exsudation épaisse, visqueuse, et le plus souvent de flocons d'une matière pultacée, blanchâtre, caséeuse. Cette sécrétion, qui envahit simultanément les parties phlogosées, se transforme bientôt en véritables pseudo-membranes, qui diffèrent néanmoins des plaques diphtéritiques, en ce qu'elles ne présentent ni l'aspect lichenoïde

---

(1) *Henning, Hufeland's* Journal der prakt. Heilkunde, t. XLIII, n° 3, p. 98.

ni la cohérence de ces dernières, et qu'elles n'ont pas la même tendance à envahir les voies aériennes. Ces concrétions couenneuses, que les anciens prenaient pour des escarres ou des ulcères, sont quelquefois teintes en jaune, et même en brun, par une exsudation sanguine provenant de la muqueuse sous-jacente boursoufflée; elles simulent alors d'autant mieux l'aspect de certains ulcères, que l'haleine contracte une odeur fétide. Mais il est facile de reconnaître, en abstergeant les parties, ou quand les flocons caséeux se sont détachés, qu'il n'y a pas là perte de substance, et que la muqueuse n'est nullement ulcérée [1].

Dans cette variété, l'efflorescence ne se montre pas toujours avec la même régularité et la même extension que dans la scarlatine normale. Elle paraît plus tard, et ne se manifeste souvent que le troisième ou le quatrième jour de l'invasion [2]. Elle présente une grande mobilité; et *Bateman* [3] a eu tort d'avancer que dans la scarlatine angineuse l'exanthème marchait de front avec l'angine, et qu'on observait entre ces deux symptômes une coïncidence soit dans les progrès, soit dans la

---

(1) *Bretonneau, Trousseau.* — (2) *Heberden.* Loc. cit., p. 22. *Withering.* Loc. cit., p. 16. — (3) Abrégé pratique des maladies de la peau, trad. Bertrand, 1820, p. 109.

diminution. La rougeur cutanée peut même manquer entièrement, comme nous le verrons plus loin quand nous parlerons de la scarlatine sans exanthème. Elle ne s'étend pas aussi constamment sur toute la surface du corps que dans la scarlatine benigne, et ne se compose, le plus souvent, que de plaques isolées, disséminées sur le dos, le côté, le cou, la poitrine, aux environs des articulations, principalement sur les poignets et les coudes. Elle s'évanouit quelquefois en entier le jour même de son apparition, soit pour ne plus revenir, soit pour reparaître dans diverses régions du corps à des époques indéterminées. Dans ce dernier cas la durée de la maladie est prolongée, et le mode de desquamation moins régulier. Il peut même se faire que cette dernière n'ait pas lieu quand l'exanthème a été très-léger, tandis que dans d'autres cas elle persiste encore au-delà de la troisième ou de la quatrième semaine.

C'est dans la scarlatine angineuse que la température de la peau est le plus élevée, et qu'on observe le plus fréquemment des complications du côté des yeux, des oreilles, du nez, et des ganglions cervicaux, complications dont nous nous occuperons d'une manière spéciale.

La première épidémie de scarlatine angineuse dont nous ayons une description circonstanciée et

pour ainsi dire classique, est celle que *Fothergill*
observa en Angleterre en **1742-1746**. Cette affection régnait pendant tout le cours de l'année,
mais elle redoublait d'intensité en automne et au
commencement de l'hiver; elle attaquait particulièrement les enfants, et sévissait plutôt sur les
femmes, les jeunes filles et les personnes délicates,
que sur les hommes et les individus robustes. Elle
s'annonçait par les symptômes suivants : céphalalgie; mouvement fébrile caractérisé par un frisson suivi de chaleur; mal de gorge; gonflement
et rougeur de l'arrière-bouche et des amygdales;
vomissements; yeux enflammés et larmoyants;
insomnie; agitation; faiblesse, abattement d'esprit; etc. « En général, le second jour de la ma-
» ladie, le visage, le cou, la poitrine et les mains,
» jusqu'au bout des doigts, sont devenus d'une
» couleur très-érysipélateuse et sensiblement tu-
» méfiés; fort souvent les doigts ont une teinte
» si remarquable, que, par la seule inspection de
» ces parties, on peut aisément juger de la nature
» du mal. ... A mesure que la peau acquiert
» cette couleur, ordinairement le mal s'en va; le
» vomissement et le dévoiement cessent d'eux-
» mêmes. Les symptômes du gosier continuent
» d'être les mêmes, excepté que les places blanches
» deviennent d'un blanc plus opaque; et c'est alors

» que l'on découvre évidemment que ce qui pa-
» raissait d'abord couvrir une tumeur prête à sup-
» purer est réellement une escarre qui cache
» un ulcère de même étendue [1]. »

Cinq ou six ans plus tard, la scarlatine angineuse fut décrite d'une manière encore plus claire
par *Huxham*, sous le nom de mal de gorge gangréneux. Cet auteur a surtout très-bien dépeint
l'état de la gorge et l'exanthème : « Quelques
» heures après la première attaque, quelquefois
» dès les premiers moments, on apercevait une
» enflure et le malade sentait de la douleur dans
» la gorge; les amygdales devenaient très-enflées
» et très-enflammées; souvent même les parotides
» et les glandes maxillaires enflaient beaucoup et
» très-subitement. Le fond de la gorge paraissait
» bientôt d'un rouge vif, ou plutôt d'un rouge cra-
» moisi; il était luisant et éclatant. Le plus ordi-
» nairement on apercevait sur la luette, les amyg-
» dales, le voile du palais, et sur la partie postérieure
» du pharynx, plusieurs taches blanchâtres ou de
» couleur de cendre dispersées çà et là, qui quel-
» quefois augmentaient très-promptement et cou-
» vraient bientôt une amygdale ou toutes les

____

(1) Description du mal de gorge, etc., trad. franç. de Lacha-
pelle, Paris, 1749, p. 62.

» deux.... L'haleine commençait à devenir très-
» puante.... Souvent l'éruption à la peau parais-
» sait avant le mal de gorge, et était quelquefois
» très-considérable, quoiqu'il n'y eût que peu ou
» point de douleur dans la gorge. Au contraire,
» il y avait des malades qui avaient des maux de
» gorge très-violents sans éruption. Cependant,
» dans ce cas même, il survenait une très-grande
» démangeaison et une desquamation à la peau :
» c'était surtout chez les grandes personnes, rare-
» ment chez les enfants. En général, il se faisait
» une éruption sur toute la surface du corps, par-
» ticulièrement dans les enfants, et cela arrivait
» le plus communément le second, le troisième ou
» le quatrième jour; quelquefois cette éruption ne
» se faisait que sur certaines parties.... La cou-
» leur de l'efflorescence était ordinairement cra-
» moisie, ou comme si la peau avait été barbouil-
» lée avec du suc de framboises jusqu'au bout des
» doigts. La peau paraissait enflammée et comme
» enflée; les bras, les mains et les doigts étaient
» gonflés en effet, très-raides et un peu doulou-
» reux [1].... »

La fin du XVIIIe siècle fut remarquable par le
grand nombre et la gravité des épidémies de scar-

____

[1] Essai sur les Fièvres, trad. franç., Paris, 1765, p. 387 et 392.

latine angineuse qui régnèrent dans le Nord de l'Europe, où elles furent décrites : en Angleterre, par *Withering, Johnstone, Clark, Sims,* etc.; en Ecosse, par *Coventry;* en Hollande, par *Thomann, Bicker, Keetell;* en Danemarck, par *Meza* et *Bang;* en Suède, par *Hagstrœm,* etc.

Les plus intéressantes qui aient été observées à une époque plus rapprochée de la nôtre, sont celles qui ont été décrites par *Pistollet, Trousseau, Bretonneau, Kennedy, Guérétin,* etc.

SCARLATINE GASTRIQUE. — Quelques auteurs ont décrit sous ce nom une variété de scarlatine compliquée de cet état mal défini qu'on a appelé embarras gastrique. Voici les caractères qu'ils lui ont assignés : Dès l'invasion : anorexie, langue chargée, gonflement et distension de l'estomac, sensation de pesanteur à la région précordiale, nausées et vomissements, constipation ou dérangement des fonctions digestives, goût amer de la bouche, frissons modérés, chaleur vive, soif intense, céphalalgie, etc. Les prodromes ont moins de durée que dans la scarlatine normale. L'angine est peu prononcée, et revêt un caractère érysipélateux; c'est-à-dire que la rougeur de l'arrière-bouche et du pharynx est modérée, et que la tuméfaction est plutôt œdémateuse qu'inflammatoire. L'éruption est généralement lente, l'exanthème pâle, et souvent les taches entourées d'une aréole jaunâtre. L'urine est jumenteuse, et laisse déposer par le repos un sédiment floconneux, grisâtre ou rosé. Cette variété, suivant *Schnitzer* et *Wolff*[1], a une grande tendance à prendre la forme nerveuse ou putride, transformation qui s'annonce, disent-ils, par l'apparition d'aphtes dans la bouche.

Meissner[2] fait remarquer que la phlegmasie du pharynx peut, dans le cours de la maladie, se propager à l'œsophage, à l'estomac, et même aux intestins, et qu'il faut prendre garde d'attribuer à l'embarras des premières voies les phénomènes gastriques appartenant à la phlogose. *J. Frank*[3] dit également que l'inflammation peut se transmettre de la peau à l'estomac. On doit craindre, ajoute-t-il, la phlegmasie de l'estomac lorsque l'abdomen est tuméfié et sensible au toucher; cependant elle n'exclut pas l'embarras gastrique, et même rien ne favorise plus la sécrétion morbide abdominale qu'un état inflammatoire préa-

----

(1) Handbuch der Kinderkrankheiten, Leipzig, 1843, t. ii, p. 678. — (2) Die Kinderkrankheiten nach den neuesten Ansichten und Erfahrungen, etc. Leipzig, 1828. — (3) Loc. cit., p. 120.

lable des viscères enveloppés dans le suc périto-
néal.

Notons encore que les nausées, les vomissements et la douleur à l'épigastre qui s'observent
quelquefois pendant la période d'invasion, n'indiquent pas toujours un embarras des premières
voies, mais qu'ils sont le plus souvent un effet
sympathique.

Nous nous occuperons dans un chapitre spécial des autres complications de la scarlatine.

3° VARIÉTÉS FONDÉES SUR L'ÉTENDUE ET LA DISPOSITION OU L'ABSENCE DE L'EXANTHÈME.

SCARLATINE TACHETÉE OU DISCRÈTE. — Les taches sont petites, arrondies, étoilées ou sous
forme de flammes, et donnent à la peau un aspect bigarré ou marbré. Celle-ci conserve son
niveau, tout en offrant quelquefois un peu de ru-
desse. Dans la dernière période de la maladie,
l'épiderme s'enlève ordinairement sous forme de
petites écailles.

SCARLATINE CONFLUENTE. — La coloration scarlatineuse envahit une large surface, d'une manière

uniforme et sans intervalles de peau saine. La peau est turgescente, tendue, élastique, brûlante, et la desquamation s'opère le plus souvent sous forme de lamelles membraneuses d'une certaine étendue.

SCARLATINE GÉNÉRALE. — Dans cette variété, on ne distingue absolument aucune tache, mais le corps est couvert d'une rougeur universelle, d'un érysipèle général, comme disait *Lorry*. C'est surtout dans cette variété qu'on observe la tuméfaction des pieds, des mains, de la face et des paupières, dont nous avons parlé page 99,

SCARLATINE PARTIELLE. —L'éruption, tachetée ou confluente, est limitée à une partie du corps, ordinairement la poitrine, les bras, les genoux, etc. Cette variété s'observe surtout chez les adultes [1], chez les hommes qui ont la peau rude [2], et lorsque l'exanthème, d'abord général, disparaît et vient à se remontrer [3]. Quelquefois la rougeur

---

(1) *Neumann.* In *Horn's* Archiv für med. Erfahrung, 1811, t. II, p. 309. — (2) *J. Frank.* Loc. cit., p. 115. — (5) *Heim.* In Hufelands Journal der prakt. Heilkunde, 1812, cah. 3, p. 66.

occupe une très-petite surface : elle peut alors passer inaperçue, et faire croire au médecin qu'il a affaire à une scarlatine sans exanthème : « Non rarò vidi exteriorem partem carpi levi rubore suffusam, cujus nusquam alibi reperire potui vestigium, » disait *Heberden* [1]. *Withering* [2] cite des cas analogues.

SCARLATINE SANS EXANTHÈME. — L'idée d'une scarlatine sans exanthème peut paraître bizarre aux yeux des personnes qui ne voient dans cette maladie qu'une affection locale. Mais, en la considérant d'après sa véritable nature, c'est-à-dire comme une maladie générale due à l'infection de l'économie tout entière par un agent morbifique dont les effets se font principalement sentir aux enveloppes tégumentaires internes et externes, il est facile de concevoir que l'exanthème cutané est un élément pathologique secondaire dont l'existence n'est pas intimement liée à l'essence même de l'affection scarlatineuse.

C'est lorsque la scarlatine règne d'une manière

-----

(1) Comment. de Morborum historiâ et curatione, Francof., 1804, p. 17. — (2) An Account of the scarlet-fever and sore-throat, etc., London, 1779, p. 20.

épidémique, ou quand elle sévit sur une famille composée de plusieurs enfants, que la variété dont il s'agit se montre avec le plus d'évidence. On voit alors des individus présenter, sauf l'exanthème, tout l'appareil symptomatologique de la scarlatine : mouvement fébrile, fréquence du pouls, angine, tuméfaction des papilles de la langue, élévation de la chaleur animale, vomissements, délire, etc.; et, comme si ce n'était pas assez de l'ensemble de ces symptômes pour bien caractériser la maladie, dans certains cas la desquamation s'opère de la même manière que si l'exanthème eût existé [1] , et l'on voit même survenir les accidents secondaires qu'on observe au déclin de la scarlatine, tels que l'anasarque [2] (quoique *Willan* [3] ait prétendu le contraire), les engorgements cervicaux [4], etc.

On pourrait croire que la scarlatine sans éruption n'est qu'une variété individuelle uniquement due à ce que le principe morbide n'a pas rencon-

---

(1) *Huxham*. Essai sur les fièvres, suivi de deux dissertations, etc., Paris, 1765, p. 392. Epid. de Lauenhagen. *Most.* Geschichte des Scharlachfiebers, 1826, t. II, p. 179. *P. Frank.* Traité de méd. pratique, trad. Goudareau, 1820, t. II, p. 258. — (2) *Mondière.* Revue médicale, 1842, p. 186. — (5) Description and Treatment of cutaneous diseases, etc., Annales de littérat. médic. étrang. de *Kluyskens*, t. VIII, p. 185. — (4) *Willan*, ibid.

tré dans l'organe tégumentaire du sujet qui l'a absorbé les conditions de vitalité et de structure favorables à l'évolution de l'exanthème. C'est, en effet, chez les individus dont la peau a été modifiée par l'âge ou par une première atteinte de la maladie, qu'on l'observe le plus souvent : « Quo tempore inter juvenes febris scarlatina grassatur, inter adultos sæpe sola angina comparet, » disait *Stoll* [1]. *Eichel* [2] s'exprimait à peu près de la même manière. Il y avait, dit *Huxham* [3], des malades qui avaient des maux de gorge violents sans éruption ; surtout de grandes personnes. C'est chez des adultes ayant déjà eu la scarlatine que *Hamilton* [4] rapporte avoir souvent constaté une angine scarlatineuse avec ulcération des amygdales, sans exanthème. Dans l'épidémie de Saint-Dié, 1842, observée par M. *Carrière* [5], l'éruption cutanée ne s'est montrée que rarement chez les personnes d'un certain âge.

Mais il me semble que cette espèce de scarlatine anormale doit principalement être attribuée

(1) Aphor. de cognoscendis et curandis febribus, n° 589. — (2) Acta Societatis reg. hafniens's, t. II, p. 32. — (3) Essai sur les fièvres, Paris, 1765, p. 592. — (4) Edinburgh medical and surgical journal, janvier 1833 ; Gazette médicale de Paris, 1833, p. 810. — (5) Gazette médicale de Strasbourg, 1843 ; Gazette médicale de Paris, 1843, p. 695.

à l'antagonisme qui existe entre l'angine et l'efflorescence cutanée, entre l'état pathologique de la
gorge et celui de la peau : car la forme angineuse,
dans laquelle toute l'action de la maladie semble
se concentrer au pharynx, est précisément celle
où la scarlatine sans exanthème est le plus fréquente. Nous pourrions citer à cet égard, indépendamment du Garrotillo et du mal de gorge gangréneux
de Naples, un grand nombre d'épidémies de scarlatine angineuse dans lesquelles l'éruption ne se
montrait qu'accidentellement, de manière que le
défaut d'exanthème était la règle, et la rougeur cutanée l'exception. Par exemple, à Stollberg, en
1793, *Kortum* [1] a observé une épidémie dans la
première période de laquelle l'exanthème se montra à peine chez un tiers des scarlatineux; et plus
récemment, au Lion-d'Angers, en 1841, M. *Guérétin* [2] dit ne l'avoir constaté que chez un très-petit nombre de malades.

La scarlatine sans exanthème, observée ou admise par *Fothergill, Huxham, Tissot, Sims,
Clarke, Coventry, Sagar, Johnstone, Rumsey,
Stoll, Rosen de Rosenstein*, etc., et dont l'existence nous paraît avoir été définitivement établie

____

(1) *Hufelands* Journal, t. VII, st. 8. — (2) Archives générales de
médecine, 1842, t. XIV, p. 285.

par les travaux modernes de MM. *Trousseau*[1], *Bretonneau*[2], *Taupin*[3], *Berton*[4], *Joel de Berlin*[5], *Graves*[6], *Romain Gérardin*[7], *Camille Renaud*[8], *Bouché*[9], *Carrière*[10], *Autenrieth*[11], etc., est encore niée par quelques auteurs, qui prétendent qu'on a pris pour des scarlatines sans exanthème des cas dans lesquels des taches peu étendues et fugaces ont passé inaperçues[12]. *Jahn*, sans rejeter entièrement cette variété, la regarde comme extrêmement rare. M. *Rayer* ne l'a jamais observée. M. *Bouillaud*[13] dit que son existence ne lui paraît pas clairement démontrée. « Je ne la nie pas absolument, dit-il; mais je me borne à déclarer que, dans l'état actuel de la science, les faits sur lesquels on se fonde pour admettre la scarlatine sans éruption ne me semblent pas suffisamment circonstanciés. » Les praticiens que

---

(1) Archives générales de médecine, t. XXI, 1829, p. 552. — 2) Archives générales de médecine, t. XIII, 1827. — (3) Journal des connaissances médico-chirurgic., octobre 1839, p. 151. — (4) Lancette française, t. IV, p. 706, 1842. — (5) *Hufelands* Journal, 4ᵉ cahier, 1842. — (6) The London medical Gazette, 1837; Gazette médicale de Paris, 1837, t. V, p. 326. — (7) Gazette médicale, mars 1840, p. 106. — (8) Ibid., t. III, 1835, p. 758. — (9) Ibid., 1836, t. IV, p. 87. — (10) Gazette médicale de Strasbourg, 1843. — (11) Dissertatio de febribus exanthematicis exanthemate carentibus. Tubingæ, 1829. — (12) *Janin de Saint-Just*, Dictionnaire de médecine en 60 vol., t. L, p. 126; *Rau*, etc. — (13) Traité de nosographie médicale, Paris, 1846, t. II, p. 149.

nous venons de citer n'ont probablement jamais observé d'épidémie de scarlatine angineuse.

La scarlatine sans exanthème paraît préserver d'une seconde atteinte, comme la scarlatine normale. Cependant on possède à cet égard peu de faits concluants. Une autre particularité digne de remarque, c'est que des maladies très-différentes de la scarlatine empruntent, lorsqu'elle est épidémique, un grand nombre de ses caractères, tels que la douleur de la gorge, et même une éruption, fugace à la vérité.

4° VARIÉTÉS FONDÉES SUR LA FORME ANATOMIQUE DE L'ÉRUPTION.

SCARLATINE MILIAIRE.—Nous avons dit, en traçant l'historique de la maladie qui nous occupe, que la forme de l'exanthème paraissait avoir subi avec les années une modification importante; et que la scarlatine miliaire, regardée comme assez rare par les anciens auteurs, tendait à remplacer de nos jours la scarlatine lisse, décrite par *Sydenham* et *Morton*. La plupart des praticiens modernes citent, en effet, comme un accompagnement presque constant de la scarlatine, même normale, l'apparition, sur diverses régions du corps.

de vésicules plus ou moins nombreuses dont l'éruption offre des particularités assez intéressantes que nous allons étudier.

Les vésicules dont il s'agit peuvent se montrer dans toutes les périodes de la maladie. *Benedict*[1] cite deux cas dans lesquels elles précédèrent la rougeur cutanée ; mais, en général, elles se manifestent plutôt au début qu'au déclin de l'exanthème, ordinairement, suivant *Vogel*[2], vers le quatrième jour de la maladie. Lorsqu'elles sont ou qu'elles doivent être abondantes, l'apparition de la rougeur scarlatineuse est ordinairement accompagnée de symptômes très-prononcés et d'une chaleur brûlante de la peau. Celle-ci se trouve bientôt parsemée çà et là d'un certain nombre de productions miliformes, semiglobuleuses ou légèrement acuminées, d'un blanc nacré, d'un aspect luisant, et qu'*Alibert*[3] compare avec beaucoup de justesse aux œufs de ver à soie. Elles reposent le plus souvent sur les taches ; quelquefois cependant elles occupent les intervalles de peau saine. Elles siégent principalement sur les côtés du cou,

---

(1) Geschichte des Scharlachfiebers, seiner Epidemieen und Heilmethode, in-12, Leipzig, 1810, p. 22. — (2) Dissertatio de Febre scarlatinâ. Frib., 1783. — (3) Monographie des Dermatoses, I, p. 377.

au-devant de la poitrine, aux aisselles, aux plis du bras, à la face interne des cuisses, et sont assez fréquentes, suivant *Willan,* aux tempes et au cuir chevelu. Elles envahissent d'une manière successive, et presque jamais simultanément, les parties sur lesquelles elles se développent. Il paraît que cette espèce d'éruption, qui s'observe principalement lorsque la rougeur exanthématique est vive et étendue, et qui est plus rare chez l'enfant que chez l'adulte, n'est jamais générale. Les petites vésicules dont elle se compose durent ordinairement deux ou trois jours, et disparaissent avec une grande rapidité, en laissant à leur place une petite lamelle arrondie.

Quelle est la nature de cette complication? Quelles sont les conditions pathologiques qui lui donnent naissance?

Les vésicules miliaires qui accompagnent la scarlatine seraient-elles dues à ce que la matière de la transpiration, arrivée sous l'épiderme, et ne pouvant se faire jour, soulève la portion de membrane qui lui fait obstacle [1]? C'est ce que nous ne pouvons admettre : car elles abondent précisément dans les parties du corps où l'épiderme a le plus de finesse; elles apparaissent quelquefois à

---

[1] *Godelle.* Revue médicale, t. II, p. 512, 1843.

une époque de la maladie où la peau ne présente encore aucune altération de structure ni de fonctions; enfin, si elles étaient dues à une cause mécanique et accidentelle comme celle dont il s'agit, il serait difficile d'expliquer pourquoi elles sont si fréquentes dans certaines épidémies, et si rares dans d'autres.

Elles ne sont pas davantage l'effet de la phlegmasie de la peau agissant à la manière des irritants cutanés, des substances vésicantes, puisqu'elles se développent souvent sur des intervalles de peau saine.

Jahn a considéré l'existence et le développement des vésicules miliaires dans la scarlatine comme inséparables du travail exanthématique : un certain nombre de points scarlatineux prendraient au bout d'un temps plus ou moins long une teinte plus foncée, augmenteraient de volume, et donneraient ainsi naissance aux productions miliformes. Mais, d'une part, on trouve des vésicules miliaires sur des parties de peau qui n'ont présenté aucune trace d'exanthème, ni de points scarlatineux; et de l'autre, la complication dont il s'agit n'est point particulière à la scarlatine, mais s'observe aussi dans d'autres maladies éruptives, par exemple dans la rougeole.

Nous avons dit, dans la première partie de cet

ouvrage [1], que ces vésicules nous semblaient appartenir à la miliaire, et résulter d'une combinaison de celle-ci avec la scarlatine. Nous avons fait à cet égard un rapprochement historique intéressant. Avouons néanmoins que cette opinion est elle-même passible d'objections assez sérieuses, et attendons, pour nous prononcer, que de nouvelles recherches aient jeté quelque jour sur cette variété de scarlatine, qui paraît encore mal définie dans l'état actuel de la science, puisque certains auteurs ont attribué aux éminences qui la distinguent des caractères très-différents de ceux que nous avons décrits. En effet, suivant les uns, les vésicules miliaires contiendraient toujours une sérosité limpide; suivant d'autres, elles renfermeraient une humeur jaunâtre, opaque, purulente. *Storch* en a vu de couleur rougeâtre. On a dit qu'elles ne duraient jamais plus d'un jour, etc.

La scarlatine offre quelquefois un phénomène qu'on a voulu rattacher à l'existence de vésicules miliaires dont le fluide se serait évaporé. Il arrive souvent que, sur un point quelconque des taches, une lamelle épidermique se détache à son centre, tout en restant encore adhérente à la peau par ses

____

(1) Pag. 30.

bords. Dans ce cas il se produit une apparence
de vésicule; mais celle-ci n'est point ronde; elle
est irrégulièrement anguleuse; à la loupe, on la reconnaît sans peine pour une écaille épidermique;
elle ne contient jamais de liquide, paraît à la fin
de la maladie, et ne montre aucune des transi-
tions par lesquelles passent les vésicules scarlatineuses. C'est cette espèce de desquamation qui a
fait dire à *Quarin* [1] et à d'autres auteurs que,
dans la scarlatine, les vésicules étaient vides, et
à *Schœnlein*, qu'elles étaient anguleuses. *Willan* [2] rapporte également avoir observé sur les
membres des scarlatineux des espèces de vésicules
blanches, rondes, et qui, ouvertes, ne laissaient
échapper aucun fluide; mais il ne les confondait
pas avec les vésicules miliaires, et il explique
comme il suit leur mode de formation : « Lorsque les plus gros boutons s'affaissent par la forte
contraction des vaisseaux cutanés vers la fin de
l'efflorescence, les portions d'épiderme élevées
subitement lors de leur formation, et détachées de
leurs adhérences, ne peuvent point se contracter

---

(1) Traité des fièvres, etc., trad. Emonnot, Paris, an VIII, t. I,
p. 192. —(2) Description and Treatment of cutaneous diseases, etc.,
Annales de littér. méd. étrang. de *Kluyskens*, t. VIII, p. 169.

entre eux, mais restent proéminentes quelque temps, puis se détachent. »

Scarlatine bulleuse, pemphygoïde, phlycténoïde.—Dans cette variété, il se développe de distance en distance, sur les taches scarlatineuses ou sur les parties saines, des bulles analogues à celles du pemphygus ou aux ampoules qui résultent d'une brûlure, « bullas à combustione repræsentantes[1]. » Ces phlyctènes paraissent avoir pour origine la confluence d'un certain nombre de vésicules, à en juger par les passages suivants, qui donneront une idée de cette forme de scarlatine, assez rare du reste, et dont on trouve peu d'exemples dans les auteurs : « J'ai vu, dit *Stœrk*[2], le lendemain de l'éruption, survenir au cou, à la poitrine et à l'abdomen des vésicules blanches, transparentes, qui donnèrent naissance, en confluant, à de grosses phlyctènes qui augmentèrent de volume pendant plusieurs jours; les unes crevèrent, laissant échapper une sérosité limpide; les autres se desséchèrent. » « Tota corporis superficies ruberrima vesiculis copiosissimis obsita, quarum

---

(1) *De Meza*. Compend. med c. prat., p. 59. — (2) Ann. méd., 2, p. 48.

plures confluentes amplas formarunt bullas nuce avellanâ majores [1]. » Ces bulles peuvent être plus ou moins nombreuses : *Reuss*[2] en compte plus de vingt chez un malade; elles occupaient la face, le cou, la poitrine et les membres. Il paraît que dans certains cas elles sont vides, ce qui est dû probablement à la résorption du liquide qu'elles contenaient au moment de leur formation. « Vesiculæ ampliores, *vacuæ* tamen [3]. » *Kreyssig*[4] dit avoir vu de grosses ampoules aux doigts de quelques scarlatineux, mais seulement dans des cas graves. Enfin nous citerons, comme ayant été surtout remarquables par la fréquence de cette forme bulleuse, une épidémie dont il est question dans la feuille hebdomadaire de médecine de Francfort, 1783 [5], et celle de Halle, 1818-9 [6] : dans cette dernière, dit *Krukenberg*, il se formait sur l'exanthème des bulles comme celles des vésicatoires, de la grosseur d'une noisette.

Scarlatine papuleuse. — Elle est caractérisée

---

(1) Annal. scholæ clinicæ medicæ Ticinensis, Pavie, 1826, pars 1, p. 202. — (2) *Naumann.* Handbuch der medic. Klinik, Berlin, 1831, t. III, p. 745. — (3) *De Méza.* Loc. cit. — (4) Abhandlung über das Scharlachfieber, nebst Beschreibung, etc., Leipzig, 1802, p. 16. — (5) Frankf. med. Wochenblatt., Jahr. 1783, st. 27. — (6) *Most.* Geschichte des Scharlachfiebers, t. II, p. 299.

par de petites saillies papuleuses, d'un rouge plus foncé que les taches, ne contenant ni sérosité, ni pus, et ordinairement plus faciles à constater au toucher qu'à la vue. Cette variété, extrèmement rare, a été observée par *Rayer* [1], *Naumann* [2], *Strecker* [3], *Guérétin* [4], etc.

5° VARIÉTÈS DIVERSES.

SCARLATINE PUERPÉRALE.—La scarlatine, comme beaucoup d'autres maladies, acquiert une gravité toute particulière lorsqu'elle survient chez une femme nouvellement accouchée; mais, bien qu'elle soit alors dominée dans sa marche et dans ses symptômes par cette condition toute spéciale de l'économie, que l'on nomme état puerpéral, et qu'elle ait une tendance à se compliquer de symptômes putrides ou ataxiques, il ne faut pas croire qu'elle constitue alors une variété bien caractérisée, toujours identique à elle-même, et dont on puisse donner une description générale. La scar-

---

(1) Traité théorique et pratique des Maladies de la peau, Paris, 1835, t. i, p. 202. — (2) Handbuch der medic. Klinik, Berlin, 1831, t. iii. — (3) *Rust's* Magasin, t. xxviii, n° 3. — (4) Mémoire sur une épidémie d'angine scarlatineuse, etc. : Archives générales de médecine, t. xiv, 1842, p. 288.

latine qui survient pendant les couches n'est pas plus une variété que celle qui se déclare pendant la dentition ou dans le cours d'une affection quelconque.

Mais, s'il est impossible de tracer d'une manière abstraite les caractères distinctifs de cette espèce de scarlatine, il n'en est pas de même de la forme particulière qu'elle revêt dans certaines épidémies déterminées. Une des épidémies de ce genre qui ont offert les particularités les plus remarquables est celle qui a été observée en 1799 à l'Hôpital de Vienne par M. *Malfatti* [1]. Cette épidémie occupe une place trop importante dans l'histoire de la scarlatine pour que nous n'en donnions pas une description succincte.

Le lendemain de l'accouchement, mais quelquefois aussi six ou sept jours plus tard, la malade était prise de frisson, de céphalalgie, de bourdonnements d'oreilles. On observait une légère rougeur à la face, surtout aux paupières, et, dans ce dernier cas, un larmoiement peu prononcé. L'angine était rare et toujours légère; la respiration restait libre, et le ventre souple. Les lochies étaient extrêmement fétides; une douleur profonde se faisait sentir au toucher dans la ré-

____

(1) *Hufelands* Journal der prakt. Heilkunde, t. xii, n° 3.

gion hypogastrique, et chez quelques malades
les seins étaient gonflés et douloureux. L'appétit
était diminué; mais il n'y avait pas de vomissements, les selles et les urines n'offraient rien d'a-
normal. La nuit suivante, la malade était tran-
quille; mais le soir du second jour, la rougeur de
la face devenait plus vive et s'étendait à la poitrine, sans que, du reste, le mal de gorge survînt
ou augmentât. Le pouls, qui était naturel dans le
cours de la journée, devenait fréquent, duriuscule;
la céphalalgie redoublait d'intensité, et il s'y joi-
gnait quelquefois un léger saignement de nez. Le
matin, la fièvre diminuait, et l'exanthème disparaissait complètement; la malade se trouvait beaucoup mieux; les lochies fluaient librement; le
ventre était mou et insensible, excepté à l'hypo-
gastre. Le soir, l'éruption revenait plus vive encore que la nuit précédente, s'étendait aux membres, et affectait manifestement la forme miliaire.
Vers la fin du troisième, du quatrième, ou, au
plus tard, du cinquième jour, l'exanthème prenait
tout-à-coup une teinte violacée; il survenait sur
les membres des taches de même couleur; la malade éprouvait une sensation de froid, délirait,
était agitée de convulsions, et la mort survenait
au bout d'une à deux heures. A l'autopsie, on
trouvait les membranes cérébrales congestion-

nées; le corps de l'utérus ne présentait aucune altération; le col seul offrait des traces de phlegmasie; les lèvres étaient livides, noirâtres, et recouvertes d'une matière puriforme; les organes externes de la génération paraissaient aussi avoir été le siége d'une inflammation; tous les autres organes de l'abdomen étaient sains. Quant au pronostic, il était d'autant plus grave que l'invasion de la scarlatine avait suivi de plus près l'accouchement, et que l'odeur des lochies était plus fétide au début de la maladie. Il était aussi fâcheux chez les femmes robustes que chez celles qui étaient très-faibles. La couleur bleuâtre de l'exanthème et l'apparition des pétéchies étaient l'indice certain d'une mort prochaine.

Une autre épidémie très-intéressante de scarlatine puerpérale, a été étudiée par M. *Senn*[1] à la Maternité de Paris, où elle a frappé le vingt-cinquième des femmes en couches. La maladie débutait au moment de la fièvre de lait, deux ou trois jours après l'accouchement; les prodromes étaient en général de courte durée, et souvent presque nuls. Tantôt l'éruption était générale, très-intense, violacée; tantôt elle était partielle,

---

(1) Essai sur la Scarlatine puerpérale; Thèses de Paris, 1825, n° 155.

fugace, non suivie de desquamation. Pendant toute la durée de la maladie, fièvre intense, douleurs dans les membres et dans la région lombaire, frissons irréguliers, vomissements bilieux abondants et fréquents, diarrhée, délire, dyspnée, chaleur de la peau s'élevant à 38, 40, et même 42° centig. Dans les cas qui se sont terminés d'une manière funeste, la marche de la maladie a été très-rapide; la mort est survenue au bout de deux à quatre jours. L'autopsie n'a démontré aucune trace de métrite ou de péritonite, mais une simple congestion de la plupart des viscères.

L'étude de la scarlatine chez les femmes nouvellement accouchées a conduit M. *Senn* à rechercher l'influence de la gestation ou de l'état puerpéral sur le développement de cette maladie; et il conclut des faits par lui observés que si, d'un côté, la gestation paraît préserver de la maladie ou du moins l'empêcher de se développer, le travail de l'accouchement, au contraire, paraît faciliter beaucoup l'action du principe contagieux, et accélérer l'invasion de la maladie en abrégeant la durée des prodromes ou de l'incubation. On savait depuis long-temps que les femmes en couches avaient une aptitude particulière à contracter la scarlatine; mais cette espèce d'immunité dont jouiraient les femmes enceintes, soit que le principe contagieux n'eût point de prise sur elles, soit qu'il restât latent en attendant l'occasion favorable pour se développer, nous paraît très-contestable. L'épidémie de Munster [1], 1822 et 1823, qui épargna les femmes enceintes, est citée comme exceptionnelle; et les auteurs ont rapporté un grand nombre d'exemples de scarlatine survenue chez des femmes enceintes, et qu'ils citent comme des faits remarquables, soit parce que la coïncidence de cette maladie a déterminé l'avortement, soit parce qu'elle n'a troublé en rien la gestation [2].

Dance [3] cite un cas dans lequel la scarlatine se déclara le lendemain d'un accouchement naturel; la malade succomba au bout de quatre jours. On ne trouva à l'autopsie aucune altération qui pût rendre compte de la mort.

SCARLATINE LOCALE. — M. *Godelle* [4] rapporte un fait très-curieux, qui semble démontrer, suivant lui, que les maladies contagieuses exanthé-

---

(1) *Hufelands* Journal der prakt. Heilkunde, n° 3, p. 7, 1826. — (2) *Bicker.* Sammlung auserlesener Abhandl zum Gebrauche pract. Ærzte, t. IX. Beytræge zur ausüb. Arzneiwissenschaft, t. I, p. 237. *Dance.* Archives générales de médecine, juillet 1830, p. 323, etc., etc. — (3) Loc. cit., p. 324. — (4) Revue médicale, 1843, t. II, p. 515.

matiques n'ont plus qu'une action locale sur les
sujets qui les ont déjà éprouvées, et qu'elles peuvent modifier une partie de la surface cutanée
sans produire d'infection générale. « La Marquise
» de Rougeville, à Soissons, soignait ses deux
» enfants atteints de scarlatine. L'un d'eux vou-
» lait être continuellement sur sa mère, qui pla-
» çait sur son sein la tête du petit malade. Les
» deux mains de cette dame se pelèrent, ainsi que
» le sein sur lequel elle tenait appliquée la tête
» de son enfant. » Cette observation d'une scarlatine dont les symptômes cutanés ne sont plus le
reflet d'une altération générale de l'économie par
l'agent contagieux, mais le résultat de l'action
topique du principe morbifère déposé immédiatement à la surface de la peau, est, je crois, unique
dans la science ; mais des faits analogues ont été
notés pour la variole. *Lorry* rapportait toujours
sur ses doigts des pustules de variole lorsqu'il
traitait des personnes atteintes de cette maladie.
« La contagion, dit *Huxham*[1], ne produit pas
toujours la fièvre : le pus de la petite-vérole infecte
souvent la peau de ceux qui l'ont déjà eue, et y
produit un grand nombre de pustules semblables
en tout à celles de la petite-vérole, qui ont la

_____

(1) Essai sur les fièvres, traduct. franç., Paris, 1765, p. 181.

même durée, qui suivent la même marche, mais qui ne sont accompagnées d'aucune fièvre. Cela est très-ordinaire chez les personnes qui soignent et touchent les gens affectés de cette maladie. Dans ce cas, la contagion n'affecte que les glandes cutanées, et non pas le sang, qui a éprouvé une telle altération lors de la première petite-vérole, qu'il n'est plus capable de la prendre par la suite. »

La théorie des phénomènes intimes de la contagion est encore enveloppée d'une trop grande obscurité, pour que nous cherchions à donner une explication rationnelle du fait dont il s'agit. Mais ne pourrait-on pas admettre que, dans le cas particulier, il y a eu inoculation de la scarlatine sur une large surface? Nous avons vu (page 64) que, chez les enfants inoculés par M. *Miquel*, il se développait autour des piqûres un cercle rouge qui se manifestait deux à trois jours après l'infection, disparaissait vers le cinquième jour, se comportait par conséquent de la même manière que l'éruption scarlatineuse, et constituait pour ainsi dire une espèce d'exanthème primitif. L'inoculation ayant eu lieu chez Madame de Rougeville sur un grand nombre de points à la fois, par suite d'un contact prolongé, il en sera probablement résulté une altération diffuse de la peau, qui aura donné lieu à la desquamation sans développer de réaction générale.

SCARLATINE NOIRE. — *Willan* [1] a décrit sous le nom de rougeole noire une forme insolite de l'affection morbilleuse, dans laquelle l'éruption devient livide, violacée, sans que la maladie en soit, du reste, notablement modifiée, ni dans sa marche, ni dans ses symptômes généraux. Une variété analogue paraît exister pour la scarlatine. M. *Mondière* [2] a vu des cas dans lesquels la plupart des taches étaient d'un rouge vineux, sans que la maladie se montrât plus grave qu'à l'ordinaire. Cette variété, qui est rare, et qui a encore été peu étudiée, ne doit pas être confondue avec cette forme grave de scarlatine maligne, dans laquelle une altération profonde du sang donne lieu à de véritables échymoses et à ces infiltrations sanguines dont nous parlerons au chapitre des complications.

---

(1) Description and treatment of cutaneous diseases, etc. (Annales de littérat. médic. étrang. de *Kluyskens*, Gand, 1809, t. VIII, p. 93). — (2) Rapport sur une épidémie de scarlatine, etc. : Revue médicale, 1842, t. I, p. 186.

CHAPITRE V.

Complications et Accidents secondaires de la Scarlatine.

1° HYDROPISIES.

Anasarque. — L'anasarque paraît si intimement liée à la nature de la scarlatine, que *Plenciz, Heister, Stork, de Haen,* etc. , l'ont considérée comme essentielle, et comme une dépuration qui constituerait la dernière période de la maladie.

Daniel Sennert et son contemporain *Dœring* sont les premiers auteurs qui aient fait mention de l'anasarque scarlatineuse, sans indiquer, du reste, les causes qui peuvent donner lieu à cet accident secondaire, ni le traitement qu'il faut lui opposer : « Cutis squamarum instar decidit; mox pedes ad talos et suras usque intumescunt; hypochondria læduntur; respiratio difficilior redditur; tandemque abdomen intumescit, ægrique non sinè magno labore et post longum tempus pristinæ sanitati restituuntur, sæpe etiam moriuntur [1]..... » « Urinæ crassescunt et rutescunt; abdomen ipsum in tumorem attollitur; isti autem non nisi magno labore et post multas septimanas ceu hydropici incipientes ad pristinam sanitatem deducuntur [2]. »

Un demi-siècle plus tard, *Simon Schultz* observa l'anasarque dans une épidémie de scarlatine qui sévissait en Pologne, avec cette circonstance remarquable, que la complication dont il s'agit survenait principalement chez les adolescents et les adultes. « Illi solummodo evadebant qui nullâ faucium inflammatione vel tumore œdematoso infestabantur. ... præsertim natu majoribus tumor totius corporis instar leucophlegmatiæ et infimi ventris sequebatur [3]. »

---

(1) *Sennert.* Opera omnia, t. VI, lib. 5, cap. 12, p. 483. — (2) In *Sennert*, op. cit., t. VI, cent. 2, epist. 18. — (3) Ephemerides nat. curios., dec. 1, ann. 6 et 7, observ. 115, p. 206.

Sydenham ne dit rien de l'anasarque scarlatineuse ; tandis que *Morton,* qui exerçait à la même
époque et dans la même localité, met l'hydropisie au nombre des suites fâcheuses de la scarlatine et de la rougeole, dont il soutient, comme
nous l'avons dit plus haut, l'identité. « Cachexia,
leucophlegmatia, ascites, utrumque morbum in-
discriminatim consequuntur [1]. »

La distinction de l'œdème en chaud et en froid,
distinction très-importante pour la pratique, et
qui a été adoptée par *Heister, Rosen, Stoll, Borsieri,* etc., nous paraît avoir été établie pour la
première fois en 1717 par les médecins de Florence *Targioni* [2] et *Parolini* [3]. Ces praticiens ont
très-bien indiqué le danger de la méthode excitante et l'utilité du traitement antiphlogistique
dans la forme aiguë de l'anasarque scarlatineuse.
« Omnes diureticis tractati suppressione urinæ
interibant. Sectio pulmones, pleuram, diaphrag-
ma, renes et intestina plus minùsve inflammata
ostendit. »

L'anasarque succède-t-elle indistinctement à
toutes les formes de scarlatine ? La plupart des

---

(1) *Morton.* Opera medica, Lugd., 1737, Tractatus de febribus
inflammatoriis, cap. 5, p. 28. — (2) Avvisi sopra la salute umana per
l'anno 1778, vol. III, n° 5. — (3) Medic. europ., p. 533.

auteurs [1] assurent qu'elle se développe principalement dans les cas où l'éruption a été intense, la
chaleur de la peau très-élevée, et la desquamation
considérable. D'autres [2] affirment au contraire
avoir observé que l'œdème est surtout fréquent
à la suite de cas légers. La première de ces pro-
positions est la seule qui me paraisse exacte. Si
l'anasarque n'est pas rare à la suite des scarlatines
légères, ce n'est point comme conséquence directe de la bénignité de la maladie; c'est probablement parce que, à raison du peu de gravité
des symptômes, les enfants s'exposent prématurément à l'air froid, qui, comme nous le verrons,
est la cause déterminante principale, sinon exclusive, de cette complication.

A quelle période de la maladie l'anasarque
survient-elle le plus ordinairement? A l'exception de *Hufeland* [3], qui assure l'avoir observée
pendant le stade des prodromes, tous les auteurs
s'accordent à reconnaître qu'elle ne survient ja-

---

(1) *Plenciz*, *Rosen de Rosenstein*, *Willan*, *Grundmann*,
Vieusseux, *Méglin*, *Rilliet*, *Barthez*, etc. — (2) *Torrencé*. Epid.
de Caithness, 1809, Annales de l'ttérature médicale étrangère de
Kluyskens, t. XIII, p. 383; *Carron* d'Annecy, Recueil périodique
de la Société médica'e de Paris, 1816, t. LVIII; *Mondière*, Revue
médicale, 1842, p. 185. — (5) Bemerkungen über die Blattern,
verschiedene Kinderkrankheiten, etc., Berlin, 1798, p. 459.

mais avant la desquamation. Mais ils sont loin de s'accorder sur l'époque de cette période où elle est le plus fréquente. Elle se déclarerait habituellement le 11e jour suivant *Hufeland* [1], le 14e ou le 15e jour selon *Vogel* [2], *Gardien* [3] et *Underwood* [4], du 10e au 20e jour d'après MM. *Blache* et *Guersant* [5], le 22e ou le 23e jour au dire de *Ch. Wells* [6]. *Vieusseux* [7] et *Méglin* [8] prétendent qu'elle est surtout à redouter deux à trois semaines après l'éruption. *Borsieri* l'a vue survenir le 30e jour; *Hamilton*, au bout de cinq semaines. *J. Frank* et MM. *Blache* et *Guersant* disent qu'on ne la voit jamais passé la 6e semaine, et que quand elle se développe plus tard, six mois, par exemple, après la scarlatine, comme l'a dit M. *Darwall* [9], elle ne peut plus être regardée comme dépendante de la fièvre éruptive. Il y a des épidémies où l'anasarque apparaît, pour ainsi dire, à

---

(1) Bemerkungen über die Blattern, verschiedene Kinderkrankheiten, etc., Berlin, 1798, p. 459. — (2) Handbuch der Arzneiwissenschaft, t. III, p. 235. — (3) Traité complet d'accouchements, etc., Paris, 1816, t. IV, p. 467. — (4) Traité des maladies des enfants, Paris et Montpellier, 1823, p. 404. — (5) Dictionnaire de médecine, 2e édit., Paris, 1844, t. XXVIII, p. 164. — (6) Transactions of a Society for the improvement of medic. and chirurg. Knowledge, t. III, p. 167. — (7) Recueil périodique de la Société de médecine de Paris, t. VI, p. 385. — (8) Journal de médecine, chirurgie, pharmacie, etc., janvier 1811, t. XXI, p. 56. — (9) Cyclopædia of pract. med., article Dropsy.

jour fixe : c'est ainsi qu'à Rotterdam, en 1778-
1779, cette complication survenait constamment
six jours après le début de l'exanthème [1].

L'anasarque scarlatineuse débute quelquefois
sans prodromes. Mais le plus souvent elle est précédée de mal-aise, d'insomnie, d'inappétence, et
dans certains cas de vomissements que *Fischer*
rattache au début de la maladie des reins. Les
urines deviennent épaisses, brunes, noirâtres, ou
semblables soit à la lavure de chair, soit à du
petit-lait ; et le malade éprouve le soir des frissons, de la chaleur et d'autres symptômes qui
annoncent une exacerbation fébrile. L'œdème ne
se manifeste pas toujours en premier lieu dans
les parties les plus éloignées du centre circula-
toire, comme les pieds et les mains ; quelquefois
c'est la face qui s'infiltre la première. La tuméfaction varie beaucoup quant à son degré suivant
les parties du corps. Elle est plus considérable
dans les régions où le tissu cellulaire est lâche et
lamelleux. Ainsi, au dos du pied et de la main,
l'enflure, plus sensible qu'à la région palmaire
ou plantaire, détermine ordinairement une saillie ovalaire, limitée par les ligaments annulai-

----

(1) Sammlung auserlesener Abhandl. zum Gebrauche pract.
Ærzte, t. IX.

res du tarse et du carpe; aux paupières, elle gon-
fle quelquefois le tissu cellulaire sous-cutané
et sous-muqueux, à tel point que ces voiles mem-
braneux ne peuvent plus s'écarter; enfin, dans
d'autres cas, le volume du scrotum, du pénis, des
lèvres de la vulve, est augmenté d'une manière
effrayante. Tantôt les téguments œdématiés sont
chauds, turgescents, colorés en rose, même éry-
thémateux, et alors il y a ordinairement de la
fièvre; tantôt ils sont pâles, sans chaleur, flas-
ques, d'un blanc mat, ce qui s'observe surtout
lorsqu'il y a apyrexie. L'enflure se répand assez
régulièrement dans les diverses parties du corps,
n'en occupe que rarement une petite étendue, et
n'obéit point aussi sensiblement aux lois de la
pesanteur que dans les hydropisies symptomatiques [1].

Tous les auteurs modernes recommandent de distinguer avec soin l'anasarque chaude et l'anasarque froide : distinction qui, comme nous l'avons
dit plus haut, a été établie au commencement du
siècle dernier par des médecins de Florence, et qui
offre une grande importance pratique. Mais, pour
beaucoup de médecins, toute la différence consiste

---

(1) *Barrier.* Traité pratique des maladies de l'enfance, 1842,
t. II, p. 767.

dans l'absence ou la présence de la fièvre, quelle que soit, du reste, la marche de la maladie. Or, comme le font très-bien remarquer MM. *Rilliet* et *Barthez* [1], l'état du pouls ne suffit peut-être pas pour différencier ces deux espèces d'hydropisie : car il arrive quelquefois qu'il est à peine fébrile pendant un ou deux jours au début de l'anasarque, puis qu'il cesse de l'être, et que la maladie prend ensuite la forme d'une anasarque froide. D'autre part, on voit aussi des hydropisies à marche suraiguë sans accélération du pouls. Nous pensons donc que, pour établir ces distinctions, il faut tenir compte de la marche rapide de la maladie autant que de l'appareil fébrile qui l'accompagne, la scarlatine pouvant se compliquer d'hydropisies chaudes ou plutôt fébriles qui sont aiguës ou suraiguës, d'hydropisies froides ou plutôt apyrétiques qui ont une marche aiguë ou suraiguë, puis d'hydropisies apyrétiques dont la marche est chronique.

Les écrivains ne sont pas d'accord sur l'importance que l'on doit attacher à l'anasarque scarlatineuse. Les uns la regardent comme dépourvue de toute espèce de gravité; les autres la considèrent comme plus dangereuse que la maladie primitive. *Hamilton, Bateman, Willan, Armstrong,*

---

[1] Loc. cit., p. 615.

en font à peine mention; *Cullen* [1] en parle comme d'une affection légère qui se dissipe d'elle-même et exige rarement un traitement. *Wells* semble y attacher plus d'importance. Enfin *Plenciz, de Haen, Vieusseux,* etc., disent que cette complication est plus funeste que l'affection exanthématique qui lui a donné naissance. Cette divergence d'opinion me semble devoir être attribuée en grande partie à la diversité des épidémies et des climats. L'œdème consécutif à la scarlatine n'est ni aussi fréquent ni aussi dangereux en France que dans les pays plus froids. M. *Bouillaud* [2] assure n'en avoir pas rencontré un seul cas depuis plus de dix ans. Tandis que dans certaines épidémies cette complication est très-meurtrière, dans d'autres elle n'entraîne jamais de suites fâcheuses, et se termine toujours d'une manière favorable. M. *Godelle* [3], par exemple, dit n'en avoir jamais vu de funeste dans une épidémie où elle fut cependant très-fréquente. Quoi qu'il en soit, l'anasarque qui succède à la scarlatine est en général un accident sérieux, d'autant plus qu'elle est souvent l'expression d'altérations pro-

----

(1) Eléments de médecine pratique, trad. *Bosquillon*, 1785, t. I, p. 411. — (2) Traité de nosographie médicale, Paris, 1846, t. II, p. 150. — (3) Revue médicale, 1843, t. II, p. 511.

fondes et multiples de l'organisme. La forme
aiguë est toujours plus grave que la forme chronique. Le pronostic doit être toujours réservé
dans la première, tant qu'elle est en voie d'accroissement, et surtout si sa marche est rapide : car on
doit craindre que d'un moment à l'autre l'hydropisie ne se propage du tissu cellulaire sous-cutané au tissu cellulaire séreux, et ne détermine
des épanchements dans les cavités splanchniques.
Quand le mal a duré sans gravité jusqu'au 10ᵉ ou
11ᵉ jour, il est rare qu'aucun accident fâcheux
soit à redouter.

Les causes prédisposantes qui ont l'influence
la plus marquée sur le développement de l'anasarque scarlatineuse, sont : le jeune âge, le tempérament lymphatique, la mauvaise saison, et le
séjour dans un pays ou une localité froide et humide. Cette affection secondaire est rare après la
puberté, et l'on voit très-fréquemment des adultes
s'exposer impunément aux intempéries pendant
la convalescence. M. *Ollivier-Mairy* [1] rapporte,
à cet égard, plusieurs faits curieux, entre autres
celui d'une femme de vingt ans qui reprit ses
travaux aussitôt après la disparition de l'exan-

---

[1] Journal de médecine, chirurgie et pharmacie, décemb. 1822,
t. XV, p. 324.

thème, et ne cessa d'aller à la pêche aux huîtres pendant la période de desquamation, quoique ce fût au mois de septembre. Cependant les adultes ne sont pas entièrement à l'abri de cette complication : *Heyfelder*[1] dit en avoir été atteint à l'âge de trente-deux ans, à la suite d'une récidive. *J. Frank*[2] l'a observée chez un juif de trente-huit ans. La fréquence relative de l'anasarque scarlatineuse chez les enfants doit probablement être attribuée à la prédominance du tempérament lymphatique dans le jeune âge : car tous les auteurs ont noté que cette espèce d'hydropisie survient de préférence chez les sujets blonds, à fibre molle, qui, suivant l'observation de *Grégory*, sont également plus susceptibles que les autres d'être affectés de la maladie de *Bright*. *Hamilton*[3] dit avoir observé assez souvent que deux ou plusieurs membres de la famille étaient successivement atteints d'anasarque : ce qui dépend sans doute d'une prédisposition constitutionnelle. Dans une maison, quatre enfants eurent la scarlatine; trois de ces enfants, lymphatiques au plus haut degré, devinrent hydropiques, tandis que le quatrième,

---

(1) Studien im Gebiete der Heilwissenschaft, t. II, p. 68 — (2) Loc. cit., p. 126. — (5) Gazette médicale de Paris, 1855, p. 812; Edinburgh, Journal, n° 121.

qui n'appartenait pas à la même famille, fut préservé. On n'a encore fait aucune remarque spéciale sur l'influence du sexe. Dans l'épidémie de Saint-Dié, 1842, à l'exception d'une femme adulte, les garçons seuls ont été atteints d'anasarque[1], bien que, sur la totalité des cas de scarlatine, le sexe féminin fût au sexe opposé dans la proportion de vingt à quatorze. Mais nous ne pouvons rien conclure de ce fait isolé, qui était peut-être sous la dépendance de la constitution épidémique.

Passons aux causes prochaines.

L'idée la plus simple, et qui vient le plus naturellement à l'esprit, est de considérer l'anasarque comme une conséquence d'une modification apportée par la phlegmasie dans le tissu et les fonctions de la peau : l'exhalation cutanée ne se faisant plus qu'imparfaitement par suite de la lésion du réseau lymphatique sous-épidermique, et le liquide qui devait être éliminé étant retenu dans l'économie, le tissu cellulaire ou une membrane séreuse deviennent le siége d'un flux supplémentaire, de même qu'après la brusque suspension du mouvement sudoral on voit survenir une ana-

---

(1) *Carrière.* Gazette médicale de Strasbourg, 1845 ; Gazette médicale de Paris, 1845, p. 695.

sarque générale, ou toute autre hydropisie. Ce qui milite en faveur de cette opinion, c'est l'influence constatée du froid sur le développement de l'anasarque scarlatineuse. Cette manière d'expliquer le mécanisme des épanchements dont il s'agit, est, il est vrai, inadmissible dans certaines circonstances ; mais elle est, dans tous les cas, beaucoup plus rationnelle que celle qui consiste à regarder l'anasarque scarlatineuse comme le résultat de l'irritation de la peau communiquée au tissu cellulaire sous-jacent. En effet, comme le fait remarquer M. *Andral*[1], c'est quelque temps après la disparition de l'exanthème, lorsque l'épiderme est en desquamation, que commencent à apparaître les premières traces de l'hydropisie, qui se manifeste indifféremment et dans les points où la peau est le plus rouge, et dans ceux où elle a conservé sa couleur naturelle. Quant aux opinions physico-chimiques de *Fischer*[2] et de *Steimmig*[3], qui prétendent : le premier, que l'anasarque scarlatineuse est due à un relâchement morbide du tissu cellulaire sous-cutané et à une sécrétion

---

(1) Clinique médicale, t. III, p. 143. — (2) Gründliche Darstellung des Scharlachfiebers, und der bewahrten Heilart, etc., Prag., 1832, p. 15. — (3) Erfahrungen und Betrachtungen über das Scharlachfieber und seine Behandlung, etc., Karlsruhe, 1828, p. 11.

de matière gazéiforme; le second, qu'elle résulte d'une tuméfaction purement hygrométrique de la peau, nous nous bornerons à les mentionner.

Un fait dont la découverte sembla jeter un grand jour sur la cause prochaine de cette complication, est la coïncidence de l'albuminurie et de la scarlatine. *Wells*[1] et *Blackall*[2] ont les premiers fait l'importante remarque que l'urine est coagulable chez les scarlatineux; mais on ignorait encore le rapport qui existe entre cette propriété physique des urines et l'altération des reins, lorsqu'en 1824 *Fischer*[3] signala sur le cadavre des individus morts d'hydropisie scarlatineuse l'hypérémie du tissu rénal qui appartient à la première période de la maladie à laquelle *Bright* a donné son nom. Quelques années plus tard ce dernier médecin[4], et après lui *Christison, Gregory, Hamilton*, etc., confirmèrent les observations nécroscopiques du praticien allemand; mais ils eurent le tort de faire jouer un trop grand rôle à l'albuminurie et à la néphrite albumineuse dans la production de l'hy-

---

(1) Obs. on the dropsy which succeeds scarlat fever (Trans. of a soc. for. the improvement of med. and chir. knowledge, vol. 3, p. 167). — (2) Obs. on the nature and cure of dropsies. In-8°, London, 1813. — (3) *Hufeland's* Journal der prakt. Arzneikunde, févr. 1824, p. 50. — (4) Reports of medical cases, etc. London, 1727.

dropisie chez les scarlatineux : car il est maintenant démontré que l'anasarque peut survenir à
la suite de la scarlatine, sans que l'état des reins
ou la composition de l'urine présente rien d'anormal. En réunissant les observations de MM. *Blache, Guersant, Baron, Becquerel, Rilliet* et *Barthez,* on trouve que, dans un tiers des cas environ,
l'albumine a manqué dans les urines. Ajoutons
que, de l'aveu même de M. *Rayer,* qui a accumulé
le plus de preuves en faveur de l'étroite relation
de l'anasarque avec la néphrite albumineuse, cette
maladie peut exister sans produire l'hydropisie,
et, par inverse, celle-ci peut s'être manifestée
sans que l'autopsie révèle aucune lésion des reins.
M. *Barrier* dit que l'albuminurie ne s'est montrée
à lui que chez un petit nombre de malades; et
Hamilton exagère probablement lorsqu'il dit
que dans soixante hydropisies scarlatineuses l'albuminurie n'a manqué que deux fois.

L'altération du sang par suite de l'empoisonnement miasmatique de ce fluide a aussi été in-
voquée pour expliquer l'anasarque scarlatineuse.
Ce serait même, suivant *Ammon*[1], la cause unique
de cette complication. Sans être aussi exclusif,
M. *Becquerel*[2] lui attribue une très-grande impor-

______

(1) *Clarus* und *Radius* Beitræge, t. III, n° 17. — (2) Séméiotique
des urines. Paris, 1841.

tance, et regarde l'hydropisie par anémie comme la plus fréquente de toutes chez les individus atteints de scarlatine. Dans l'impossibilité de nier l'existence de l'albuminurie chez le plus grand nombre des scarlatineux, il a présenté ce symptôme comme une conséquence fréquente de l'état anémique lui-même. Suivant lui, les scarlatineux qui présentent l'hydropisie par anémie sont affaiblis, débilités; on ne constate ni albumine dans les urines, ni altérations dans les reins. Cependant, lorsque l'hydropisie a atteint un haut degré d'intensité, elle détermine l'infiltration d'une certaine quantité de sérosité dans tous les organes, dans tous les tissus, et peut de cette manière produire un œdème des reins. Cet œdème une fois développé, il passe presque toujours dans les urines une quantité d'albumine variable, mais en général faible, et ne se rencontrant qu'à une époque avancée de la maladie. Ainsi, au lieu de précéder l'hydropisie comme dans la maladie de Bright, l'apparition de l'albumine dans l'urine des scarlatineux n'est ici que consécutive, lorsque toutefois elle existe.

La pathogénie de l'accident secondaire qui nous occupe serait peut-être environnée de moins d'obscurité si les auteurs qui l'ont étudiée n'avaient cherché à rapporter à une seule et même cause

tous les cas d'anasarque qui peuvent se présenter
à la suite de la scarlatine. Nous croyons, et c'est
l'opinion qui tend à prévaloir de nos jours, que
cette complication se développe en vertu d'influences complexes, et qu'elle peut reconnaître
pour cause tantôt une modification apportée par
l'exanthème dans les fonctions et le tissu de la
peau, tantôt une lésion viscérale, et principalement
une altération des reins, tantôt enfin un changement survenu dans les qualités du sang. Des recherches bien faites d'anatomie pathologique
mettraient probablement en évidence l'exactitude
de cette proposition.

Quant aux causes déterminantes de l'anasarque
scarlatineuse, M. *Voisin* dit qu'elle est souvent
due à l'administration intempestive des purgatifs;
tandis que *Hufeland* assure l'avoir vue quelquefois
survenir uniquement par suite de l'omission des
évacuants [1]. *Wendt* l'attribue à l'emploi irration-
nel des diaphorétiques; M. *Miquel* [2], à l'ingestion
démesurée d'aliments trop abondants ou trop excitants; *J. Frank* [3], à des causes multiples, telles
que : le refroidissement, l'état moral du malade,

---

(1) Bemerkungen über die Blattern, verschiedene Kinderkrankheiten, etc., Berlin, 1798, p. 459. — (2) Gazette médicale de Paris,
t. II, 1834, p. 426; Recueil de la Société de médecine d'Indre-et-
Loire, 1833. — (3) Pathologie interne, traduction de l'Encyclopédie
des sciences médicales, Paris, 1837, t. XI, p. 126.

des écarts de régime, la suppression d'évacuations, l'interruption de la desquamation, un état morbide primitif du système lymphatique, et, en général, un mauvais traitement. Mais c'est dans l'exposition prématurée du malade à l'air froid ou frais que la grande majorité des praticiens ont placé la cause déterminante principale, sinon exclusive, de cette complication. *Heister, Vogel, Rosen, Borsieri,* avaient déjà depuis long-temps signalé l'influence de cet agent extérieur sur le développement de l'anasarque scarlatineuse; *Vieusseux* de Genève alla plus loin, et le présenta comme la cause déterminante unique de cet accident secondaire. « Je n'ai rencontré aucun cas où la cause du mal fût ailleurs que dans l'exposition prématurée à l'air froid ou frais, soit que l'anasarque fût partielle ou générale, soit, ce qui est plus rare, qu'il n'y eût point d'enflure extérieure, mais seulement des symptômes d'hydropisie intérieure. Non point que l'air froid, après la fièvre scarlatine, ne puisse jamais produire que des accidents d'anasarque ou d'hydropisie; je dis seulement qu'en général l'air froid produit l'anasarque, et que l'anasarque ne peut avoir d'autre cause[1]. » Une remarque propre à *Méglin,* qui,

---

(1) Mémoire sur l'anasarque à la suite de la fièvre scarlatine : Recueil périodique de la Société de médecine de Paris, t. vi, p. 381.

du reste, partage entièrement la manière de voir de *Vieusseux*, c'est que l'impression de l'air chaud produit quelquefois l'anasarque aussi promptement que celle de l'air froid. « Je me rappelle, dit ce praticien, avoir vu des enfants, pour être sortis contre mes ordres dans la quatrième semaine après la scarlatine, pendant les chaleurs brûlantes du mois d'août, enfler peu de jours après, et tomber dans des anasarques avec menace d'ascite très-difficiles à détruire[1]. » M. *Godelle*[2] dit également avoir vu beaucoup d'anasarques, toutes produites par l'impression de l'air froid et humide sur la peau après la desquamation. D'un autre côté, un médecin très-distingué, le Docteur *Robert*[3], oppose à l'assertion de *Vieusseux* une épidémie de scarlatine qui a régné à Langres, dans laquelle il prétend avoir observé que les malades auxquels on n'avait permis de s'exposer à l'air froid que très-long-temps après la cessation des symptômes, avaient été affectés de l'anasarque, tandis que plusieurs de ceux qui étaient sortis dès le commencement de leur convalescence en avaient été exempts : en sorte qu'il regarde

---

(1) Journal de médecine, chirurgie et pharmacie, etc., janvier 1811, t. XXI, p. 36. — (2) Revue médicale, 1843, t. II, p. 511. — (3) Journal de médecine, etc., prairial an X, p. 249.

comme inutile, et même comme dangereux, d'assujettir les malades à une réclusion de deux mois; il croit, au contraire, qu'il est important, pour prévenir l'hydropisie, de ranimer le ton des vaisseaux absorbants en exposant, dès que les forces le permettent, l'enfant à l'air, qui est un des toniques les plus héroïques. Enfin, M. *Ollivier-Mairy* [1] dit avoir observé que, proportion gardée, l'œdème survient presque aussi souvent chez ceux qui demeurent enfermés que chez ceux qui sortent trop promptement. Nous pensons que les opinions contradictoires que nous venons de rapporter sont trop exclusives. On ne peut nier qu'indépendamment de la coïncidence de la néphrite albumineuse, la complication dont il s'agit ne se développe le plus souvent sous l'influence d'un refroidissement; mais sa fréquence paraît aussi dépendre, dans beaucoup d'épidémies, du génie même de la constitution médicale. Dans quelques épidémies, un très-petit nombre de convalescents sont affectés d'anasarque; dans d'autres, presque personne n'est exempt de cette maladie consécutive. *C.-G. Hoffmann* déclare l'avoir vue survenir, en 1787, chez tous les malades atteints de scarla-

---

(1) Quelques Recherches sur la fièvre scarlatine: Journal de médecine, chirurgie et pharmacie, décembre 1822, t. xv, p. 312.

tine, quoique l'on prît toutes les précautions ima-
ginables pour les prémunir du froid et les mettre
à l'abri de l'air extérieur.

Plenciz, Stork, de Haen, qui exerçaient l'art
de guérir sous un climat plus rigoureux que le
nôtre, ont considéré l'anasarque comme une suite
essentielle de la scarlatine, comme une espèce de
dépuration analogue à la fièvre secondaire de la
variole. Des auteurs plus modernes ont émis, sur
la nature de l'hydropisie scarlatineuse, une opinion à peu près semblable, sans regarder toutefois cet accident comme un épiphénomène nécessaire de la maladie. « Ces épanchements séreux
sont des crises non résolues, des crises impar-
faites, » disent *Robert*[1] et *Récamier*[2]. « Ils tiennent, dit *Copland*[3], à une surabondance de
matériaux excrémentitiels. » Nous dirons, avec
M. *Bouillaud*[4], que « cette explication ne signifie absolument rien aujourd'hui; » et nous
ajouterons que si l'anasarque scarlatineuse était
une crise, elle surviendrait principalement dans
les cas où l'exanthème et la desquamation ont été
peu prononcés; or c'est précisément à la suite

---

(1) Journal de médecine, prairial an x, p. 249. — (2) Lancette
française, gazette des hôpitaux, numéro du 17 décembre 1842,
p. 699. — (3) Dictionary, art. Dropsy of the cell. tiss.— (4) Traité de
nosographie médicale, Paris, 1846, t. II, p. 150.

des scarlatines où l'éruption a été intense et l'exfoliation épidermique considérable, qu'elle paraît
se montrer avec le plus de fréquence.

ÉPANCHEMENTS DANS LES CAVITÉS SÉREUSES.—Un
caractère qui distingue l'hydropisie scarlatineuse
de celle qui survient dans la maladie de Bright,
c'est sa tendance spéciale à se propager du tissu
cellulaire sous-cutané au système cellulaire séreux, et à déterminer des épanchements dans les
cavités du péritoine, de la plèvre, de l'arachnoïde,
etc.; épanchements qui ne sont qu'une fraction
de l'hydropisie générale, et qu'il ne faut pas confondre avec ces effusions inflammatoires qui sont
la suite d'une péritonite, d'une pleurésie, d'une
méningite.

Willan assure n'avoir jamais vu d'effusion
considérable se manifester dans les cavités internes, ce qu'il faut attribuer au génie particulier
des épidémies qu'il eut l'occasion d'observer :
car ces épanchements sont assez communs; il
n'est même pas rare de les voir s'opérer brusquement et entraîner la mort en quelques heures.
Vieusseux [1] cite l'exemple d'une jeune fille de

---

(1) Recueil périodique de la Société de médecine de Paris, t. VI,
p. 410.

9 ans, atteinte d'anasarque à la suite d'une scarlatine, et qui succomba tout-à-coup ; à l'autopsie on trouva une grande quantité d'eau dans les cavités du thorax et du péricarde. MM. *Rilliet* et *Barthez* rapportent le cas non moins remarquable d'un enfant affecté d'anasarque scarlatineuse, chez lequel il survint brusquement un œdème du poumon qui entraîna la mort en peu d'instants.

Les hydrocéphales scarlatineuses ne sont pas toujours la suite d'une phlegmasie des membranes du cerveau : elles peuvent se produire, de même que l'ascite, l'hydrothorax, etc., sans aucuns caractères locaux inflammatoires, comme dépendances d'une hydropisie générale. Cette distinction essentielle n'a pas été saisie par tous les médecins. *Abercrombie*[1], par exemple, rapporte dans tous les cas à l'inflammation les accidents cérébraux qui compliquent quelquefois la scarlatine, soit dans son cours, soit après la disparition de l'éruption, et lorsqu'il est déjà survenu une anasarque.

2° ACCIDENTS CÉRÉBRAUX.

La scarlatine se distingue de toutes les autres

---

(1) Traité pratique des maladies de l'encéphale, etc., trad. de l'anglais par Gendrin, 2ᵉ édition, 1835, p. 206.

fièvres éruptives par une tendance particulière à
s'accompagner de symptômes cérébraux. Cette
tendance, à laquelle *Pfeufer* et d'autres auteurs
ont attaché une grande valeur comme signe diagnostic, se révèle dès le début de la maladie par
l'agitation, l'insomnie ou la somnolence, l'exaltation de la sensibilité, le délire. « In febri rubrâ, dit *Heberden*, ægri vel ipso primo die deli-
rant; atque interdum, licèt omni alio periculi
indicio vacent, tamen non cessant aliena loqui
singulis noctibus ab initio morbi usque ad fi-
nem. » Ces symptômes, qui s'observent fréquemment dans la scarlatine normale, peuvent dans
certains cas acquérir assez d'intensité et de per-
sistance pour constituer une complication sérieuse; et il n'est pas rare de voir survenir ces
troubles de la sensibilité, de l'intelligence et de
la motilité qui caractérisent ordinairement l'inflammation du cerveau et de ses enveloppes.

Ce qu'il y a de remarquable, c'est que le
plus souvent les lésions trouvées à l'autopsie ne
sont point en rapport avec l'intensité des symptômes cérébraux observés pendant la vie. Ces
derniers ne sont d'ordinaire le résultat d'aucune
lésion importante de l'appareil cérébro-spinal,
bien qu'ils simulent parfois ceux de la méningite; une congestion sanguine plus ou moins vive

est la seule altération que l'on constate le plus souvent, mais non toujours, et parfois cette congestion n'est pas plus forte que celle qu'on trouve dans plusieurs maladies où les symptômes cérébraux ont été nuls. Un fait qui doit étonner dans une maladie où les hydropisies sont fréquentes, faciles et rapides, c'est que cette congestion sanguine ne s'accompagne presque jamais d'un épanchement de sérosité, ni dans les mailles de la pie-mère, ni dans les ventricules cérébraux; les liquides séreux non-seulement ne sont pas plus abondants que d'habitude, mais même, dans quelques cas, manquent tout-à-fait [1].

La scarlatine peut du reste dans certains cas, rares à la vérité, se compliquer d'une véritable inflammation, soit de la substance même du cerveau, soit de ses enveloppes.

L'encéphalite a surtout été étudiée par *Fischer* [2], qui paraît avoir eu fréquemment l'occasion de l'observer. Voici ce qui annonce, suivant lui, que l'inflammation s'est propagée des méninges au cerveau : le délire furieux fait place à la mussitation, aux convulsions et à la carphologie; l'œil, qui dans la méningite est brillant, vif, et

---

(1) Rilliet et Barthez, loc. cit., p. 621. — (2) Gründliche Darstellung des Scharlachfiebers, Prag, 1852, p. 46.

ordinairement rouge vers les angles, devient terne, fixe, hébété; l'exanthème, qui est d'un rouge vif tant que la phlegmasie est bornée aux enveloppes du cerveau, pâlit lorsqu'elle s'étend à l'organe même, et la peau se couvre d'une sueur froide et visqueuse.

Les accidents cérébraux se sont montrés avec une grande fréquence dans l'épidémie de Greifswald [1], 1826. On les combattait avec d'autant plus de succès qu'ils survenaient plus tardivement; chez un assez grand nombre de malades, ils n'étaient accompagnés ni d'angine, ni d'exanthème, quoiqu'il fût facile de reconnaître qu'ils étaient sous la dépendance de l'infection scarlatineuse.

3° LARYNGO-TRACHÉITE, PNEUMONIE, OEDÈME DE LA GLOTTE, CROUP.

LARYNGO-TRACHÉITE. — Autant cette complication est fréquente dans la rougeole, autant elle est rare dans la scarlatine. On observe, il est vrai, assez communément dans cette dernière maladie une petite toux sèche avec raucité de la

---

(1) *Seifert.* Nosolog. therapeut. Bemerkungen, etc., 1827, p. 44.

voix ; mais c'est moins la suite d'un état inflammatoire du larynx que l'effet de la sympathie qui unit le pharynx et la partie supérieure des voies aériennes [1]. La laryngite scarlatineuse diffère de celle qui accompagne la rougeole, en ce qu'elle a plus de tendance à rester sèche, et qu'elle semble occuper le tissu muqueux tout entier, et non principalement les glandes mucipares. D'un autre côté, elle lui ressemble par sa tendance à se propager de proche en proche jusqu'aux dernières ramifications bronchiques, et à déterminer alors tous les accidents propres aux bronchites capillaires [2].

Quelle que soit en général la rareté de la laryngite comme complication de la scarlatine, on cite certaines épidémies où elle s'est montrée avec une fréquence particulière; par exemple celle qui a été observée par *Hamilton* [3], et dans laquelle la phlegmasie pharyngienne envahissait constamment l'épiglotte, le larynx, la trachée, et souvent les bronches.

PNEUMONIE. — **La pneumonie, quoique rare,**

---

(1) *Benedict.* Geschichte des Scharlachfiebers, Leipzig, 1810, p. 26. — (2) *Barrier.* Traité pratique des maladies de l'enfance, 1842, t. II, p. 682. — (3) Gazette médicale, 1833, p. 811.

est plus commune que la bronchite. *Hamilton* prétend qu'elle est presque constamment la cause de la mort chez les individus qui succombent avec une anasarque.

OEdème de la glotte. — L'infiltration séreuse du tissu cellulaire sous-muqueux du larynx, si rare chez les enfants, s'observe quelquefois dans le cours ou à la suite de la scarlatine. Tantôt elle est le résultat de l'extension de la phlegmasie du pharynx à la muqueuse qui revèt les ligaments aryténo-épiglottiques; tantôt elle est la conséquence de l'hydropisie, l'accident dernier de l'anasarque. MM. *Trousseau* [1] et *Barrier* [2] citent deux cas très-remarquables dans lesquels l'hydropisie active du larynx ne fut précédée ni accompagnée d'aucune phlegmasie de cet organe.

Croup. — Un caractère essentiel de la phlegmasie scarlatineuse du pharynx, c'est de n'avoir aucune tendance à envahir les voies aériennes. « Pendant le cours de plusieurs épidémies de

---

(1) Journal des connaissances médico-chirurgicales, juillet 1856. — (2) Ibidem, juillet 1842, p. 6.

scarlatine que j'ai eu l'occasion d'observer depuis vingt ans, dit M. *Bretonneau*[1], et dont quelques-unes ont été assez graves pour faire périr un grand nombre de malades, il ne m'est pas arrivé une seule fois de voir la mort causée par la propagation de la phlegmasie dans le larynx et par l'occlusion de la glotte. » On trouve dans les auteurs un grand nombre d'exemples de complication du croup avec la scarlatine[2]; on a même considéré cette maladie exanthématique comme une cause excitante du croup. Mais nous pensons, avec *Rosen*, *Albers*, M. *Bricheteau*, etc., que le développement de ces deux affections n'est qu'une simple coïncidence qui dépend de la même constitution médicale.

---

(1) **Des Inflammations spéciales du tissu muqueux**, 1826, p. 249.—(2) *J. Frank* cite les auteurs suivants comme ayant rapporté des exemples de croup occasioné par la scarlatine : *Morton*, Op. medic., Genevæ, 1696, c. III, p. 13; *Johnston*, Philos. trans., n° 49, 1749; *Withering*, an Account of the scarlet-fever, London, 1779; *Ueberlacher*, Unters. über das Scharl., Wien, 1789; *Heberden*, Comment., éd. Sommer., 1804, p. 22; *Harris*, the philadelph. med. and phys. Journ., by Bardon, Philad., 1805, p. I; t. II, p. 28; *Stoll*, Rat. med., Vienn., 1790, p. VII, p. 92, hist. 12; *Albers*, Comment., p. 80, 82. — Parmi les auteurs plus modernes qui ont mentionné cette complication, ou plutôt cette coïncidence du croup et de la scarlatine, nous citerons *Reich*, loc. cit., p. 10; *Guérétin*, loc. cit., p. 283; *Mondière*, loc. cit., p. 188; *Godelle*, loc. cit., p. 523.

4° CORYZA.

L'extension de l'inflammation de l'arrière-bouche aux fosses nasales donne souvent lieu à une rhinite peu intense, caractérisée par la sécheresse de la membrane pituitaire ou par un écoulement de mucosités plus ou moins abondant. Mais le coryza peut, dans certains cas, se présenter sous forme purulente ou pseudo-membraneuse, et constituer, par sa gravité, une complication importante. Cette affection secondaire a été fréquente dans les épidémies de scarlatine angineuse étudiées par *Huxham*, *Withering*, M. *Guérétin*. « Chez quelques malades, dit le premier de ces auteurs, les narines étaient extraordinairement enflammées et excoriées, dégouttant continuellement une matière sanieuse tellement âcre, qu'elle corrodait non-seulement les lèvres, les joues et les mains des enfants malades, mais même les mains des personnes qui en prenaient soin. Lorsque les narines commençaient à s'ulcérer, les malades ne cessaient d'éternuer, surtout les enfants : car je n'ai vu que peu d'adultes affectés de ce symptôme, au moins à un degré un peu élevé. Il était étonnant de voir la quantité de matière que les enfants rendaient par cette voie. Comme ils s'en barbouillaient le visage et les mains, ces parties étaient couvertes d'ampoules. » MM. *Rilliet* et *Barthez* n'ont observé cette complication qu'un petit nombre de fois, et ils pensent que le génie épidémique n'est pas étranger à sa production. *Schœnlein* prétend qu'elle est toujours mortelle lorsqu'elle est accompagnée de parotides. Elle offre aussi une gravité toute particulière, lorsque le coryza est pseudo-membraneux et qu'il coïncide avec une angine de même nature. M. *Barrier* a vu, dans un cas de ce genre, l'asphyxie résulter de la gêne apportée au passage de l'air par le gonflement des amygdales d'une part, et par le rétrécissement des fosses nasales de l'autre. *Hufeland*[1] cite une observation dans laquelle l'ulcération de la membrane pituitaire avait entraîné la perforation de la voûte palatine, et la destruction des os propres du nez que le malade rendait par fragments en éternuant.

5° OPHTALMIE.

La phlegmasie oculaire, qui accompagne assez

---

[1] Bemerkungen über die Blattern, verschiedene Kinderkrankheiten, etc., Berlin, 1798, p. 161.

fréquemment la scarlatine, peut, dans certains cas, devenir assez intense pour constituer une véritable complication. Cette ophtalmie, que les partisans de l'école de *Beer*[1] regardent comme spécifique, mais dont il serait impossible de préciser l'espèce si l'on ne connaissait pas d'avance la nature de l'éruption cutanée[2], cette ophtalmie, disons-nous, offre en général peu de gravité, et n'intéresse guère que la conjonctive ou la sclérotique. Cependant il n'est pas très-rare de voir l'inflammation envahir l'iris[3] ou s'étendre à la cornée, et donner lieu à une kératite, même à une kératite ulcéreuse. Dans ce dernier cas, on voit apparaître sur la cornée quelques places luisantes qui deviennent bientôt ternes, et sur lesquelles s'élèvent des phlyctènes qui, en crevant, se changent en ulcères, dont le pus peut fuser entre les lamelles de la membrane malade et former un onyx[4]. Quelquefois même la capsule du cristallin devient malade. *Mackensie*[5] rapporte

---

(1) *Schmidt, Weller, Benedict, Rosas, Sichel*, etc. — (2) *Velpeau*, Manuel pratique des maladies des yeux, in-18, 1840, p. 590; *Carron du Villards*, Guide pratique pour l'étude et le traitement des maladies des yeux, Paris, 1838, t. II, p. 84. — (3) *Mackensie*. Traité pratique des maladies des yeux, trad. Laugier et Richelot, 1844, p. 344. — (4) *Stœber*. Manuel pratique d'ophtalmologie, 1834, p. 216. — (5) Loc. cit.

avoir opéré un jeune garçon d'environ huit ans, chez lequel des taches de l'hémisphère antérieur de la capsule s'étaient produites sous l'influence de la cause dont il s'agit.

L'épidémie de Birmingham, 1778, décrite par *Withering*, paraît avoir été remarquable par la fréquence et la gravité des conjonctivites. « Les yeux étaient extraordinairement rouges : ce n'était pas cette rougeur linéaire qui est évidemment causée par l'injection des vaisseaux ; mais c'était une rougeur uniforme et luisante, comme celle des yeux du furet. »

6° GASTRITE, ENTÉRO-COLITE.

GASTRITE. — La gastrite complique rarement la scarlatine, quoique les adeptes de *Broussais* aient poussé l'exagération jusqu'à placer dans l'estomac enflammé le point de départ de l'éruption. Le vomissement, la soif, et la rougeur vive de la langue et du pharynx, ne sont pas suffisants pour faire admettre l'existence d'une gastrite chez un scarlatineux : car le premier de ces symptômes est un effet sympathique ; le second, une fraction de l'appareil fébrile ; et le troisième, une dépendance de l'exanthème. M. *Rostan* [1] cite cependant un exemple très-remarquable de cette complication, qui est beaucoup plus rare dans la scarlatine que dans la variole.

ENTÉRO-COLITE. — Il n'est pas très-rare de voir la scarlatine s'accompagner d'un dévoiement peu intense pendant un petit nombre de jours ; mais cette diarrhée, qui cesse spontanément, a trop peu d'importance pour qu'on doive la considérer comme le symptôme d'une entérite. MM. *Rilliet* et *Barthez* [2] n'ont observé que dix-huit fois sur quatre-vingt-sept malades, du côté de l'intestin, des phénomènes pouvant être envisagés comme dus à une complication. A l'autopsie, ils ont constaté des entéro-colites folliculeuses, des inflammations érythémateuses légères et peu étendues, ou un ramollissement simple de la muqueuse. Ils n'ont jamais rencontré ces graves inflammations ulcéreuses ou pseudo-membraneuses qu'on note à la suite de la variole, et quelquefois de la rougeole.

(1) Gazette des Hôpitaux, 2 septembre 1843, p. 414. — (2) Loc. cit., p. 624.

7° INFLAMMATIONS SÉREUSES.

PÉRICARDITE. — Un nouveau trait de l'affection scarlatineuse, sur lequel l'attention du public médical a été attirée dans ces derniers temps, c'est la complication de la péricardite avec cette maladie. La pathogénie de cette affection secondaire offre encore beaucoup d'obscurité. Serait-elle sous la dépendance de ces douleurs rhumatoïdes que nous verrons si fréquentes dans la scarlatine? *Walson* affirmait que les cas de scarlatine dans lesquels les articulations deviennent douloureuses et se tuméfient, se distinguent du véritable rhumatisme par l'absence de complications du côté du cœur. L'affection cardiaque se rencontre, en effet, dans des cas où il n'y a aucune apparence de douleurs rhumatismales. Ou bien, la péricardite et le rhumatisme n'ont-ils d'autre rapport qu'une communauté d'origine? et peut-on admettre, avec M. *Alison*[1], la présence, chez les scarlatineux, de composés cristallisables qui se formeraient en excès, et qui, n'étant pas enlevés à temps par les reins, donneraient lieu tantôt à la péricardite, tantôt au rhumatisme et à

____

[1] London medic. Gaz., février 1845.

la goutte? Cette dernière opinion est probablement celle qui se rapproche le plus de la vérité.

Les exemples les mieux circonstanciés de péricardite survenue à la suite de la scarlatine sont ceux qui ont été relatés par *Krukenberg*[1], *Hinterberger*[2], et par M. *Alison*.

Une autre complication du côté du cœur, qui a encore été très-peu étudiée, et qui a, je crois, été notée pour la première fois par M. *Bouillaud*[3], c'est l'endocardite. « Chez quelques individus enlevés par la scarlatine, comme chez d'autres morts de la rougeole, nous avons trouvé des traces certaines d'endocardite ; et , depuis que notre attention s'est fixée plus particulièrement sur ce point, nous avons pu dans quelques cas reconnaître pendant la vie l'existence de cette espèce d'endocardite. »

P*LEURÉSIE*, *PÉRITONITE*. — La pleurésie, qu'il ne faut pas confondre avec l'épanchement séreux qui se rattache à l'hydropisie, s'observe quelque-

---

(1) Jahrb. der ambulatorischen Klinik, Halle, t. ɪ, 1820. — (2) Beobachtungen über das Scharlach mit Entzündung des Rückenmarkes des Herzens, der Aorta, etc. In-8°, Linz , 1833. — (3) Traité de nosographie médicale, Paris, 1846, t. ɪɪ, p. 153.

fois dans le cours ou à la fin de la scarlatine.
M. *Guillemin*[1] fait mention d'une épidémie dans
laquelle l'inflammation de la plèvre paraît avoir
été fréquente. *Vieusseux*[2] cite le cas intéressant
d'une jeune fille chez laquelle on trouva à l'autopsie, dans le côté gauche de la poitrine, une
collection prodigieuse de pus qui comprimait le
poumon et le médiastin. Cette complication, du
reste, a encore été peu étudiée. Nous en dirons
autant de la péritonite.

Il ne faut pas oublier que les inflammations
séreuses dont nous venons de parler, péricardite,
pleurésie et péritonite, ne sont point des phlegmasies franches, mais qu'elles ont quelque chose
de spécifique comme les maladies qu'elles accompagnent. Elles se rapprochent beaucoup, par
leur marche et leurs caractères anatomiques, des
hydropisies scarlatineuses. En effet, comme l'ont
fait remarquer MM. *Rilliet* et *Barthez*, elles sont
remarquables par un épanchement considérable
et par le petit nombre et le peu d'étendue des
autres produits inflammatoires. Quelques fausses
membranes molles, petites, souvent linéaires, rarement du pus, viennent dénoter la nature inflam-

---

(1) Thèses de Paris, n° 192, 1833. — (2) Recueil périodique de
la Société de médecine de Paris, t. VI, p. 416.

matoire de l'épanchement, mais ne suffisent pas pour constituer ces inflammations franches qu'on trouve dans d'autres circonstances. Ici la sécrétion séreuse domine, et se rapproche de l'infiltration sous-cutanée, de l'œdème des différents organes : la marche est la même; c'est presque partout une hydropisie active demi-inflammatoire. Toutefois on a noté chez quelques malades une rougeur vive de la membrane séreuse sans épanchement : cette congestion, qui s'était révélée pendant la vie par des symptômes inflammatoires, précédait sans doute l'épanchement séreux.

8° INFLAMMATIONS ARTICULAIRES.

Des symptômes plus ou moins graves se déclarent quelquefois du côté des articulations, pendant le cours ou à la suite de la scarlatine. *Sennert* et *Dœring* sont les premiers qui aient fait mention de douleurs articulaires avec gonflement et rougeur survenant au déclin de la maladie, et analogues à celles qu'on observe dans le rhumatisme aigu : « In declinatione tandem materia ad articulos extremorum transfertur, ac dolorem et ruborem ut in arthriticis excitat[1]..... »

______

(1) *Sennert.* Opera omnia, t. vi, lib. 5, cap. 12, p. 485.

« Terminabatur ad plurimum translatione mate-riæ ad articulos extremorum cum tam dolorifico tumore ac rubore qualis apud arthriticos esse solet [1]..... » Cette complication n'est pas aussi rare que M. *Chomel* [2] l'a prétendu : car elle a été observée par un grand nombre de praticiens, tels que *Murray* d'Edimbourg, *Borsieri* [3], *Rush* [4], *Rœsch* [5], *Reid* [6], *Wood* [7], *Duchateau* [8], *Kreyssig, Pidoux,* etc. Elle s'est montrée fréquente dans certaines épidémies, notamment à Breslau, en 1770 [9]; à Rotterdam, en 1778 [10]; à Stockholm, en 1790 [11]; à Kœnigslutten, en 1799 [12]; à Hanau, en 1818 [13]; etc. L'inflammation articulaire est quelquefois suivie de suppuration [14]. Dans un cas cité par M. *Duchateau,* il survint tout-à-coup deux parotides le quatorzième jour; la nuit sui-

---

(1) In *Sennert,* op. cit., t. VI, cent. 2, epist. 18. — (2) Clinique, t. II, p. 153. — (3) Inst. med. prat., Venet., 1817, t. III. — (4) Medical Inquiries, etc. Philadelphia and Lond., 1789. — (5) Medic. Corresp.-Blatt, t. III, n° 37. — (6) Gaz. médic., 1837, p. 554. — (7) Ibid., p. 118. — (8) Bullet. de la Société médic. d'émulation, n° V, mai 1816. — (9) Hist. morb. qui annis 1699, 1700, etc., Wratislaviæ grassati sunt: Bib. med., t. XXXI, p. 179. — (10) *Bicker.* Beschreibung eines Scharlachf. welches zu Rotterdam, etc., 1780. — (11) *Hagstrœm.* Samml. auserl. Abh., XIV, p. 463. — (12) *Hahnemann.* Heil. und Verhütung des Scharlachf., Gotha, 1801. — (13) *Kopp.-Most's* Gesch. des Schar'., t. II, p. 302. — (14) *Sims,* Mem. of the medical Soc. of London, vol. I, p. 388; *Withering,* an Account of the scarlet-fever, London, 1779.

vante, toutes les articulations des membres supé-
rieurs et inférieurs se tuméfièrent et s'emplirent
d'un pus non digéré; les plus considérables de ces
tumeurs ayant été ouvertes, il en sortit un pus
d'une odeur fétide, et le malade succomba le lendemain. *Kennedy*[1] a trouvé du pus dans plusieurs
grandes articulations et dans les articulations
sterno-claviculaires; la membrane synoviale était
enflammée, et la suppuration avait érodé les car-
tilages et détaché les épiphyses. On a même vu
l'accident secondaire dont il s'agit, donner lieu
à une luxation spontanée du fémur[2].

9° AUTRES ÉRUPTIONS.

ROUGEOLE. — La rougeole et la scarlatine peuvent coïncider chez le même individu; et, si cette
complication paraît plus rare que celle de la
scarlatine et de la variole, c'est probablement
parce qu'il est souvent difficile de distinguer l'exanthème propre à chacune des deux maladies. Il
y a néanmoins des cas où la coexistence des deux

---

(1) London med. chir. Review., oct. 1845; Archiv. gén. de méd.,
t. IV, 1841. — (2) Samml. aus. Abhandl., B. 2, p. 7-8, cité par
J. Frank.

sortes d'éruptions est facile à constater, par exemple lorsque la scarlatine est partielle, et que les intervalles de peau qu'elle a respectés sont couverts de taches morbilleuses [1], ou lorsque les deux éruptions se sont pour ainsi dire partagé la surface du corps, l'une occupant le tronc, et l'autre les extrémités [2]. Il ne suffit pas, du reste, que l'angine se joigne à la bronchite, au coryza et au larmoiement, chez un individu qui présente des traces d'exanthème, pour qu'on doive en conclure une complication de la rougeole et de la scarlatine. On voit en effet, comme l'a remarqué **M.** *Bouillaud* [3], des scarlatines bien franches, bien caractérisées et bien simples, avec accompagnement d'angine et de bronchite; comme aussi on voit des rougeoles bien simples, bien régulières, avec accompagnement simultané de bronchite et d'angine.

VARIOLE. — La coïncidence de la scarlatine et de la variole chez le même individu est surtout fréquente lorsque ces deux maladies règnent épi-

---

(1) *Godelle.* Revue médicale, t. II, p. 530. — (2) *Wendt.* Die Kinderkrankheiten systemat. dargestellt. Breslau, 1822. — (3) Traité de nosographie médicale, Paris, 1846, t. II, p. 136.

démiquement dans la même localité. *Desessarts* [1] et *Struve* [2] ont observé des épidémies de scarlatine accompagnées d'épidémies de variole, et ont vu un assez grand nombre de sujets être atteints à la fois de ces deux affections. Cette complication est fréquente à l'Hospice des enfants, où l'atmosphère des salles est en quelque sorte imprégnée des miasmes qui donnent naissance à ces maladies [3].

PURPURA.—Une maladie, ou plutôt un symptôme qui accompagne assez fréquemment la scarlatine, surtout lorsque celle-ci est elle-même compliquée de variole, c'est le purpura, que *Willan* a placé parmi les exanthèmes. *Beaudeloque* [4]; *Spadafora* [5], *Berton* [6], etc., citent des exemples de cet état complexe, qu'ils appellent une triple éruption. Nous parlerons ailleurs de cette complication, le purpura, dans l'état ac-

---

(1) Mémoires de l'Institut national des sciences et arts, t. i, p. 406. (2) Untersuchungen und Erfahrungen über die Scharlachkrankheit. Hannover, 1803. — (3) *Berton*. Traité pratique des maladies des enfants, 2e édit., Paris, 1842, p. 290. — (4) Gazette médicale de Paris, 1834, p. 312. — (5) Ibidem, 1837, t. v, p. 234. — (6) Traité pratique des maladies des enfants, 2e édit., Paris, 1842, p. 290.

tuel de la science, devant être rayé du cadre des affections cutanées, et rangé dans la classe des hémorrhagies par altération du sang.

ÉRUPTIONS DIVERSES.—La scarlatine peut se compliquer d'urticaire [1], d'eczéma [2], d'érysipèle, de furoncles, etc. *Cappel* [3] l'a vue plusieurs fois suivie de strophulus confertus et de lichen simplex.

10° ENGORGEMENTS CERVICAUX.

Un phénomène qui accompagne fréquemment la scarlatine angineuse et s'observe aussi quelquefois dans la scarlatine normale, est un engorgement inflammatoire des parties extérieures du cou, variable par sa forme, sa consistance et son volume. Les auteurs ont été long-temps en dissidence sur le siége anatomique de cette affection locale. *Wiln, Sims, Withering,* l'ont placé dans les glandes salivaires. *Armstrong* désigne

---

(1) *Guérétin.* Loc. cit. — (2) *Alibert.* Monographie des dermatoses, t. I, p. 382. — (3) Abhandlung vom Scharlach-Ausschlage, Gœttingen, 1803, p. 89.

cette tuméfaction comme une induration douloureuse du cou, sans spécifier si elle appartient aux
glandes salivaires ou aux ganglions lymphatiques.
Withering croit pouvoir conclure de quelques observations que ce gonflement ne se communique
que secondairement aux glandes salivaires, tandis
que *Benedict* pense que dans beaucoup de cas il
peut attaquer primitivement les organes de sécrétion. Enfin, l'opinion qui a prévalu de nos jours,
et dont l'examen nécroscopique démontre la justesse, est celle de *Twedie*, de *Bretonneau* et de
Voos, qui placent le siége de ces tumeurs dans
le système lymphatique et le tissu cellulaire en-
vironnant.

Les épidémies de date récente où les engorgements cervicaux se sont montrés avec le plus de
fréquence et ont été étudiés avec le plus de soin
par d'habiles praticiens, sont celles de Greifswald, 1826 [1], de Dublin, 1834 à 1842 [2], et de
Liverpool, 1840 [3]. Nous allons extraire de l'histoire de ces épidémies ce qui a rapport à la complication dont il s'agit, pour bien faire connaître

(1) *Seifert*. Nosol. therapeut. Bemerkungen über die Natur und
Behandlung des Scharlachfiebers, in-8°, Greifswald, 1827, p. 53. —
(2) *Kennedy*. London medic. chir. Review, oct. 1843 ; Archives
générales de médecine, t. IV, 4ᵉ série, 1844, p. 89. — (3) *Vose*.
Gazette médicale de Paris, 1842, p. 164.

les diverses formes qu'elle peut affecter, et toute la gravité dont elle est susceptible.

A Greifswald, l'affection secondaire se déclarait ordinairement du 7ᵉ au 9ᵉ jour, et jamais avant la période de desquamation. Elle s'annonçait par une tuméfaction indolente et dure, double ou unilatérale, de la région sous-maxillaire, accompagnée d'une fièvre violente et continue, d'agitation et d'insomnie. Le gonflement, d'abord peu prononcé, acquérait souvent, au bout d'un temps plus ou moins long, un volume énorme, au point d'envahir complètement tout l'espace compris entre la mâchoire inférieure et la clavicule. Plus tard, il devenait douloureux au toucher, et acquérait quelquefois la dureté de la pierre. La peau qui recouvrait la tumeur était rarement rouge; le plus souvent elle s'indurait, et prenait une teinte jaunâtre comme du parchemin. Lorsque la suppuration était établie, un coup de lancette donnait issue à une quantité considérable d'un pus verdâtre, caillebotté, fétide, et dont la quantité dépassait toujours 250 grammes, même chez les jeunes enfants. Mais s'il était impossible de déterminer la suppuration, la mort était inévitable. Celle-ci survenait du 3ᵉ au 9ᵉ jour après l'apparition de la tumeur. Tantôt elle était précédée de symptômes cérébraux dont il est facile de se rendre compte, puisque la tumeur empêche mécaniquement le retour du sang de la tête ; tantôt elle paraissait avoir pour cause prochaine une suffocation annoncée par la fréquence extrême de la respiration et les mouvements convulsifs du thorax. L'étiologie de cette complication était très-obscure : on a seulement observé que chez tous les malades qui y succombèrent, l'éruption avait été peu prononcée eu égard à l'intensité du mouvement fébrile. Le pronostic était d'autant plus grave que le malade était moins âgé.

L'épidémie de Dublin ne fut pas moins remarquable que celle dont nous venons de parler, par la fréquence et la gravité des engorgements cervicaux. Ils s'étendaient parfois également jusqu'aux clavicules, et dans un cas jusqu'aux muscles pectoraux, qui étaient durs comme du bois. Ils étaient souvent le siége d'une suppuration diffuse ou en foyer. Chez un grand nombre de malades la gangrène s'empara des parties, et plusieurs succombèrent à des hémorrhagies consécutives à la destruction des vaisseaux. Les suites furent quelquefois remarquables : on vit, dans la convalescence, le cou rester incliné, et les efforts pour redresser la tête excessivement douloureux. Tantôt il y avait alors inflammation de

la région postérieure du cou, avec carie des ver-
tèbres; tantôt les muscles étaient compromis et
infiltrés de lymphe, ou bien leur rétraction était
purement spasmodique.

La relation de l'épidémie de Liverpool, par
Vose, contient des détails anatomo-pathologi-
ques extrêmement précieux, et qui jettent un
grand jour sur le point de départ de la tuméfaction inflammatoire du cou, et sur les tissus qui en
sont le siége. La nécroscopie a démontré à cet
auteur que les glandes salivaires ne contribuaient
jamais à la production des tumeurs cervicales,
soit par leur augmentation de volume, soit par
aucune autre altération appréciable. Les parties
affectées sont le tissu cellulaire, les fibres mus-
culaires et les ganglions lymphatiques. Ces tissus ne sont pas envahis simultanément par l'action
inflammatoire, mais bien en raison inverse de
leur activité vitale et de la complexité de leur
structure. Ainsi, sur un sujet chez lequel la mort
arriva sept jours après l'apparition de la tumeur, le tissu cellulaire était seul affecté; chez
un autre sujet, qui succomba dix jours après que
la tumeur cervicale eut commencé à se montrer,
l'altération des muscles compliquait celle du tissu
cellulaire. Dans un cas, enfin, où la mort n'eut
lieu que le douzième jour après le développement

de la tumeur, les ganglions lymphatiques étaient compris dans les altérations. L'influence locale paraissait, d'après la manière dont elle se propageait, et la nature des produits auxquels elle donnait lieu, offrir plutôt le caractère de l'inflammation diffuse que celui de l'inflammation phlegmoneuse. Dans la plupart des cas où les ganglions lymphatiques furent trouvés faisant partie de la tumeur cervicale, ceux qui se trouvent au-dessus de l'os hyoïde furent toujours les premiers et les plus gravement affectés; la chaîne des ganglions superficiels du cou fut plus fréquemment et plus gravement affectée que celle des ganglions profonds.

Vose n'a pas observé un seul cas de cette complication chez un sujet qui eût dépassé la puberté, et c'est surtout les enfants de six à sept ans qu'elle frappa avec le plus d'activité. Elle paraissait à toutes les époques de la maladie. On l'observait assez fréquemment dans des cas où le mal de gorge n'était pas plus prononcé que dans la scarlatine normale. Dans le plus grand nombre des cas qui se terminèrent d'une manière favorable, la tumeur se dissipa par résolution, sans que la suppuration fût toutefois très-fâcheuse lorsqu'elle se déclarait.

M. *Mondière* [1], qui a eu fréquemment l'occasion d'observer cette espèce d'engorgement dans l'épidémie de l'arrondissement de Loudun, rapporte le cas assez curieux d'un enfant chez lequel les ganglions cervicaux prirent en peu de temps un accroissement tel, qu'au bout de six heures le petit malade portait sur le côté gauche du cou une tumeur de la grosseur du poing, et une du côté droit, un peu moins grosse. — Une heure après il s'écria : « J'étouffe, » et tomba mort.

M. *Ollivier-Mairy* [2] cite une observation analogue. *Carron*, d'Annecy [3], a vu, chez deux individus, un abcès étendu depuis la clavicule jusqu'à la partie supérieure du sternum.

La maladie décrite en 1819 par *Warnekros* [4], sous le nom de parotite épidémique, n'était qu'une scarlatine compliquée d'engorgements cervicaux; l'exanthème manquait, mais chez un grand nombre de malades il y eut desquamation et anasarque.

---

(1) Revue médicale, t. i, p. 182, 1842. — (2) Journal de médecine, chirurgie, pharmacie, etc., décemb. 1822, t. xv, p. 301. — (3) Recueil périodique de la Société de médecine de Paris, 1816, t. lviii. — (4) *Hufeland's* Journal, mars 1820 ; Bibliothèque médicale, t. lxxii, p. 255.

11° OTITE, OTORRHÉE.

La phlegmasie de l'arrière-bouche peut s'étendre à la trompe d'Eustache, et même envahir l'organe de l'ouïe. *Morton* [1] est un des premiers auteurs qui aient parlé de cette complication, qu'on observe assez fréquemment dans les épidémies de scarlatine angineuse [2], quoique MM. *Rilliet* et *Barthez* [3] la regardent comme rare. La suppuration qui en résulte peut déterminer l'exfoliation des osselets de l'ouïe [4] et la destruction du tympan [5]. Cette espèce d'otorrhée serait favorable, suivant *Berndt* [6], dans les formes cérébrales de la scarlatine. *Kreyssig* et d'autres ont prétendu que l'écoulement par les oreilles, chez les scarlatineux, était quelquefois le résultat d'abcès intracraniens. *Pfeufer* [7] a observé un cas de carie du temporal et de l'occipital, suivie de dureté de l'ouïe et d'embarras de la parole.

(1) Opera medica, Lugduni, 1737, t. II, p. 28-35. — (2) Studien im Gebiete der Heilwissenschaft, t. II, p. 58. — (3) Traité des maladies des enfants, 1843, t. II, p. 627. — (4) *Clarke*, Obs. on fevers and on the scarlet-fev., London, 1780 ; *Kennedy*, London med. ch. Review., octob. 1843 ; Archives générales de médecine, 1844, t. IV, p. 89. — (5) *Clarke*, loc. cit. ; *Horn's* Archiv für med. Erfahrung, 1811, st. 2. — (6) Klinische Mittheilungen, 2e cah., 1834. — (7) Der Scharlach, sein Wesen, etc. Bamberg, 1810.

12° GANGRÈNE.

Cette complication est beaucoup plus rare que ne l'ont prétendu quelques auteurs, qui prenaient pour des escarres ces pseudo-membranes dont se tapissent l'arrière-bouche et le pharynx dans la scarlatine angineuse. Cependant on en possède des exemples authentiques. *Navier*[1] a observé la gangrène de la trachée et de l'œsophage; *Taffius*[2], celle de la trachée; *Lecat* et *Lieutaud*[3], celle des intestins. *Heyfelder*[4] a rencontré deux fois la gangrène de la face : dans un cas elle était la suite d'un engorgement cervical terminé par suppuration, chez une jeune fille de six ans. MM. *Rilliet* et *Barthez*[5] ont constaté chez deux malades une gangrène de la bouche, et chez un troisième une gangrène du pharynx et du poumon. *Chambon*[6] a vu des taches scarlatineuses se gangréner. Dans une épidémie qui ravagea l'Amérique septentrio-

----

(1) Sur plusieurs Maladies populaires qui ont régné à Châlons-sur-Marne. Paris, 1753. — (2) Obs. med., p. 42. — (3) Synopsis universæ praxeos medicæ, 1770, t. II, p. 518. — (4) Studien im Gebiete der Heilwissenschaft, t. II. — (5) Traité clinique et pratique des maladies des enfants, 1843, t. II, p. 623. — (6) Traité des maladies des femmes, des filles et des enfants, an VIII, t. II, p. 272.

nale en 1734, les piqûres de sangsues se gangrénaient, ainsi que les vésicatoires [1].

13° HÉMORRHAGIES.

Les progrès de la gangrène du pharynx ou de la suppuration du tissu cellulaire cervical peuvent dans certains cas, très-rares à la vérité, déterminer l'érosion de quelque vaisseau sanguin, et donner lieu à des hémorrhagies très-graves. M. *Mill* [2], d'Edimbourg, cite deux observations où, à la suite d'escarres gangréneuses au pharynx (pour nous servir de ses expressions), il survint une hémorrhagie qui entraîna la mort du malade, et que l'auteur, faute d'examen nécroscopique, attribue à l'ulcération d'un gros vaisseau, probablement d'une des branches carotidiennes. *Bicker* [3] avait déjà rapporté, en 1779, un accident analogue, avec cette différence, que la carotide avait été érodée à la suite d'un abcès au cou. Chez un malade observé par M. *Mondière* [4], l'ul-

---

(1) *Colden.* Medical Observations and Inquiries by a Society of physicians in London, 1758, t. I. — (2) Edimb. medical and surg. Journal, janvier 1841; Archives générales de médecine, 1841, t. X, p. 494. — (3) Samml auserl. Abhandl. zum Gebrauche prakt. Ærzte, t. IX. — (4) Rapport sur une épidémie de scarlatine: Revue médicale, 1842, t. I, p. 182.

cération d'une branche de l'artère maxillaire interne, due à la même cause, donna lieu à une hémorrhagie mortelle en peu d'instants. Plus récemment, un autre exemple très-remarquable de ce genre de lésion s'est offert à un médecin belge, M. *de Bal*[1], de Sweveghem. Une jeune fille de douze ans était arrivée sans accidents à la période de desquamation ; mais elle portait un abcès cervical depuis l'apparition de l'exanthème. Cet abcès, s'étant ouvert, donna issue à une assez grande quantité de pus et de sérosité, et huit jours après à une hémorrhagie qui amena la mort en peu d'instants. A l'autopsie, on trouva que la suppuration avait détruit une partie de la veine jugulaire interne dans une étendue d'un travers de doigt. Le pus n'avait pas séjourné long-temps dans la tumeur ; il n'y avait pas eu de gangrène qui expliquât la destruction de la veine. Le pus avait donc, suivant l'auteur de cette observation, une vertu corrosive particulière, comme cela s'observe quelquefois dans les métastases des maladies internes.

Des hémorrhagies d'un autre ordre, dues manifestement à une altération du sang, surviennent

____

[1] Annales de la Société médico-chirurgicale de Bruges, 2e livraison, 1845.

dans quelques cas de scarlatine grave : ce sont des pétéchies, des vergetures, des extravasations sanguines sous-épidermiques, semblables à celles du purpura, et qui sont quelquefois aussi nombreuses que dans la maladie maculeuse hémorrhagique de *Werlhof*[1]. Souvent les mêmes phénomènes se montrent sur la muqueuse du voile du palais, des amygdales, du pharynx, et se constatent à l'autopsie dans le tube digestif; quelquefois l'épiderme est soulevé par de la sérosité sanguinolente, et l'on aperçoit alors des bulles noirâtres semblables à celles de certains pemphygus[2]. Les poumons renferment des noyaux apoplectiques. Dans des cas assez nombreux, on a vu survenir des hémorrhagies abondantes, répétées, et rapidement mortelles, par le nez, la bouche, par l'intestin, par les voies urinaires. A l'autopsie, on trouve des épanchements sanguinolents dans les plèvres, le péricarde, le péritoine, la vessie[3]. *Plenciz*[4] a vu la salive ensanglantée.

L'épistaxis précurseur de la scarlatine peut dépendre d'une altération du sang comme celle qui survient au début de la fièvre typhoïde. Elle

---

(1) *J. Frank*. Loc. cit., p 125. — (2) *Monneret* et *Fleury*. Compendium de médecine pratique, 1846, t. VII, p. 470. — (3) Ibidem. — (4) Tractatus de scarlatinâ, Vindobonæ, 1780, p. 20.

est alors fâcheuse ; mais elle peut être active, et dans ce cas le malade en éprouve un soulagement marqué.

14° ACCIDENTS NERVEUX.

La scarlatine, surtout lorsqu'elle a revêtu la forme ataxique, laisse quelquefois à sa suite des troubles plus ou moins prononcés du système nerveux. *Bangs* a vu se déclarer chez une jeune fille convalescente de la scarlatine, des symptômes d'hydrophobie qui durèrent plusieurs semaines ; et chez un petit garçon, des attaques d'épilepsie qui se renouvelaient dix fois en douze heures. Une autre jeune fille, observée par *Cappel*[1], fut prise, à la suite d'une scarlatine intense, d'accidents hystériques très-graves et bien caractérisés. *Kreyssig*[2] a vu cette maladie exanthématique suivie d'asthme périodique et de chorée. *P. Frank* raconte avoir été appelé en consultation pour un individu qui avait eu la scarlatine à l'âge de huit ans, et à qui il était resté une toux chronique qui

____

(1) Theoret. und prakt. Abhandlung vom Scharlachausschlage, in-8°, Gœttingen, 1803, p. 90. — (2) Abhandlung über das Scharlachfieber, nebst Beschreibung, etc., in-8°, Leipzig, 1802, p. 60.

se changea en un asthme convulsif au bout de vingt-deux ans. Dans une épidémie observée par *Hahnemann*[1], un grand nombre de convalescents éprouvaient une raideur particulière des articulations, surtout des genoux, avec sensation de tension à l'abdomen et d'engourdissement pénible à la région lombaire. Enfin, on a noté comme accidents nerveux consécutifs à la scarlatine : des mouvements convulsifs[2]; la paralysie des extrémités supérieures[3]; l'alongement des membres malades[4]; la flexion de l'avant-bras, avec difficulté de l'étendre[5]; une sensibilité extraordinaire de la peau[6]; le trouble de la vue, avec impossibilité de lire[7], et même la cécité[8]; la manie[9], etc.

15° ACCIDENTS CONSÉCUTIFS DIVERS.

Enfin, on a encore mentionné comme accidents consécutifs de la scarlatine, la raucité et la

---

(1) Heilung und Verhütung des Scharlachfiebers, Gotha, 1801. — (2) *Bicker.* Sammlung auserlesener Abhandl. zum Gebrauche pract. Ærzte, t. IX, p. 160. — (3) *Delius.* De Paralysi utriusque brachii post febrem scarlatinam. Erlangen, 1773. — (4) *Hagstrœm.* Epidémie de Stokholm, 1790. — (5) *Ollivier-Mairy.* Journal de médecine, chirurgie, pharmacie, etc., décemb. 1822, t. XV, p. 328. — (6) *Clark, J. Frank*, etc. — (7) *Hufeland.* Bemerkungen über die Blattern, Berlin, 1798, p. 461. — (8) *Kreyssig.* Loc. cit., p. 60. — (9) *Willan.* Loc. cit.

faiblesse de la voix [1]; un nasonnement qui ne se dissipa qu'au bout de deux ans et demi [2]; des éternuements fréquents [3]; la tuméfaction des testicules [4]; des accidents scorbutiques [5]; l'ulcération de la commissure des lèvres et de la membrane pituitaire [6]; des excoriations aux lèvres et à la marge de l'anus [7]; la carie des maxillaires [8]; la formation d'abcès dans l'épaisseur et au-dessous des téguments du crâne, surtout à l'occiput [9]; des sueurs colliquatives [10]; l'induration des amygdales [11]; une sensibilité particulière du pharynx sans phlegmasie [12]; la destruction du voile du palais par une suppuration survenue après la desquamation [13].

(1) *Wedemeier.* Diss. hist. scarlat. nuper Gottingæ grassalæ. Gœtting., 1785. — (2) *Filter.* Hufelands Journal, B. 19, st. 1. — (3) *Bicker.* Epidémie de Rotterdam, 1778-9. — (4) *Heberden.* Loc. cit. — (5) *Kortum.* Stollberg, 1798. — (6) *Hahnemann.* Epidémie de Kœnigslutten. Heilung und Verhütung des Scharlachfiebers. Gotha, 1801. — (7) *Clarke.* Epidémie de Newcastle, 1778. — (8) *Dehaen.* Ratio medendi contin., p. 44, cas. 1, et p. 134. — (9) *Pfeufer.* Epidémie de Bamberg. — (10) *J. Frank.* Loc. cit., p. 126. — (11) *Benedict.* Geschichte des Scharlachfiebers, Leipzig, 1810, p. 29. — (12) *Kortum.* Epidémie de Stollberg, 1798. — (13) *Bicker.* Epidémie de Rotterdam, 1778.

CHAPITRE VI.

Anatomie pathologique.

On a dit que la scarlatine n'avait point de caractères anatomiques. Il est vrai que l'autopsie ne révèle le plus souvent aucune autre altération viscérale que celles qui sont propres aux états organo-pathologiques concomitants; mais, si les désordres observés après la mort dépendent presque constamment de complications ou de maladies intercurrentes qui sont venues s'ajouter à la fièvre éruptive, la scarlatine n'en offre pas moins à étudier, comme lui étant propres, d'une part les modifications imprimées par le travail exanthématique aux membranes tégumentaires internes et externes, et de l'autre les propriétés physiques et chimiques du sang, dont l'altération par un principe inconnu constitue l'essence même de la scarlatine. L'organographie cadavérique des scarlatineux doit en outre s'occuper de quelques lésions viscérales assez constantes, qui se rencontrent également dans d'autres maladies, et qui paraissent liées à l'infection du sang.

Quel est le siége anatomique de l'exanthème scarlatineux? *Pfeufer*[1] et *Henle*[2] le placent dans le corps papillaire du derme; *Marcus*[3], *Kiesser*[4], *Gœden*[5], *Wendt*[6], *Ester*[7], *Biehl*[8], etc., dans le réseau vasculaire de la peau. Cette dernière partie de la couche tégumentaire serait, d'après l'opinion la plus moderne, le siége de prédilection de la rougeole, tandis que l'hypérémie scarlati-

---

(1) Der Scharlach, sein Wesen und seine Behandlung, 1819, p. 70.—(2) *Hufelands* Journal der prakt. Heilkunde, t. LXXXVI, n°5. —(3) Specielle Therapie, 3ᵉ partie, 1812, p. 227. —(4) System der Medizin, t. I, 1817, p. 570.— (5) Von dem Wesen und der Heilmethode des Scharlachfiebers, 1822, p. 37. — (6) Das Wesen, die Bedeutung und ærztliche Behandlung des Scharlach., 1819. — (7) Dissertatio de Febre scarlatinosâ ejusdemque morbis secundariis. Kœnigsberg, 1826. — (8) De Febre scarlatinosâ. Berlin, 1828.

neuse affecterait spécialement le système lymphatique superficiel. On invoque à l'appui de cette
assertion les considérations suivantes : L'éruption
scarlatineuse s'étend avec rapidité sur une large
surface; sa rougeur est tout-à-fait superficielle et
sous-épidermique; la chute si générale, si constante de cette dernière membrane semble indiquer que la rougeur a affecté le tissu qui est en
contact avec elle; la fréquence de l'anasarque
s'explique facilement par l'union intime qui doit
exister entre les infiltrations sous-cutanées et un
obstacle aux fonctions exhalantes et absorbantes
de la peau. Enfin, la scarlatine étant une maladie
générale, il est probable qu'elle s'étend à tous les
lymphatiques de l'économie; or, toutes les membranes séreuses étant doublées d'un réseau lymphatique abondant, elles devront aussi présenter
des modifications de fonctions : de là la possibilité d'un épanchement dans les cavités séreuses.
Cette manière de voir sera peut-être un jour jus-
tifiée par l'anatomie pathologique; mais dans
l'état actuel de la science, elle n'est encore qu'une
hypothèse : car, malgré les travaux de MM. *Bres-
chet, Flourens, Wendt,* etc., nos connaissances
sur la structure intime et les fonctions des divers éléments de l'enveloppe tégumentaire sont
encore trop incomplètes pour que nous puissions

localiser les diverses espèces d'exanthèmes, et déterminer quelles sont les parties ou les organes
qui prennent part à la genèse de ces formes élémentaires d'affections de la peau.

Lorsque la mort est arrivée pendant la période
d'éruption, on trouve sur tous les points où elle
existait des taches livides ou violacées. Quelquefois, au contraire, toute trace d'éruption a disparu; mais, en incisant la peau, on trouve une
injection plus ou moins marquée de la couche
dermoïde qui était le siége de l'hypérémie. Si on
examine plusieurs jours après la mort les parties
de la peau sur lesquelles existaient les taches, on
voit que l'épiderme se détache plus facilement; il
s'enlève spécialement du coccyx et des trochan-
ters plutôt que des autres régions, par suite du
décubitus dorsal prolongé. La décomposition putride est, dit-on, plus prompte sur les cadavres
des individus qui ont succombé à la scarlatine.
Le gonflement du tissu cellulaire est moins considérable que pendant la vie. D'ordinaire aussi la
rougeur de la bouche et du pharynx disparaît
après la mort[1].

Nous avons vu dans une autre partie de cet

____

(1) *Blache* et *Guersant*. Dictionnaire de médecine, Paris, 1841,
t. xxviii, p. 171.

ouvrage que, suivant une doctrine récente qui jouit d'une certaine faveur en Allemagne, la rougeur cutanée ne serait pour ainsi dire qu'une des faces de l'éruption, et que celle-ci envahirait en outre toute l'étendue des muqueuses digestive, respiratoire et génito-urinaire, de manière à constituer un véritable enanthème. *Jahn*, et après lui *Schœnlein*, sont allés jusqu'à dire que ce dernier pouvait s'étendre aux membranes du cerveau et à la tunique interne des vaisseaux sanguins. « On trouve ordinairement la membrane interne du système vasculaire, ainsi que les membranes du cerveau, et assez souvent aussi diverses portions de la muqueuse intestinale, parsemées du même exanthème qui occupe la peau : ce qui explique la grande vîtesse du pouls, l'affection cérébrale, et les symptômes gastriques qu'on observe le plus souvent. Il existe encore d'autres rougeurs de la membrane interne des vaisseaux, fait dont on doit la découverte à *Frank*. Elles ont le même aspect qu'à la peau, et sont éparses par taches : tandis que, quand elles sont dues à une inflammation des vaisseaux, la coloration est rose clair, uniformément répandue; les vaisseaux sont rouges à l'extérieur, leurs parois fermes et épaissies. On ne trouve pas les vaisseaux rouges dans tous les cadavres des sujets qui ont succombé à la scarla-

tine : ce qui tient évidemment à ce que, dans beaucoup de cas, l'exanthème interne pâlit et disparaît après la mort comme l'exanthème cutané. »
On a reproché aux auteurs que nous venons de
citer de n'avoir point produit de preuves anatomiques suffisantes à l'appui de leur assertion ; et
on a regardé la doctrine d'un exanthème interne
comme une de ces vues spéculatives si familières
aux auteurs d'Outre-Rhin. Mais nous allons démontrer par quelques citations que ce point d'a-
natomie pathologique est admis, du moins impli-
citement, par les praticiens français. « On trouve
dans les fièvres éruptives, dit M. *Barrier*[1], un
exanthème cutané et un exanthème muqueux.
Le premier occupe ordinairement toutes les régions de la peau : le second, au contraire, est
souvent borné à une certaine étendue de la muqueuse gastro-pulmonaire ; ou s'il occupe la totalité de cette membrane, il paraît au moins plus
développé dans ses portions oculaire, nasale,
bucco-pharyngienne et laryngo-bronchique. »
MM. *Blache* et *Guersant*, dans leur définition de
la scarlatine, disent que les effets du principe pro-
ducteur de cette maladie se font principalement
sentir aux enveloppes tégumentaires externes et

---

[1] Traité pratique des maladies de l'enfance, 1842, t. II, p. 646.

internes. « La phlegmasie qui, pendant la durée de la scarlatine, affecte les narines, la bouche et le pharynx, dit M. *Bretonneau*[1], est de même nature que l'inflammation exanthématique du derme; seulement elle est modifiée par la texture de l'organe tégumentaire. » M. *Dance*[2], à qui nous devons un excellent mémoire sur les altérations que présentent les viscères dans la scarlatine, et qui a très-bien résumé les lésions qui caractérisent les diverses périodes de cette maladie, s'exprime d'une manière très-positive : « Quelles sont les lésions de la première période de la scarlatine? Ce sont de simples congestions sanguines, mais des congestions dont le nombre et l'étendue remplacent en quelque sorte la profondeur, des congestions qui s'étalent largement sur la peau et à l'origine des membranes muqueuses, pénètrent quelquefois dans leur intérieur, envahissent le cerveau, et, chose remarquable, qui tient probablement au génie de la maladie, s'éparpillent sur les viscères de la même manière qu'elles le font sur la peau. Ainsi, nous avons trouvé les membranes muqueuses gastrique et pulmonaire,

---

(1) Aphorismes cliniques sur la scarlatine, in Journal des connaissances médico-chirurgicales, 1re année, p. 268. — (2) Recherches sur les altérations que présentent les viscères dans la scarlatine, in Archives générales de médecine, 1830, juillet, p. 344.

et surtout cette dernière, d'un rouge livide uniforme, le cerveau lui-même coloré en rouge, comme si une teinture eût été appliquée à sa surface.
On dirait que, dans ce cas, la cause de la scarlatine, quelle qu'elle soit, étant surabondante, ne
peut épuiser toute son action au dehors, et dé-
borde sur les viscères en s'y comportant comme
à la surface de la peau. »

Nous manquons encore de données précises et
concordantes sur l'état et la composition du sang
chez les scarlatineux, malgré l'importance que
présenterait l'étude de ce liquide, dont l'altération
spécifique est, comme nous le verrons, le point
de départ de tous les phénomènes morbides observés dans les fièvres éruptives. La fluidité, que
M. *Piorry*[1] regarde comme le seul caractère anatomique de la scarlatine, manque dans un grand
nombre de cas. On conçoit du reste facilement
que le sang se présente dans cette maladie sous
les aspects les plus variés, à raison des complications nombreuses et des phlegmasies intercurrentes qui s'unissent si fréquemment à l'affection
primitive : il est tantôt séreux, clair, fluide; tantôt épais, noirâtre, ou pris en caillots qui varient

---

[1] *Piorry* et *Lhéritier*. Traité des altérations du sang dans les
maladies. Paris, 1840.

sous le rapport de la consistance et de la couleur.
Il n'est pas rare de le voir se couvrir d'une couenne
lorsqu'il y a quelque complication inflammatoire.
Bicker en a vu de fréquents exemples dans l'épidémie de Rotterdam. Soumis à l'examen microscopique, il a offert à M. *Andral*[1] les mêmes caractères que celui de la rougeole, c'est-à-dire le
maintien de la moyenne normale de la fibrine, et
augmentation de la proportion ordinaire des glo-
bules, dont le chiffre s'est élevé à 136 et à 146.

Une lésion anatomique qui se rencontre dans
la scarlatine, la rougeole, la variole, et qui est
une des preuves du lien qui unit la dothinentérie
aux fièvres éruptives, c'est le développement anormal des follicules intestinaux. Il est très-fréquent
de rencontrer dans la scarlatine les glandes de
Brunner développées, et les plaques elliptiques
de Peyer saillantes, et même quelquefois rouges
et un peu ramollies. Ces altérations, qu'un auteur[2]
dit avoir constamment observées dans tous les cas
qui se sont offerts à son examen, sont, suivant
l'expression de M. *Guersant*[3], comme le diminu-
tif de celles qui caractérisent la fièvre typhoïde.

---

(1) Cours de la Faculté, 1841. Essai d'hématologie pathologique,
Paris, 1843. — (2) Gazette médicale de Paris, 1835, t. III, p. 294. —
(3) Dictionnaire de médecine, Paris, 1844, t. XXVIII, p. 171.

Mais si elles simulent, au premier abord, celles qui se constatent dans l'entérite folliculeuse, elles présentent généralement quelques différences au point de vue anatomique. Elles s'en distinguent par l'absence de la matière sous-muqueuse qui constitue les plaques dures; par la coloration vive, le gonflement considérable, qui indiquent une phlogose plus intense que celle qui d'ordinaire a lieu dans la dothinentérie; par leur tendance moindre à l'ulcération [1].

Le développement morbide des follicules solitaires ou agminés n'est pas la seule lésion qui soit commune à la fièvre typhoïde et à la scarlatine : on trouve chez un certain nombre des individus qui ont succombé à cette dernière maladie les ganglions mésentériques un peu rouges, légèrement tuméfiés, et la rate augmentée de volume et ramollie. Toutefois, comme le font remarquer MM. *Rilliet, Barthez, Blache* et *Guersant,* si les symptômes et les lésions de la scarlatine, pris à part, rappellent quelquefois ceux de la fièvre typhoïde, l'analogie cesse dès qu'on veut établir une relation entre les résultats de l'autopsie cadavérique et les phénomènes observés pendant la vie. Ainsi, on voit les altérations des follicules intes-

---

(1) *Barrier.* Loc. cit., t. II, p. 684.

tinaux, des ganglions mésentériques et de la rate, manquer dans la forme typhoïde de la scarlatine, et se montrer parfois dans les autres variétés.

CHAPITRE VII.

Diagnostic.

Les maladies qui pourraient en imposer pour
la scarlatine, ou avec lesquelles il serait possible
de confondre cette fièvre exanthématique, sont
la rougeole, la roséole, l'érysipèle, la miliaire,
l'angine simple, l'angine diphtéritique, la fièvre
typhoïde, la méningite, etc.

Rougeole. — La rougeole et la scarlatine, que
les anciens auteurs et même quelques modernes

ont confondues en une seule et même affection, présentent cependant des différences bien tranchées que nous allons suivre pas à pas.

Période d'incubation. — Nous avons vu que dans la scarlatine il s'écoule un intervalle de temps très-variable entre le moment où le contagium pénètre dans l'économie et celui où l'infection se traduit au-dehors par des symptômes. La durée de la période d'incubation n'est pas mieux déterminée pour la rougeole : cependant, en rapprochant ce que les auteurs ont dit à cet égard, nous sommes porté à en conclure qu'en général elle est plus prolongée dans l'affection morbilleuse que dans la scarlatine. La dissidence qui règne entre les auteurs relativement à la durée du stade d'incubation dans les diverses maladies éruptives, dépend en grande partie de l'impossibilité où l'on se trouve de préciser l'époque de l'infection. Le meilleur moyen d'arriver à un résultat positif serait donc d'étudier ce qui se passe dans les cas d'inoculation artificielle. Or les expériences de ce genre, tentées par *Miquel* d'Amboise[1], *Home*[2], et *Michael* de Katona[3], démontrent que l'évolu-

---

(1) Bulletin de l'Académie de médecine, séance du 9 septembre 1834. — (2) Principia medicinæ, lib. II, sect. 8; et Med. Facts and experiments, 1758, p. 285. — (3) Gazette médicale de Paris, 1843, p. 401.

tion du contagium est en effet plus rapide dans la scarlatine que dans la rougeole, l'invasion de la dernière de ces maladies ayant eu lieu six à sept jours après l'inoculation, et celle de la première dès le troisième jour.

Période d'invasion. — « Cette période, disent les auteurs, est caractérisée dans la scarlatine par des symptômes d'angine, et dans la rougeole par des phénomènes catarrhaux du côté du nez, du larynx et des yeux. » Cette proposition est vraie en thèse générale; mais il ne faut pas croire que le mal de gorge ne puisse s'observer dans la rougeole, et que la toux, le coryza et l'ophtalmie soient étrangers à la scarlatine. La fluxion des muqueuses bucco-pharyngienne, nasale, oculaire, et bronchique, est commune aux deux fièvres éruptives; et ce n'est pas l'existence, mais l'intensité relative et le caractère particulier des congestions-locales, qui doivent servir de base au diagnostic.

L'arrière-gorge présente, chez les morbilleux, une rougeur qui s'étend sur le voile du palais, ses piliers, et les amygdales; mais elle est beaucoup moins prononcée que dans la scarlatine. Les tonsilles ne se recouvrent presque jamais de fausses membranes; et, comme le fait remarquer *Meyer*, il est rare qu'il y ait du gonflement et que la déglutition en soit gênée. Enfin, la rougeur n'apparaît guère avant l'efflorescence cutanée, quoique *Heim* et M. *Marc d'Espine* [1] aient observé le contraire; tandis que dans la scarlatine c'est l'affection du pharynx qui ouvre presque toujours la scène. Notons toutefois qu'il peut y avoir dans la rougeole une véritable angine avec engorgement des ganglions lymphatiques du cou [2], tuméfaction des glandes sous-maxillaires, et ptyalisme plus ou moins abondant [3].

La toux, constante dans la rougeole, manque dans beaucoup de cas de scarlatine; et lorsqu'elle survient dans cette dernière maladie, c'est presque toujours pendant la période d'éruption, tandis qu'elle est un des premiers symptômes qui annoncent l'invasion de la rougeole. La toux scarlatineuse est brève, sèche; l'absence de toute lésion bronchique ou pulmonaire semble indiquer qu'elle n'appartient pas aux voies respiratoires, et qu'elle est plutôt sous la dépendance de l'angine [4]. Dans la rougeole, la toux dure long-temps, avec expuition de crachats crus; elle est rauque, férine,

---

(1) Cités par *Rilliet* et *Barthez*, loc. cit., p. 699. — (2) *Piorry*, cité dans le Compendium de médecine pratique, par *Monneret* et *Fleury*, t. VII, p. 424. — (3) *Naumann*, ibidem. — (4) *Rilliet* et *Barthez*. Loc. cit., p. 589.

revient par paroxysmes, et présente un timbre tellement caractéristique, que quelques médecins prétendent pouvoir reconnaître la nature de l'éruption en entendant tousser le malade.

Si dans la scarlatine les yeux sont parfois rouges et enflammés, ce n'est guère que dans la troisième période; et alors ils sont plutôt brillants et humides que larmoyants; les glandes ciliaires ne sont point affectées, et il n'y a pas de photophobie[1].

Le délire, fréquent dans les prodromes de la scarlatine, est rare dans la seconde période de la rougeole : les malades ne présentent point dans cette dernière affection l'irritabilité d'esprit extraordinaire que *J. Frank* considère comme un signe caractéristique de la scarlatine. Enfin, devons-nous mentionner comme éléments de diagnostic cette *obscurité* du pouls scarlatineux, auquel le même auteur[2] attache presque la valeur d'un signe pathognomonique, et cette tuméfaction des papilles de la langue, donnant à la pointe de cet organe l'aspect d'une fraise, et que *W. Maton*[3]

---

(1) *Willan.* Description and treatment of cutaneous diseases, etc. : Annales de littérature médicale étrangère de *Kluyskens*, t. VIII, p. 173. — (2) Pathologie interne, t. II, p. 109, trad. de l'Encyclopédie des sciences médicales. — (3) Medic. Transact. by the College of physicians in London, t. V.

regarde comme l'indice certain d'une scarlatine latente?

Période d'éruption. — Dans la rougeole, l'exanthème a une teinte d'un rose plus ou moins vif; dans la scarlatine, sa couleur se rapproche généralement du rouge framboisé. Les taches scarlatineuses sont diffuses, ne font aucune saillie au-dessus du niveau de la peau, et tendent à se réunir par leurs bords, de manière à former de larges plaques dont la confluence peut, dans certains cas, donner à toute la surface cutanée une couleur écarlate générale. Dans la rougeole, l'efflorescence se compose de petites taches légèrement proéminentes, en partie distinctes, en partie rassemblées en groupes, très-rarement confluentes, mais formant un certain nombre de croissants ou de segments de cercles. Dans la scarlatine, les rougeurs ont aussi quelquefois une tendance à prendre une forme circulaire; mais alors, dit *Willan*, les cercles se complètent presque toujours. Ajoutons que les taches scarlatineuses ont plus de fixité que les taches de la rougeole, et qu'elles présentent un pointillé qui manque dans ces dernières. Quant à la durée de l'éruption, elle met plus de temps à se développer dans la scarlatine que dans la rougeole, et, arrivée à son maximum, elle y persiste plus long-temps.

La chaleur de la peau est plus vive dans la scarlatine que dans la rougeole, cette dernière étant de toutes les fièvres éruptives celle où la température animale est le moins élevée [1]. On ne rencontre jamais dans la rougeole ce gonflement des mains, des pieds, des paupières, qu'on observe dans la scarlatine. M. *Chomel* [2] prétend que l'éruption miliaire n'accompagne jamais l'exanthème morbilleux. Cette assertion est trop absolue : on a vu des cas de rougeole où elle était très-abondante [3] ; mais elle est beaucoup plus rare dans cette maladie que dans la scarlatine.

Période de desquamation. Accidents consécutifs.—Dans la scarlatine, la desquamation a généralement lieu par larges plaques ; dans la rougeole, l'épiderme se détache par petites écailles, sous forme d'une poussière farineuse. *Ziegler* [4] et *Dreyssig* [5] se trompent évidemment lorsqu'ils émettent la proposition contraire : car, chez les individus qui ont été atteints de la rougeole, l'exfoliation épi-

---

(1) *Roger.* De la Température chez les enfants à l'état physiologique et pathologique ; in Archives générales de médecine, t. VI, p. 144-7, 1844.—(2) Gazette des hôpitaux, 22 juillet 1845, p. 342.—(3) Compendium de médecine pratique, par *Monneret* et *Fleury*, Paris, 1846, t. VII, p. 426 et 486. — (4) Beobachtungen aus der Arzneiwissenschaft, Leipzig, 1781, cité par *Piorry* et *Lhéritier*, Traité des altérations du sang dans les maladies. —(5) Handbuch der medic. Diagnostik, Erfurt, 1801, p. 328.

dermique ne s'opère sous forme de lamelles d'une certaine étendue que dans les cas fort rares où l'exanthème morbilleux a conflué et occupé de larges surfaces. La rougeole laisse à sa suite des bronchites, des ophtalmies, des entérites; elle peut aggraver, sinon déterminer la phthisie pulmonaire : la scarlatine paraîtrait, au contraire, suivant certains auteurs, avoir une heureuse influence sur la tuberculisation ; l'accident secondaire le plus important auquel elle donne lieu est l'anasarque, qui s'observe aussi dans la rougeole, mais rarement, M. *Rufz*[1] ne l'ayant rencontrée qu'une fois sur quatre-vingt-quatre malades.

Roséole. — L'affection décrite par les auteurs sous le nom de roséole est-elle une entité pathologique distincte, ayant une existence propre, et dont le diagnostic puisse être nettement établi? Il est permis d'en douter. L'individualité de cette maladie est rejetée par la plupart des praticiens modernes, qui pensent qu'on a décrit sous le nom de roséole des érythèmes, des urticaires, des rougeoles anomales, ou des éruptions symptomati-

---

1) Journal des connaissances médico-chirurgicales, février 1836.

ques secondaires qui ne sont que des épiphéno-
mènes appartenant à une affection générale, et
qu'on ne saurait individualiser [1]. Il est donc très-
difficile et même impossible, dans l'état actuel de
la science, d'établir d'une manière positive les caractères différentiels de la roséole. Néanmoins
MM. *Cazenave, Schedel* [2], *Gibert* [3], etc., ont cru
pouvoir indiquer les suivants, que nous nous bornerons à mentionner : la scarlatine est contagieuse, tandis que la roséole ne l'est pas ; elle a
une marche plus régulière, colore la peau d'une
manière beaucoup plus générale, plus persistante
et plus uniforme ; elle lui donne une teinte plus
foncée, comme framboisée, s'accompagne d'une
fièvre spéciale, d'une angine constante, etc.

Les Allemands ont donné le nom de *Rœtheln* ou
de *rubeolæ* à une affection encore mal définie,
qui paraît être l'analogue de la roséole des auteurs
français. *Kreyssig, Wagner, Heim, Naumann*,
la considèrent comme une maladie exanthématique spéciale ; *Wichmann,* comme une variété

---

(1) Traité théorique et pratique des maladies de la peau, Paris,
1835, t. i, p. 231. *Monneret* et *Fleury*, Compendium de médecine
pratique, 1846, t. vii, p. 419. — (2) Abrégé pratique des maladies
de la peau, Paris, 1838, p. 35. — (3) Traité pratique des maladies
spéciales de la peau, Paris, 1840, p. 87.

de la rougeole; *Hufeland, Jahn, Stœber*[1], comme une variété de la scarlatine; *Hildenbrand*, comme un mélange de scarlatine et de rougeole. M. *Barrier*[2] partage l'opinion de M. *Stœber* : « J'ai remarqué comme lui, dit-il, que la scarlatine simple et la scarlatine rubéoleuse règnent en même temps; que la variété existe quelquefois sur une région du corps en même temps que d'autres parties sont affectées de scarlatine pure et confluente, caractère important pour le diagnostic; qu'elle s'accompagne d'angine, est suivie de parotides et d'hydropisie aiguë, et, enfin, paraît pouvoir se transmettre d'un individu à un autre, et produire chez les uns cette même éruption, chez d'autres la scarlatine ordinaire. » Ces caractères de la rubéole ne permettent pas de douter, suivant nous, qu'elle ne soit une variété particulière de la scarlatine; et il faut attacher peu d'importance à cette assertion de *Pfeufer*[3], que dans la scarlatine la rougeur, dissipée sous la pression du doigt, se reproduit de la périphérie au centre, tandis que dans le rœtheln sa réapparition a lieu du centre à la périphérie.

---

(1) Clinique des maladies des enfants, de la faculté de Strasbourg, 1841, p. 16. — (2) Traité pratique des maladies de l'enfance, 1842, p. 692. — (3) Der Scharlach, sein Wesen, etc., Bamberg, 1819, p. 56.

ERYSIPÈLE. — Les caractères différentiels de l'érysipèle et de la scarlatine sont généralement faciles à saisir. L'érysipèle n'est pas accompagné d'angine; il est précédé par une sensation d'engourdissement, de chaleur et de tension douloureuse dans la région qu'il doit envahir, et souvent par une tuméfaction des ganglions lymphatiques voisins. L'exanthème offre une teinte rouge tirant un peu sur le jaune; la partie qu'il occupe présente un léger empâtement œdémateux, et souvent un gonflement variable suivant le siége de l'inflammation, et séparé des parties saines environnantes par une espèce de bourrelet moins sensible à la vue qu'au toucher. L'érysipèle est très-sujet à récidiver, n'est pas contagieux, quoi qu'en aient dit quelques praticiens anglais : *Gibson*, *Lawrence*, *Arnolt*, etc.

Dans la scarlatine, l'angine est presque constante. L'exanthème offre le plus souvent une teinte écarlate et un aspect pointillé remarquable; les taches apparaissent sans être précédées d'aucun symptôme local, ne s'élèvent pas au-dessus du niveau de la peau, et ne présentent ni rénitence ni empâtement. Elles se manifestent presque toujours en même temps sur diverses parties du corps, et occupent quelquefois toute la surface cutanée. Il est au contraire très-rare que l'érysipèle envahisse simultanément et d'emblée toute la superficie du corps. *J. Frank* [1] révoque même en doute l'existence de l'érysipèle universel, et rapporte à la scarlatine, à l'urticaire ou à la lèpre squammeuse les cas cités comme exemples de cette variété par *Cherlis*, *Delamotte*, *Metternich*, *Wittmann,* etc. Cependant on en trouve dans la science quelques cas bien caractérisés, dont un, très-remarquable, a été récemment décrit par M. *Salgues* [2]. Enfin, la scarlatine est éminemment contagieuse, et, dans la grande majorité des cas, n'attaque qu'une seule fois le même individu.

MILIAIRE.—Cette éruption, peu commune chez les enfants, est précédée ou accompagnée de sueurs profuses, sans mal de gorge, n'occupe ordinairement qu'une partie du corps, se montre très-rarement à la face, envahit principalement les côtés du cou et des mamelles, forme une saillie très-marquée au-dessus de la peau, et se termine sans desquamation ou par une desquamation peu prononcée. La scarlatine miliforme est,

---

(1) Pathologie interne, traduction de l'Encyclopédie des sciences médicales, 1839, t. II, p. 71. — (2) Revue médicale de Dijon, n° 9, 3e année, octobre 1846, p. 173.

au contraire, une maladie propre à l'enfance ;
elle ne détermine presque aucune sueur avant
l'éruption ; elle occupe la plus grande partie de
la surface du corps, même la face, se montre
principalement sur les doigts et les articulations,
proémine très-peu au-dessus du niveau de la peau,
et se termine par une desquamation remarquable.
Enfin, dans la miliaire, les vésicules sont petites,
acuminées, transparentes, et contiennent une sérosité acide ; dans la scarlatine, elles sont plus
larges, jaunâtres, et contiennent un liquide alcalin [1].

ANGINE SIMPLE. — Il est souvent difficile de déterminer si un mal de gorge est une angine simple ou s'il annonce l'invasion d'une scarlatine.
On pourra craindre cette dernière affection si le
sujet est jeune, s'il a été en contact avec des
scarlatineux, et s'il n'a jamais été atteint de cette
fièvre exanthématique ; si la coloration morbide
de la muqueuse bucco-pharyngienne est vive et
foncée ; si les ganglions sous-maxillaires sont en-
gorgés ; s'il se manifeste des troubles du système

____

(1) *Schmidt.* Encyklopædie der gesammten Medicin, erster
Supplementband.

nerveux, etc. On devra au contraire s'arrêter à l'idée d'une angine simple, si l'individu est d'un certain âge, s'il a été atteint antérieurement de la scarlatine, s'il est sujet à l'amygdalite, si une seule tonsille est affectée, enfin si le mal de gorge est survenu brusquement sans être annoncé par aucun symptôme précurseur : car dans la scarlatine il est ordinairement précédé de quelques prodromes, de mouvement fébrile, etc.

Il peut se faire que l'exanthème manque entièrement, et que néanmoins la marche de la maladie, l'état de la peau, et la nature des accidents secondaires, révèlent une scarlatine. On ne peut méconnaître cette affection si, indépendamment des signes commémoratifs ci-dessus, la peau devient le siége d'un prurit, d'une vive chaleur, d'une exfoliation épidermique; si, plus tard, il survient une anasarque, un engorgement cervical, etc.

ANGINE DIPHTÉRITIQUE.—Les belles recherches de M. *Bretonneau* [1] sur l'inflammation pellicu-

---

(1) Notice sur l'emploi de l'alun dans la diphtérite ; in Archiv. génér. de médecine, t. XIII, p. 29, 1827. Compendium de médecine pratique, 1846, t. VII, p. 477.

laire du tissu muqueux ont jeté un grand jour sur le diagnostic, jusque là si obscur, de l'angine scarlatineuse et de l'angine diphtéritique. Voici les caractères différentiels indiqués par cet auteur.

La scarlatine angineuse débute par un trouble extrême de la circulation et des fonctions respiratoires, par le vomissement, la céphalalgie, et souvent le délire ; tandis que dans la première période de l'angine diphtéritique, le mouvement fébrile est éphémère et à peine sensible, les fonctions organiques et celles qui appartiennent à la vie de relation sont si peu troublées, que le plus souvent les enfants qui sont déjà dangereusement atteints conservent leur appétit habituel et continuent leurs jeux. Dans la première de ces maladies, les deux amygdales, le voile du palais, et la pointe de la langue, sont le siége d'un gonflement considérable et d'une rougeur très-vive ; dans la seconde, on n'observe qu'une tuméfaction peu considérable de l'une des amygdales ; les parties qui environnent la concrétion pelliculaire sont les seules qui présentent une rougeur vive, la langue et le voile du palais conservant leur couleur naturelle. L'inflammation scarlatineuse envahit simultanément tous les points des surfaces muqueuses qu'elle doit occuper ; on pourrait même dire sans erreur qu'elle les envahit au même instant, une différence manifeste de texture suffisant pour rendre compte du retard de l'apparition de la phlogose et de la nuance particulière de son aspect; une sécrétion d'un blanc de lait recouvre simultanément les deux amygdales, la langue, le voile du palais, la face interne des joues; en même temps la fièvre persiste ou augmente; souvent le pouls est irrégulier, et il se manifeste du délire. Dans l'angine diphtéritique, la fausse membrane ne recouvre d'abord que l'une des amygdales; elle gagne de proche en proche, s'étend à la manière d'un liquide, et passe d'une amygdale sur l'autre, en envahissant auparavant le voile du palais et la partie postérieure du pharynx et des fosses nasales; éminemment locale, c'est d'un seul point que l'inflammation diphtéritique se propage avec plus ou moins de rapidité aux surfaces qu'elle envahit graduellement; en même temps la fièvre cesse, et toutes les fonctions se rétablissent. La marche de la scarlatine est très-aiguë; chacune de ses phases s'accomplit dans les termes d'une durée limitée : aucun terme fixe ne limite les progrès successifs de la diphtérite, si l'occlusion des voies aériennes n'apporte pas un terme à sa durée. La phlegmasie scarlatineuse du pharynx n'a aucune tendance à envahir les voies aériennes; les concrétions blanches disparaissent peu à peu, et la voix, qui était nasonnée tant que la tuméfaction des amygdales était considérable, reprend son timbre naturel dès qu'elle a cessé. La diphtérite a une tendance extrême à se propager dans les canaux aérifères. Les premiers symptômes se dissipent presque entièrement; la déglutition est facile, non douloureuse; mais tout d'un coup il survient de la toux, et la voix se voile; la toux est sèche, rare, courte, rauque, et enfin éteinte; la voix, qui était devenue rauque, ne semble plus qu'un filet d'air qui passe à travers un tuyau de métal. La respiration s'embarrasse, la dyspnée se manifeste par accès de plus en plus rapprochés, et le malade périt asphyxié. La scarlatine est souvent accompagnée de vésicules occupant les parties latérales du cou, les poignets, les cous-de-pied; presque toujours il existe une desquamation cutanée, soit générale, soit partielle; quelquefois la maladie est suivie d'anasarque. Dans la diphtérite on n'observe jamais ni vésicule, ni desquamation, ni anasarque. Le traitement topique, en modifiant de la manière la plus satisfaisante l'inflammation couenneuse dans la scarlatine, n'abrège pas la durée de la maladie, n'en diminue pas les dangers, et ne met point les malades à l'abri d'accidents consécutifs plus ou moins graves et d'une convalescence plus ou moins pénible. Si un traitement topique modifie l'inflammation diphtéritique, le retour à la santé est obtenu aussitôt que la maladie locale est terminée. Les épidémies les plus meurtrières d'angine scarlatineuse moissonnent à peine un tiers ou un cinquième de ceux qui en sont atteints, quelle que soit la médication employée; le plus souvent la mortalité est beaucoup moindre. Il est à peu près prouvé que tous ceux qui sont affectés d'angine diphtéritique périssent si la maladie est abandonnée à elle-même.

FIÈVRE TYPHOÏDE, MÉNINGITE.—Lorsque la scarlatine en est encore à sa période d'invasion, et qu'elle s'annonce par la céphalalgie, l'anorexie, la soif, le dévoiement, on pourrait croire à l'imminence d'une fièvre typhoïde. Dans ce cas, il est bon de rester dans le doute, et d'attendre que l'exanthème mette un terme à l'hésitation. Cependant les prodromes de l'entérite folliculeuse ont en général moins d'acuité que ceux de la scarlatine. Les commémoratifs et l'état du pharynx peuvent aussi mettre sur la voie du diagnostic.

Si la scarlatine est irrégulière, si elle commence avec du délire ou des convulsions, rien, sauf les antécédents, ne la différencie de la première période de la méningite.

CHAPITRE VIII.

De l'Influence de la Scarlatine sur les maladies dans le cours desquelles elle se développe.

MM. *Rilliet* et *Barthez*, auxquels l'histoire de la scarlatine doit de si précieux matériaux, sont les premiers auteurs qui aient cherché à déterminer l'influence exercée par les fièvres éruptives sur la marche des affections dans le cours desquelles elles se développent. Généralisant un certain nombre de faits par eux observés, ils ont cru devoir poser en principe que ces inflammations spécifiques augmentent la gravité ou déterminent la recrudescence des maladies dont elles sont habituellement génératrices, tandis qu'elles peuvent, dans certains cas, modifier d'une manière heureuse celles qui ne rentrent pas dans le cadre de leurs complications ordinaires. Cette double proposition pouvait être établie *à priori* : car, d'une part, on conçoit aisément que la rougeole, par exemple, en se déclarant chez un individu déjà atteint de laryngite, imprime à cette dernière un nouveau degré de gravité; et de l'autre, il est facile de comprendre qu'un état morbide s'amende ou guérisse sous l'influence d'une action dérivative ou perturbative exercée par une maladie intercurrente.

Voici quelques exemples dans lesquels la scarlatine a arrêté la marche de la maladie primitive.

Une chorée traitée par M. *Legendre* durait depuis un mois, lorsque les prodromes d'une scarlatine se développèrent. Dès ce jour, les mouvements choréiques commencèrent à diminuer; l'exanthème fut très-léger, mais bien caractérisé. L'amélioration persista, et fut de plus en plus prononcée; enfin, la guérison fut complète vingt jours après l'apparition de la fièvre éruptive.

Un enfant avait une fièvre intermittente tierce, qui avait déterminé tous les désordres qu'elle produit après une longue durée, c'est-à-dire une teinte jaune de la peau, une hypertrophie de la rate, et une véritable cachexie. Cette fièvre, suspendue par l'exanthème, revint aussitôt après que l'éruption fut achevée, mais elle avait changé de type : elle résista à plusieurs prises de sulfate de quinine, puis cessa peu à peu sous l'influence d'une albuminurie scarlatineuse.

Le docteur *Durr* [1], de Pegau, rapporte le cas d'un enfant de cinq ans, qui avait été pris en hiver, à la suite d'un refroidissement, d'un endurcissement du tissu cellulaire de la cuisse droite. Trois mois de traitement n'avaient amené aucun résultat. L'enfant fut atteint de la scarlatine, et le mal disparut avec elle. Mais l'enfant succomba plus tard à l'anasarque.

Fischer [2] rapporte avoir souvent vu des enfants atteints de scrofules, être totalement délivrés de cette maladie à la suite de la scarlatine. Des cas analogues ont été cités par MM. Rilliet et Barthez pour une coqueluche, une colite et une pneumonie.

Les maladies qui sont susceptibles de s'amen-

---

(1) *Hufeland's* Journal der prakt. Heilkunde, t. XXVIII, n° 5, p. 78. — (2) Gründliche Darstellung des Scharlachfiebers, Prag., 1852, p. 39.

der sous l'influence de la scarlatine sont exclusivement celles dont elle ne se complique pas habituellement ; mais, même pour les maladies de cette classe, l'amélioration n'a lieu que dans quelques cas rares et exceptionnels.

Ainsi, pour nous borner à ce qui concerne la fièvre intermittente et les scrofules, M. *Ollivier-Mairy* [1] rapporte avoir souvent vu des enfants qui avaient depuis long-temps des fièvres quartes et doubles tierces, être attaqués de la scarlatine, et ces deux maladies parcourir distinctement leurs périodes, sans que la marche de l'une semblât entraver la marche de l'autre. Non-seulement, dans l'immense majorité des cas, la scarlatine n'améliore en rien l'état des scrofuleux, mais *Cappel* [2] assure même avoir vu plusieurs fois survenir de véritables scrofules à la suite de cette maladie.

La manière dont la scarlatine se comporte à l'égard des autres fièvres éruptives avec lesquelles elle s'unit quelquefois, est intéressante à observer. Elle n'arrête jamais complètement la marche de ces maladies, qui sont essentiellement typiques, et qui ne peuvent s'éteindre sans avoir parcouru

---

(1) Nouveau Journal de médecine, chirurgie, pharmacie, etc., décembre 1822. — (2) Theoret. und prakt. Abhandlung vom Scharlachausschlage, Gœtling., 1803, p. 89.

leurs diverses périodes d'évolution, de maturité et de déclin. Mais elle peut en suspendre le cours pendant un certain temps : ainsi, par exemple, on voit dans certains cas les symptômes d'une rougeole céder la place à ceux d'une scarlatine, et la première de ces maladies reparaître plus tard pour parcourir ensuite toutes ses périodes jusqu'à la fin. Une vaccine fut suspendue au huitième jour par l'éruption d'une scarlatine, et l'auréole rouge s'effaça jusqu'à ce que celle-ci eût terminé son cours, moment auquel elle reprit le sien, et l'acheva régulièrement. Par contre, une scarlatine fut effacée au quatrième jour par la manifestation d'une vaccine qui marcha jusqu'à la fin, et après la terminaison de laquelle seulement on vit la scarlatine se manifester de nouveau[1]. Il arrive aussi parfois que les deux maladies coïncidentes marchent simultanément; mais alors elles sont presque toujours anormales. MM. *Rilliet* et *Barthez* assurent n'avoir jamais vu la scarlatine coïncider avec la rougeole ou avec la variole, sans que ces dernières en fussent modifiées. En général, la scarlatine domine la rougeole. Une observation

---

(1) *Jenner*, Medizinische Annalen, 1800, août, p. 747. *Hahnemann*, Organon de l'art de guérir, trad. *Jourdan*, Paris, 1834, p. 133.

remarquable, due aux auteurs que nous venons de citer, c'est que dans la grande majorité des cas, lorsque ces deux maladies se rencontrent chez le même sujet, l'intensité des symptômes pharyngés et bronchiques est en rapport inverse de l'intensité de chaque éruption. Ce résultat, en apparence singulier, s'explique aisément si l'on se rappelle que dans bon nombre de cas il existe une sorte de balance entre la phlegmasie de la peau et celle des muqueuses, et que si, par une cause quelconque, la première diminue, on voit s'accroître la seconde : en sorte que si la scarlatine fait disparaître la rougeole, la bronchite doit augmenter.

On a depuis long-temps signalé et admis l'influence des fièvres éruptives sur la tuberculisation. Au point de vue des doctrines anciennes, on expliquait cette influence en admettant qu'un des attributs essentiels de ces maladies est une élimination de matière morbide, et que si elle n'a pas lieu, l'infection des humeurs persiste et donne naissance à la cachexie tuberculeuse. Il faut bien avouer que cette explication n'est qu'une hypothèse ; mais, à tout prendre, elle est bien plus philosophique que celle admise dans ces derniers temps, et qui consiste à rapprocher le rôle que jouent les fièvres éruptives de celui de l'inflammation en général. Par une observation bien exacte, dit **M.** *Barrier*, on aurait reconnu, d'une part, que ces fièvres, et en particulier la rougeole et la variole, ont souvent pour effet, sans laisser à leur suite aucune inflammation locale, de déterminer l'explosion de la cachexie tuberculeuse; d'autre part, on aurait pu également se convaincre que les inflammations locales spécifiques ont une action plus puissante que les inflammations locales idiopathiques [1].

Que l'action de la fièvre éruptive soit due à une complication de broncho-pneumonie ou à une altération générale spécifique, il n'en est pas moins incontestable, et tous les auteurs en sont d'accord, que la rougeole favorise le développement des tubercules. Mais en est-il de même de la variole et de la scarlatine? **M.** *Barrier* et d'autres auteurs avaient déjà remarqué que cette dernière maladie a moins d'influence que la variole et la rougeole sur la tuberculisation. MM. *Rilliet* et *Barthez* sont allés plus loin : ils prétendent que la variole est contraire au génie tuberculeux, et que si la scarlatine, une fois développée chez un phthisique, a une influence sur sa maladie, elle est plutôt curative qu'accélératrice. Cette proposition

____

(1) *Barrier.* Traité pratique des maladies de l'enfance, 1842, t. I, art. Phthisie pulmonaire.

a trop d'importance pour que nous ne rapportions pas textuellement les paroles des auteurs qui ont cherché à l'établir : « Parmi tous les enfants que nous avons vus mourir après avoir eu l'exanthème, trois seulement étaient gravement tuberculeux. Or, si l'on considère combien est fréquente la tuberculisation des enfants, on sera étonné de voir un si petit nombre réunir ces deux maladies. En outre, dans deux cas où la tuberculisation était abondante, la scarlatine était anormale, ce qui indique déjà une certaine répulsion entre les deux affections. D'une autre part, trois autres enfants avaient dans les poumons des cicatrices de cavernes, accompagnées d'ailleurs de très-peu de tubercules, dont plusieurs étaient crétacés.... La guérison des tubercules est si rare chez l'enfant, qu'il est remarquable de voir un aussi grand nombre de tuberculeux guéris être pris de la scarlatine, tandis que nous avons dit que parmi les tuberculeux actuellement malades, il se rencontre, absolument parlant, un nombre moindre de scarlatineux. Enfin, nous citerons que, sur deux des enfants qui ont contracté la scarlatine après la guérison des tubercules, nous avons pu constater l'éruption, et qu'elle était une fois normale et l'autre fois anormale; dans ce dernier cas, il est vrai, il y avait une rougeole concomitante. D'autre part, excepté les trois premiers malades dont nous avons parlé, tous ceux qui ont présenté des tubercules n'en ont offert qu'un petit nombre dans les poumons ou les ganglions, jamais ailleurs, toujours petits et peu nombreux, souvent au nombre d'un, de deux ou de trois seulement. Cette coïncidence est certainement remarquable, et prouve, nous le croyons au moins, la proposition émise, que si la scarlatine se développe chez des tuberculeux, c'est de préférence chez ceux qui ne sont pas actuellement cachectiques. Enfin, nous ajouterons que chez plusieurs de ces derniers malades, et dans une grande proportion, la moitié, nous avons trouvé une partie des tubercules à l'état crétacé, c'est-à-dire arrivés ou tendant à arriver à l'une des formes de la guérison. Cette proportion, immensément plus grande que celle que l'on rencontre en général chez les tuberculeux, est une preuve ou au moins une probabilité que la scarlatine exerce une influence favorable sur la tuberculisation, à moins que celle-ci ne soit assez avancée pour changer elle-même la marche de l'exanthème....... Résumons cette discussion : 1º La scarlatine engendre très-rarement les tubercules. 2º Les enfants tuberculeux prennent très-rarement la scarlatine, qui alors est anomale. 3º Les enfants guéris de tubercules contractent la scarlatine plus souvent que les précédents, et l'éruption peut être normale. 4° Les enfants tuberculeux qui prennent la scarlatine n'ont qu'un très-petit nombre de tubercules crus, et très-rarement ramollis. 5° Dans ces cas, les tubercules tendent souvent à devenir crétacés dans un court espace de temps. Nous en concluons que la tuberculisation et la scarlatine sont deux maladies à génie différent, qui se répugnent l'une à l'autre. »

Cette conclusion est diamétralement opposée à l'observation de *Clark* [1] et d'autres praticiens célèbres, tels que M. *Bouillaud* [2], qui écrivait récemment : « D'après mes propres observations, » dans la scarlatine comme dans la rougeole, la » bronchite concomitante peut entraîner à sa » suite la tuberculisation pulmonaire. » Les faits invoqués par MM. *Rilliet* et *Barthez* sont-ils assez nombreux et assez concluants pour que nous devions admettre l'antagonisme de la scarlatine et de la tuberculisation comme un point de doctrine rigoureusement démontré et définitivement établi? Nous ne le pensons pas, et nous en appelons à de nouvelles recherches. Remarquons, du reste, avec

---

(1) A treatise of pulmonary consumption. London, 1835. — (2) Traité de Nosographie médicale, Paris, 1846, t. II, p. 152.

M. *Barrier*, que l'appréciation exacte de l'influence des exanthèmes sur la cachexie tuberculeuse offre de grandes difficultés. Peut-on savoir, en effet, si un enfant chez lequel une phthisie ou les scrofules se déclarent après une rougeole, par exemple, n'était pas déjà, avant cette maladie, en proie à un état latent de cachexie tuberculeuse? Peut-on affirmer, dans d'autres cas, que le sujet n'avait pas même la prédisposition tuberculeuse, et que celle-ci a été engendrée par la maladie exanthématique? Non; il faut reconnaître que le problème est souvent insoluble.

On a dit que la formation du cal était suspendue pendant le cours de la scarlatine [1].

---

(1) *Pfeufer.* Loc. cit., p. 103.

CHAPITRE IX.

Pronostic.

« La scarlatine grave, disait *Plenciz*[1], mérite
bien le nom de maligne : car elle semble se plaire
à tromper toutes les espérances, à déjouer toutes
les prévisions. » Il est, en effet, peu de maladies
dont la marche soit aussi capricieuse, les symptômes aussi variables, le caractère aussi insidieux.
Telle scarlatine, bénigne au début, revêt tout-à-

---

(1) Tractatus de scarlatinâ, Vienne, 1762, p. 173.

coup la forme la plus terrible, et brave tous les efforts de l'art. Le cas le plus simple, le plus régulier, peut, sous l'influence de circonstances imprévues et le plus souvent inappréciables, se compliquer de la manière la plus fâcheuse. La convalescence elle-même n'est pas une garantie de sécurité : car une affection secondaire peut en quelques jours, et même en quelques heures, entraîner le malade au tombeau. Le pronostic de la scarlatine doit donc être toujours réservé. Néanmoins, en faisant abstraction des accidents éventuels, il existe certaines considérations sur lesquelles on peut le baser d'une manière générale : ces considérations, que nous allons passer en revue, se tirent de l'âge, du sexe, de la constitution, du climat, des localités, etc.

AGE, SEXE. — *Lomnius* [1] a dit avec raison, en parlant des exanthèmes : « Magìs expositi exan- » thematibus sunt infantes atque pueri ; seniores » rarissimè et non nisi summo periculo ita ægro- » tant. » Les enfants supportent, en effet, beaucoup mieux la scarlatine que les adultes [2]. Mais

---

(1) Med. observ., lib. 2. — (2) *Navier*, *Plenciz*, *Rosen de Rosenstein*, *Reich*, *Cappel*, *Robert* de Langres, etc.

cette assertion ne doit pas être prise dans un sens trop absolu, et il ne faut pas en conclure que la gravité du pronostic soit toujours en raison directe de l'âge du sujet : car il est en général beaucoup moins grave chez l'adulte que chez le nouveau-né et l'enfant à la mamelle[1]. Une proposition que je crois bien fondée, c'est que la maladie est d'autant moins grave que le sujet y était mieux prédisposé : ce qui s'applique non-seulement à l'âge, mais aussi, comme nous le verrons, au sexe et au tempérament. Ainsi, pour ce qui concerne l'âge, depuis la naissance jusqu'à trois ou quatre ans, le danger diminue avec les années, tandis qu'il augmente avec elles passé la puberté.

La scarlatine, comme nous l'avons dit en parlant de l'étiologie, est au total moins fréquente chez les hommes que chez les femmes : aussi le sexe masculin est-il en général attaqué plus violemment de cette maladie que le sexe féminin. Le chiffre de la mortalité paraît aussi différer notablement pour les deux sexes. Dans une épidémie relatée par *Pfeufer*, la proportion des décès a été de 1 pour les femmes et de 2 pour les hommes. Ceux-ci paraissent plus exposés aux affections inflammatoi-

---

(1) *Guersant* et *Blache*. Loc. cit., p. 170. *Heberden*. Annales de littérature médicale étrangère, t. IV, 2e année, p. 23.

res du cerveau et aux otorrhées chroniques; celles-là seraient au contraire plus sujettes aux tumeurs glandulaires et à l'anasarque [1].

CONSTITUTION, ETAT DE SANTÉ, DISPOSITION D'ESPRIT. — Les enfants chétifs et délicats supportent beaucoup mieux la scarlatine que les enfants robustes, pourvu que la débilité soit, pour ainsi dire, naturelle, et indépendante de toute lésion locale : car le pronostic est toujours grave chez les convalescents et lorsque l'organisme a été ébranlé par une maladie antérieure [2]. Il doit être réservé, a-t-on dit, chez les individus sujets aux crampes, aux congestions à la tête, aux céphalalgies, chez ceux qui ont une disposition à l'hydrocéphalie [3], qui sont affectés d'une maladie organique du cerveau, ou qui ont fait peu de temps avant l'invasion de la maladie une chute sur la tête [4]. Il serait toujours très-fâcheux, suivant *Pfeufer* [5], chez les individus doués d'une archi-

---

(1) *Pfeufer.* Op. cit., p. 101.— (2) *J. Frank*, loc. cit., p. 123. *Zeroni*, Beobachtungen gezogen aus der Epid. des Scharlachs, etc., Mannheim, 1819, p. 91; *de Monchy*, etc.—(3) *Benedict.* Geschichte des Scharlachfiebers, Leipzig, 1810, p. 17. — (4) *Benedict*, ibidem. *Méglin*, Journal de médecine, chirurgie et pharmacie, de Leroux, Corvisart, etc., t. XXIII, p. 324. — (5) Op. cit., p. 103.

tecture phthisique, pour nous servir de son expression ; tandis que, suivant MM. *Rilliet* et *Barthez*, la scarlatine aurait une influence favorable
sur l'état tuberculeux. Au contraire, la terminaison de la maladie est presque toujours heureuse
chez les enfants rachitiques, teigneux, et chez ceux
qui sont affectés de gale ou de syphilis [1]. Il en est
de même des sujets lymphatiques ou scrofuleux ;
mais, comme ils ont une disposition particulière
à l'anasarque, ils demandent beaucoup de soins
pendant la période de desquamation. Enfin, on a
remarqué que la scarlatine était plus grave chez
les enfants irritables et doués d'une intelligence
précoce, que chez ceux d'un caractère bénin, apa-
thique, et dont les facultés intellectuelles sont encore peu développées [2].

La scarlatine est très-dangereuse chez les enfants pendant la dentition [3]. Suivant *Frank* et
Pfeufer, elle serait assez grave chez les jeunes gens
à l'époque de la puberté. Les jeunes filles de quatorze à dix-sept ans non encore réglées, dit *Cap-*

---

(1) *Pfeufer.* Ibidem. — (2) *Fischer*, Gründliche Darstellung des
Scharlachfiebers, Prag., 1852. *Godelle*, Revue médicale, t. II,
p. 521, 1843. — (3) *Rosen de Rosenstein*, Traité des maladies des
enfants, trad. de Villebrune, p. 286. *Coventry*, Dissert. de scarlatinâ cynanchicâ, Edinburgh, 1783. Epidémie de Paris, thermidor
an 8. Journal de médecine, chirurgie, etc., t. VIII, p. 445.

pel, souffrent plus que celles du même âge qui le sont. Le même auteur prétend que l'arrivée des menstrues augmente le danger : cependant *Bicker* et *Reich* disent les avoir vues survenir chez beaucoup de scarlatineuses, sans que leur position en fût aggravée ; il en résultait même le plus souvent un soulagement marqué [1]. L'état de grossesse ne paraît pas influer sur le pronostic d'une manière aussi fâcheuse que *Bicker* l'a prétendu. Néanmoins *Lentin* et d'autres ont vu la scarlatine déterminer l'avortement.

C'est un bon signe lorsque le malade est rassuré sur son état, et qu'il attend sa guérison avec confiance. *Plutarque* raconte que Thalès le Candiot délivra les Lacédémoniens « d'une pestilence qui les travaillait grandement, » en relevant leur courage par les sons de sa lyre.

CONDITION SOCIALE. — C'est presque toujours dans les rangs inférieurs de la société que la scarlatine choisit ses premières victimes ; c'est aussi chez les indigents qu'elle est le plus meurtrière,

_____

(1) Épidémie de Rotterdam, 1778-9. *Ollivier-Mairy*, Journal de médecine, chirurgie, pharmacie, etc., décembre 1822, t. xv, p. 326.

quoique *Struve*[1] prétende avoir remarqué qu'elle est ordinairement moins grave chez ces derniers que chez les individus d'une classe plus élevée. Il faut en rechercher la cause dans de mauvaises conditions hygiéniques, dans le défaut de soins, et dans la mal-propreté de la peau, qui imprime souvent à la maladie un caractère anormal.

SAISONS, CLIMATS, LOCALITÉS. — L'influence des saisons sur la marche et la gravité de la scarlatine a été diversement appréciée. *Pfeufer*[2] prétend que c'est vers les équinoxes et pendant la canicule que cette maladie a le plus de tendance à revêtir une forme maligne. *Coventry*[3] assure également avoir remarqué qu'elle est plus grave pendant la canicule qu'à toute autre époque de l'année. Suivant *Cappel*[4], la scarlatine serait ordinairement plus bénigne au printemps ou en automne que dans les autres saisons, et c'est pendant les chaleurs de l'été ou les froids rigoureux de l'hiver qu'elle offrirait le plus de danger. *Most*[5] dit, au

---

(1) Vom Scharlachfieber, Leipzig, 1802, p. 10. — (2) Loc. cit., p. 98. — (3) Dissertatio de scarlatinà cynanchicà, Edinburgh, 1783, p. 28. — (4) Loc. cit., p. 154. — (5) Geschichte des Scharlachfiebers, 1826, t. I, §§ 82, 114, 117, etc.

contraire, qu'un froid vif et sec amende la maladie. Un point sur lequel presque tous les auteurs sont du reste d'accord, c'est que les épidémies sont surtout meurtrières par une température humide et variable.

Quant aux climats, la scarlatine, selon M. *Guersant,* serait beaucoup plus grave dans le Nord que dans le Midi. *Most*[1] soutient la proposition contraire : « Cette maladie est plus meurtrière dans » les pays chauds, où elle s'accompagne fréquem- » ment d'angine gangréneuse, que dans les ré- » gions septentrionales, où elle revêt généralement » un caractère inflammatoire. » *J. Frank*[2], qui a pratiqué la médecine en Russie, en Allemagne et en Italie, n'a pas remarqué que le climat exerçât quelque influence sur l'issue de la maladie.

La scarlatine est surtout à redouter dans les grandes villes, et dans les habitations mal-saines. A Paris, pendant l'épidémie de mars 1789, les enfants traités à la Salpêtrière furent tous guéris, et ceux de la Pitié, qu'on transporta à l'Hôtel-Dieu, y moururent presque tous[3].

---

(1) Gesch. des Scharl., Leipzig, 1826, t. I, p. 135. — (2) Op. cit., trad. franç., t. II, p. 123. — (3) *Chambon.* Traité des maladies des femmes, etc., t. II, p. 260.

ORIGINE DE LA MALADIE. — D'après *Wendt*[1], la scarlatine spontanée a plus de gravité et une marche plus rapide que celle qui a été transmise par voie de contagion. Lorsque plusieurs enfants d'une même famille sont atteints de la maladie, toutes choses égales d'ailleurs, ce sont les premiers affectés qui sont le plus violemment attaqués. Les enfants qui ont reçu le principe contagieux d'un adulte seraient, suivant le même auteur, pris moins violemment que les adultes qui ont été infectés par des enfants : ce qui n'est pas généralement admis. M. *Janin de Saint-Just*[2] note, en effet, comme une chose digne de remarque et difficile à expliquer, que tous les virus contagieux paraissent avoir d'autant plus d'activité que l'individu dont ils émanent, qui les a élaborés pour ainsi dire, était plus âgé que celui qui s'y est exposé. *Underwood*[3] a fait une remarque analogue : Les adultes, dit-il, prennent assez rarement la scarlatine lorsqu'une épidémie sévit parmi les enfants ; mais, en revanche, quand elle attaque d'abord les adultes et qu'elle passe à des individus

---

(1) Die Kinderkrankheiten systematisch dargestellt. Breslau, 1835. — (2) Dictionnaire de médecine en 60 volumes, t. L, p. 132. — (3) Traité des maladies des enfants, Paris et Montpellier, 1823, p. 398.

moins âgés, elle en affecte un très-grand nombre, et cause une grande mortalité.

Du reste, un individu atteint d'une scarlatine très-grave peut communiquer une scarlatine bénigne, et réciproquement, le principe morbipare rencontrant dans l'organisme une foule de circonstances diverses qui modifient son évolution. « Plus, meâ opinione, refert in quale corpus infundatur quàm de quali eximatur pestilentiæ vis, » disait *Mead*[1]. — *Pinel*[2] cite une observation très-curieuse sous ce rapport : Un jeune homme de quinze ans, affecté d'une scarlatine des plus violentes, avec complication de fièvre gastrique, la communiqua à deux personnes de service, dont l'une eut un abcès à l'amygdale gauche ; la mère du jeune homme eut une simple éruption scarlatine à la poitrine, avec affection très-légère de la gorge. Son instituteur eut en même temps un mouvement fébrile qui dura deux jours, avec gêne de la déglutition, mais sans exanthème. De ses trois frères, l'un fut atteint de la maladie, avec abcès de l'amygdale droite ; le second fut affecté d'une manière différente ; et le troisième succomba au bout de quatre jours à une scarlatine ataxique.

---

(1) De Variolis et Morbillis, cap. 5, t. I. — (2) Nosographie philosophique, 6e édit., 1818, t. II, p. 75.

Après la convalescence du malade primitivement affecté, deux autres jeunes gens qui habitaient la même maison furent successivement atteints d'une scarlatine normale, sans aucune espèce de danger.

PÉRIODES DE LA MALADIE. CARACTÈRE DE L'EPIDÉMIE.—Le danger est aussi grand dans une période que dans une autre [1]. On voit, en effet, dans quelques cas de scarlatine maligne, les symptômes les plus graves éclater dès le début, et le malade succomber le troisième, le second [2], le premier jour [3] de l'invasion, et même au bout de quelques heures [4], à la suite d'esquinancie ou d'accidents cérébraux.

Quant à la nature des accidents que l'on peut redouter dans chacune des périodes de la scarlatine maligne, on doit craindre, disent MM. *Schnitzer et Wolf* [5], au début de l'éruption, le coup de sang ; jusqu'au quatrième jour, la gangrène ; jusqu'au neuvième, la possibilité d'une détermination locale, telle qu'encéphalite, trachéite, hépatite, et

(1) *Fischer.* Gründl. Darst. des Scharl., 8, Prag., 1852, p. 37. — (2) *Méglin.* Journal de *Leroux, Corvisart,* etc., t. XXIII, p. 323. — (3) *Rosen de Rosenstein.* Op. cit., p. 285. — (4) *Bateman, Bretonneau, Trousseau,* etc. — (5) Handbuch der Kinderkrankheiten, Leipzig, 1843, t. II, p. 690.

pneumonie; et, après neuf jours, l'anasarque, l'induration des glandes, etc.

Le caractère de l'épidémie régnante doit entrer
pour quelque chose dans le pronostic de chaque
cas isolé. Cependant il peut se présenter des cas
très-bénins dans les épidémies les plus meurtrières, et *vice versá* : ce qui se conçoit facilement,
puisqu'un grand nombre de circonstances individuelles peuvent modifier chez chaque sujet le
caractère de la maladie.

VARIÉTÉS. — La scarlatine simple, chez un
sujet bien constitué et qui n'a pas récemment
éprouvé de maladies aiguës ou chroniques, est
par elle-même sans danger. Le pronostic est déjà
moins favorable dans la forme inflammatoire; il
est grave dans la typhoïde, mais il n'est pas nécessairement mortel. La forme ataxique entraîne, au
contraire, presque toujours une terminaison fa-
tale. Mais ici encore il faut, avec MM. *Rilliet* et
Barthez, distinguer les troubles de l'intelligence
des symptômes fournis par l'appareil locomoteur.
Un enfant scarlatineux qui a de l'agitation, du
délire, qui crie sans cesse, ou qui est dans le coma,
est gravement malade; mais on doit avoir peu
d'espérance s'il présente, en outre, de la contrac-

ture, des convulsions, de la paralysie. Les auteurs que nous venons de citer n'ont jamais vu guérir les malades qui ont offert de pareils symptômes pendant le premier et le deuxième septenaire de la maladie. En effet, il ne faut pas confondre avec les accidents cérébraux dont nous venons de parler, ceux qui surviennent à une époque beaucoup plus avancée, et qui succèdent à l'anasarque scarlatineuse; ceux-là paraissent être moins graves que les précédents. La scarlatine puerpérale est presque toujours mortelle.

Durée des Prodromes. — « On a depuis longtemps remarqué, dit M. *Constant*[1], que la gravité de la scarlatine est en raison inverse de la durée des prodromes; et mes observations ont généralement confirmé cette remarque. » Il est vrai que tous les auteurs, à l'exception de *Plenciz*[2], qui émet la proposition contraire, ont fait observer que la maladie était d'autant plus grave que l'éruption se faisait plus long-temps attendre; mais il ne s'ensuit pas que la scarlatine soit d'autant plus bénigne que la durée des signes précurseurs

___

(1) Gazette médicale de Paris, t. III, 1835, p. 294.—(2) Tractatus de scarlatinâ, Vienne, 1762, p. 82.

est plus courte ; une éruption trop précoce et trop impétueuse paraît être, en effet, un aussi mauvais signe qu'une éruption trop tardive[1].

EXANTHÈME. — Le travail qui s'accomplit à la surface de la peau dans les fièvres exanthématiques était, aux yeux des anciens, un phénomène critique, une sorte de dépuration par laquelle la nature cherchait à se débarrasser d'un principe morbifère. Ils auguraient d'autant plus favorablement de l'issue de la maladie, que l'éruption était plus vive, plus étendue, mieux caractérisée. Dèslors, l'indication dominante était de provoquer ou de maintenir la fluxion éruptive nécessaire à l'élimination de ce principe ; et c'était par l'usage des excitants généraux et spéciaux que les thérapeutistes croyaient atteindre leur but. Frappés des conséquences funestes de ce régime incendiaire, des praticiens modernes, à la tête desquels on doit placer *Stieglitz*[2], cherchèrent à substituer une nouvelle théorie à celle des anciens : non-seulement ils bannirent du traitement de la scarlatine toute espèce de stimulants, mais ils enlevèrent à

---

(1) *Cappel*, *Henke*, *J. Frank*, etc. — (2) Versuch einer Prüfung und Besserung der jetzt gewœhnlichen Behandlungsart des Scharlachfiebers. Hannover, 1807.

l'exanthème sa valeur séméiotique, en le représentant comme un épiphénomène insignifiant. Une connaissance plus exacte de la nature intime des fièvres éruptives ayant remis plus tard en faveur la vieille doctrine de l'humorisme en ce qui concerne cette espèce de pyrexies, l'exanthème scarlatineux a repris de nos jours son importance, et cette expression d'un travail médicateur est redevenue un des éléments les plus précieux du pronostic.

Quelle peut être, dira-t-on, la valeur pronostique de l'exanthème, puisqu'on voit indifféremment se terminer d'une manière heureuse des cas où il a été peu prononcé, et d'autres où il a été très-intense? Il est facile de répondre à cette objection. Ce qui importe avant tout pour que l'issue de la maladie soit favorable, c'est que l'exanthème suffise aux besoins d'élimination de l'organisme. Si l'infection miasmatique a été légère, ou si l'évolution du contagium a été modérée dans sa marche par une cause quelconque, un exanthème partiel, fugace, est suffisant pour rétablir l'équilibre dans l'économie : dans le cas contraire, il faut qu'il ait plus d'étendue et d'intensité. Mais quelle sera la mesure pour apprécier si l'exanthème est proportionné, comme nous venons de le dire, aux besoins d'élimination de l'organisme? *Seifert*[1] a présenté à cet égard des considérations neuves et intéressantes. Suivant lui, c'est dans l'appareil fébrile qu'il faut chercher cette mesure. « L'exanthème, dit-il, ne peut servir au pronostic qu'autant qu'on le rapproche de la fièvre. La violence et le degré de cette dernière étant la mesure de l'effort que fait la nature dans l'organisme malade pour produire l'exanthème, il en résulte que la dépuration n'est complète que lorsqu'il existe une juste proportion entre l'exanthème et le mouvement fébrile[2]. » Nous souscrivons entièrement à cette manière de voir; mais il ne faut pas oublier que l'effort médicateur de l'économie se traduit en partie par une fluxion des muqueuses, qui paraît être elle-même en antagonisme avec celle de la peau, et qui doit entrer en ligne de compte dans l'appréciation du pronostic. Une scarlatine sans exanthème, accompagnée d'une fièvre violente, est très-grave si l'angine vient à manquer.

Tous les auteurs regardent, et avec raison, comme de mauvais augure, lorsque l'exanthème devient tout-à-coup blafard, sale, bleuâtre, gris-cendré, surtout s'il est entremêlé de pétéchies.

---

(1) Nosologisch-therapeutische Bemerkungen über die Natur und Behandlung des Scharlachfiebers. Greifswald, 1827.—(2) Loc. cit., p. 105.

Que devons-nous penser de la disparition brusque de l'exanthème scarlatineux? Ce phénomène était autrefois considéré comme un des accidents les plus funestes qui pussent survenir dans le cours de la maladie: on craignait que la matière morbide, refoulée à l'intérieur, ne se rejetât sur les viscères; on redoutait, en un mot, une métastase. « Idées erronées, hypothèses chimériques! s'écrient *Stieglitz* et ses adeptes. On voit tous les jours se terminer heureusement des cas de scarlatine dans lesquels l'exanthème a été partiel, et a duré à peine quelques heures. Il survient quelquefois des accidents très-graves, sans que l'éruption pâlisse ou se limite; il y a même des scarlatines sans exanthème. Le danger provient de ce que les médecins et les parents, effrayés, cherchent à rappeler l'exanthème par un régime excitant. » Mais l'opinion de Stieglitz n'a pu prévaloir contre l'expérience des siècles. Dans l'état actuel de nos connaissances sur la nature de la scarlatine, l'infection du sang dans cette maladie justifie l'idée d'un travail de dépuration, d'une élimination critique, et la rétrocession de l'exanthème avant qu'il ait parcouru ses diverses phases est considérée par les auteurs les plus modernes [1] comme un ac-

---

(1) *Récamier, Tessier, Bretonneau, Dance, Berton, Godelle*, etc.

cident grave. Les anciens supposaient un déplacement de la matière morbide. Sans admettre le transport réel de ce principe de la surface cutanée aux viscères intérieurs, il est facile de concevoir que dans certains cas un obstacle quelconque apporté par l'état de la peau ou par des circonstances extérieures à la fluxion cutanée puisse donner lieu à des congestions viscérales supplémentaires : mais, selon nous, le plus grand danger, le plus sérieux et le plus fréquent, n'est pas celui qu'occasione la rétrocession de l'exanthème ; c'est celui qu'elle révèle, et dont elle est elle-même l'effet et non la cause. Dans l'immense majorité des cas, l'évolution de l'exanthème est incomplète, parce qu'il survient quelque complication inflammatoire interne qui, en vertu de la loi *Duobus laboribus*, etc., enraie le développement de cette manifestation pathologique. On a surtout à redouter une phlegmasie viscérale intercurrente, lorsque la disparition brusque de l'exanthème est précédée de frisson.

COMPLICATIONS. — Nous avons parlé ailleurs de la gravité de l'anasarque et des épanchements séreux. L'angine est redoutable lorsqu'elle revêt le caractère pseudo-membraneux, et surtout gangréneux; quand elle est, au contraire, simplement inflammatoire, elle est peu à craindre, quel que soit le développement de la rougeur et du gonflement. *Maton-Good* et *Strahl*[1] prétendent même que dans ce cas l'intensité de la pharyngite est en rapport direct avec la bénignité de la maladie. Le coryza est d'un fàcheux augure lorsqu'il est violent, et surtout quand il s'accompagne de production de fausses membranes. *Aaskow*[2] avait beaucoup de peine à sauver les personnes qui éprouvaient des douleurs aux ailes du nez et aux parties environnantes, et chez lesquelles un flux de sanie âcre avait lieu par ce conduit. L'obstruction du nez au début de la maladie, dit *Stieglitz*, est un mauvais signe, étant ordinairement liée à une affection de la tête. Ce pronostic est encore grave lorsqu'il se dépose de petites fausses membranes sur le bord des narines, et lorsque le bout du nez et l'angle des narines prennent un aspect luisant et une transparence comme celle de la cire[3]. L'otorrhée n'aurait, suivant *Heyfelder*, aucune valeur pronostique; tandis que selon *Berndt* elle serait favorable dans les formes cérébrales de la scarlatine; *Rosen*[4] dit aussi avoir remarqué

---

(1) Ueber das Scharlachfieber, Berlin, 1833, p. 15. — (2) Acta Soc. med. havniensis, Havniæ, t. i. — (3) *Berndt, Weber, Hauff*, etc. — (4) Traité des maladies des enfants, trad. de Villebrune, 1778, p. 286.

que l'écoulement d'un pus sanguinolent par l'oreille était un bon signe en cas d'imminence d'accidents cérébraux. Le délire, la céphalalgie, l'agitation pendant la période de croissance, cessent ordinairement avec elle, ou se prolongent rarement au-delà[1]; mais quelquefois les troubles du système nerveux annoncent une complication très-sérieuse. Les troubles intellectuels, tels que le délire, le coma, les cris, sont en général beaucoup moins graves que ceux des organes locomoteurs. « Nous possédons, disent MM. *Rilliet* et *Barthez*, des exemples de guérisons dans des cas où les troubles de l'intelligence étaient très-prononcés; tandis que tous ceux de nos malades qui, pendant les quinze premiers jours de la scarlatine, ont été pris de convulsions ou de mouvements convulsifs, de contractures, en un mot de symptômes du côté de l'appareil locomoteur, tous ceux-là sans exception ont succombé. » *Struve* prétend que la coïncidence d'un catarrhe ou d'un rhumatisme aggrave le pronostic et rend la scarlatine plus maligne. Quant aux phlegmasies intercurrentes, telles que pneumonie, pleurésie, péricardite, arthrite, il ne faut pas perdre de vue qu'indépendamment du danger qu'elles présentent

---

(1) *Rilliet* et *Barthez*. Loc. cit., p. 593.

lorsqu'elles sont franches et primitives, elles empruntent dans les fièvres éruptives une gravité toute particulière de leur nature spécifique.

SIGNES DIVERS. — L'épistaxis, favorable suivant les uns [1], est d'un fâcheux augure suivant les autres [2]. Nous croyons qu'il faut distinguer l'hémorrhagie nasale passive, qui est la suite de l'altération du sang, et l'hémorrhagie nasale active, qui résulte d'une congestion du sang vers la tête, et qui s'observe principalement dans la forme inflammatoire de la scarlatine. Cette dernière est la seule qui puisse soulager le malade.

Quelle est la valeur pronostique de la diarrhée? *Withering* [3] dit que chez les adultes elle hâte le moment fatal, et il rapporte avoir vu un convalescent enlevé en vingt-quatre heures par le dévoiement. *Lettsom* [4] cite une observation absolument analogue. Il est à présumer que dans les deux cas dont il s'agit, la diarrhée était due à un écart de régime : car il paraît qu'au début de la maladie, loin d'être nuisible, elle est quelquefois

---

(1) *Juncker.* Conspect. med., Halæ, 1734, p. 615. *Rosen*, loc. cit., p. 278. — (2) *Heredia*, *Malouin*, cités par *J. Frank.* — (3) An Account of the scarlet-fever, London, 1779, p. 303. — (4) In Memoirs of the med. Soc. of London, t. IV, n° 22, 1795.

favorable. *Eichel*[1] et *J. Frank*[2] disent qu'un ventre libre dès le début de la scarlatine est de bon augure. *Benedict* pense que si quelques médecins anglais l'ont trouvée pernicieuse dans la première période de la maladie, c'est qu'à cette époque elle dépendait d'une irritation du tube intestinal qu'ils aggravaient encore par un régime excitant.

On a noté comme d'un fâcheux présage : des sueurs abondantes suivies brusquement de sécheresse de la peau; la dysurie pendant la période d'éruption, ou l'émission d'une urine brûlante ou très-claire survenant tout-à-coup et sans cause connue[3]; l'extrême finesse de la vue ou de l'ouïe[4]; le gonflement et l'aspect graisseux de la face ou de toute la surface du corps; l'emphysème[5], une grande anxiété, une douleur fixe à la région précordiale[6].

---

(1) In Act. Soc. med. havn., t. xi, Havniæ, 1779. — (2) Loc. cit. p. 124. — (3) *Cappel.* Loc. cit. , p. 161. — (4) Ibidem , p. 163. — (5) *Wendt.* Klinische Annalen, p. 88. — (6) *Pfeufer.* Loc. cit., p. 91.

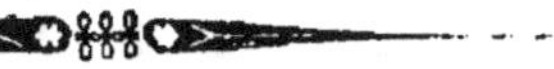

CHAPITRE X.

Nature de la Scarlatine.

Sydenham est le premier qui ait cherché à se rendre compte de la nature de la scarlatine et de la cause prochaine qui préside à son développement. « Cùm hic morbus nihil aliud mihi videtur quàm mediocris sanguinis effervescentia à progressæ æstatis calore, aut alio aliquo modo excitata, nihil quicquam molior quominus sanguis sibi despumando vacet, et materiæ peccanti quæ

satìs promptè adjungitur, per cutis poros able-
gandæ[1]. » Ce grand praticien avait compris que
les éléments scarlatineux, quels qu'ils soient, doivent être placés dans le sang; et, en considérant
la scarlatine comme une maladie générale, il était
beaucoup plus près de la vérité que ceux qui, plus
tard, n'ont voulu voir dans cette pyrexie qu'une
affection locale.

A peu près à la même époque, *Morton*[2] jeta
une nouvelle confusion sur l'individualité de la
scarlatine établie par *Ingrassias*, et prétendit que
cette maladie n'était autre chose qu'une rougeole
confluente, qu'il rapportait elle-même à une fièvre
inflammatoire générale. Cette opinion, reproduite
de nos jours, ne peut, comme nous le verrons,
soutenir l'examen; mais *Morton* eut au moins
le mérite de rapprocher deux affections qu'on devait plus tard séparer, avant de les placer définitivement l'une à côté de l'autre dans les cadres
nosologiques.

Vers le milieu et dans les dernières années du
dix-huitième siècle, la scarlatine revêtit fréquemment la forme angineuse, et fut méconnue par la
plupart des praticiens de cette époque, qui ne

---

(1) Opera medica, Genevæ, 1756, t. I, p. 162. — (2) Opera omnia,
Lugduni, 1757, t. I, p. 28.

virent dans cette affection qu'une angine maligne compliquée d'une éruption accidentelle. Des auteurs plus modernes ont voulu localiser la scarlatine au pharynx, en considérant le mal de gorge qui accompagne l'exanthème comme la lésion constitutive de la maladie. Mais si les rougeurs cutanées étaient purement symptomatiques de l'angine, elles n'existeraient jamais sans cette dernière, qui, nous le savons, est loin d'être constante dans la scarlatine. D'un autre côté, la pharyngite précèderait toujours l'éruption, ce qui n'a pas lieu. L'exanthème, il est vrai, manque aussi quelquefois; mais que faut-il en conclure? C'est que ni le mal de gorge, ni l'éruption, ne constituent la scarlatine : ce sont simplement deux phénomènes concomitants qui n'ont d'autre liaison entre eux que d'avoir l'un et l'autre leur point de départ dans le même état morbide général.

Pinel, ayant étudié avec plus de soin que ses devanciers cet exanthème qu'ils regardaient comme un simple épiphénomène de l'angine, crut reconnaître dans la scarlatine tous les caractères d'une affection essentielle, d'une phlegmasie idiopathique qui aurait pour siége le réseau vasculaire de la peau. « Une simple analogie, l'indétermination » ou la vacillation des opinions de divers auteurs, » ont pu d'abord contribuer à faire mettre la scar-

» latine au nombre des éruptions symptomatiques,
» mais, en suivant avec soin la marche de cette af-
» fection et ses progrès comme maladie épidémi-
» que, peut-on y méconnaître, ainsi que dans la
» variole et la rougeole, les caractères d'une vraie
» phlegmasie cutanée, comme la rougeur, la cha-
» leur, le gonflement, une tension douloureuse,
» etc. [1] » *Jahn* a très-bien démontré tout ce qu'il
y a d'erroné dans cette opinion. « Les modernes,
dit-il, en sont venus à considérer cette affection
comme une simple phlegmasie de la peau : c'est
une hypothèse facile à renverser. Nous voyons
très-souvent qu'il n'y a aucune trace d'exanthème;
cependant la peau est sèche, la desquamation s'o-
père, il survient de l'œdème, et il s'opère en même
temps de grandes modifications dans l'intérieur
du corps. Il est commun de voir la scarlatine n'occuper que quelques régions de la peau, tandis que
d'autres conservent leur couleur normale. Dans
ce cas, les parties que l'exanthème a respectées se
comportent comme celles qu'il a envahies; c'est-
à-dire qu'elles sont brûlantes, qu'elles ne suent
pas, qu'elles perdent leur épiderme, qu'elles deviennent œdémateuses, etc. Il y a donc ici autre
chose qu'une inflammation de la peau. On sait

---

(1) Nosographie philosophique, 6e édition, t. II, p. 69.

que la véritable inflammation n'est jamais erratique, qu'elle ne procède point par bonds et par sauts, qu'elle reste fixe dans l'organe attaqué, et qu'elle y accomplit son cours. Mais il en est autrement de la scarlatine. On n'observe jamais dans la scarlatine plusieurs phénomènes qui sont constants dans l'inflammation, tels que douleur augmentée par le contact et la pression, suppuration, gangrène, épanchement de lymphe. L'intumescence est essentielle à toute inflammation; dans la scarlatine elle manque tout aussi souvent et même plus fréquemment qu'elle n'existe. L'accumulation de la sérosité s'opère autrement dans l'inflammation que dans la scarlatine; elle ne survient jamais que dans la partie affectée; elle n'occupe jamais l'organisme entier; on la voit toujours se manifester au plus haut période de la maladie, et jamais à son déclin et lorsqu'elle est sur le point de se terminer. Les inflammations sont des opérations locales auxquelles l'organisme entier ne participe que d'une manière sympathique. La scarlatine, au contraire, ne se déclare qu'à la suite de grands mouvements intérieurs dans l'organisme. Une inflammation se laisse abattre par les antiphlogistiques; la scarlatine jamais. Dans la scarlatine, nous avons un contagium fixe et spécial, comme il n'y en a jamais dans les inflammations franches. La scarlatine préserve d'elle-même par le fait d'une de ses attaques ; les inflammations, au contraire, établissent précisément, par leur existence, une disposition à des phlegmasies répétées. Si la scarlatine était une inflammation de la peau, on ne concevrait pas pourquoi elle se serait développée seulement dans les temps modernes et aurait été inconnue dans l'antiquité. » Nous ajouterons deux mots aux réflexions de *Jahn*. En considérant la scarlatine comme une inflammation du système dermoïde, accompagnée d'une fièvre symptomatique, comment concevoir qu'elle puisse exister sans exanthème ? comment expliquer la fièvre d'incubation, qu'on ne peut attribuer à une phlegmasie qui n'existe pas encore ?

L'auteur de la Nosographie philosophique, en plaçant dans une lésion inflammatoire de la peau l'état morbide primitif et essentiel de la scarlatine, avait donné à l'exanthème une importance exagérée. *Broussais* rabaissa de nouveau l'éruption au rôle d'accident secondaire. Pour lui, le phénomène principal c'est la gastrite. Le virus va frapper directement la membrane muqueuse stomacale, et il en résulte une gastro-entérite suivie d'une éruption symptomatique. S'il est un point de doctrine sur lequel le chef de l'école physiologique ait prêté le flanc à l'attaque, c'est certainement sa théorie des fièvres éruptives. Nous ne répèterons pas tous les arguments dont on s'est servi pour la combattre; nous nous bornerons à en résumer les principaux. La gastrite étant une irritation, et l'irritation étant toujours la même, puisqu'elle n'est autre chose que l'exagération des phénomènes vitaux, comment une inflammation de l'estomac pourrait-elle produire tantôt la scarlatine, tantôt la rougeole, ou telle autre fièvre éruptive? Répondra-t-on qu'il y a un degré d'intensité de plus ou de moins? Mais, en exagérant la gastrite de la scarlatine, arrivera-t-on jamais à déterminer la variole? Puisque l'inflammation est localisée et que la gastrite seule constitue la maladie, c'est la gastrite seule qu'il faut combattre; or, a-t-on jamais réussi à juguler cette prétendue gastrite, et, par suite, à arrêter complètement la marche de la fièvre exanthématique?

On s'accorde aujourd'hui à considérer la scarlatine comme une maladie générale due à une espèce d'empoisonnement miasmatique du système sanguin. Il ne faut rechercher l'essence de la maladie ni dans l'exanthème cutané, ni dans le mal de gorge, qui ne sont que des accidents secondaires. L'élément primordial de la scarlatine est une altération spéciale du sang par un agent *sui generis* dont la nature intime s'est dérobée jusqu'ici à tous nos moyens d'investigation, mais dont l'existence ne peut être révoquée en doute. C'est cette altération du sang qui constitue le fond de la maladie, et qui est le point de départ de tous les phénomènes morbides; c'est elle qui suscite dans l'organisme ce mouvement réactionnel qui prépare et favorise l'élimination du principe étranger.

Nous nous sommes déjà occupé, au chapitre de l'étiologie, des causes prochaines de la scarlatine. Nous allons compléter ce qui concerne la pathogénie de cette affection, en faisant connaître succinctement une théorie qui compte trop de partisans en Allemagne pour que nous n'en disions pas quelques mots. Nous voulons parler du rôle que *Most*[1] et d'autres auteurs ont attribué à l'électricité dans la production de la scarlatine et des autres fièvres exanthématiques.

Voici les considérations sur lesquelles se fondent principalement ces auteurs : L'influence d'une forte pile détermine un exanthème analogue à celui de la miliaire ou de la scarlatine; chez les sujets irritables, cet effet se produit même dans

---

(1) Versuch einer kritischen Bearbeitung der Geschichte des Scharlachfiebers und seiner Epidemien. Leipzig, 1826, t. II, p. 148 et suiv.

les parties du corps qui n'ont pas été exposées directement au courant galvanique. Toutes les maladies exanthématiques, miasmatiques ou contagieuses, règnent de préférence au printemps ou en automne, saisons où la température est très-variable. La plupart des épidémies débutent vers l'équinoxe, époque de l'année où se remarquent des désordres et de grandes variations dans l'intensité du magnétisme terrestre et de ses forces électro-galvaniques. On remarque, enfin, que toutes les maladies exanthématiques épidémiques et contagieuses sont fréquemment accompagnées de convulsions, ce qui suppose un dérangement dans l'harmonie de l'électricité galvano-animale du corps vivant.

Most et ceux qui partageaient sa manière de voir n'avaient point spécifié laquelle des deux électricités était en jeu dans la scarlatine. C'est ce que M. *Heidenreich*[1] a cherché à déterminer; et il résulterait de ses expériences que l'électricité est toujours négative dans cette maladie. Pour lui, le système sanguin et le système nerveux sont les deux éléments d'une pile galvanique; le cerveau et les nerfs contiennent du phosphore et du soufre;

____

(1) Medicinisches correspondenz-Blatt Bayerischer Ærzte, 1841. Gazette médicale, 1841, p. 777.

le sang renferme de l'acide phosphorique, des sels et du fer. L'électricité négative engendre dans les maladies des produits basiques, et l'électricité positive des produits acides, comme le pôle cuivre attire l'hydrogène, et le pôle zinc l'oxygène; de même tous les exanthèmes avec électricité négative de la peau, tels que l'érysipèle, l'urticaire, la variole, le zona, etc., développent un produit basique dans leurs taches, papules et pustules, et toutes les maladies avec électricité positive de la peau, telles que le rhumatisme, la rougeole, la miliaire, développent un produit acide.

Nous n'en dirons pas davantage sur cette théorie, qui n'est qu'une hypothèse dans l'état actuel de la science.

Mais ce n'était pas assez pour des cerveaux germaniques d'étudier la scarlatine dans sa nature la plus intime : il fallait rechercher dans quel but la nature avait infligé cette maladie à l'espèce humaine. Or, suivant *Kiesser* [1], *Pfeufer, Gœden, Steimmig*, etc., les exanthèmes en général, et la scarlatine en particulier, sont des moyens dont se sert la Providence pour perfectionner l'homme et le spiritualiser. « N'y a-t-il pas, disent-ils, quel-

---

(1) Ueber das Wesen und die Bedeutung der Exantheme, Jena, 1812.

que chose de providentiel dans ces maladies exanthématiques auxquelles personne n'échappe, qui
n'attaquent qu'une seule fois le même individu,
qui sont propres à cette période de la vie où
l'homme est encore susceptible de perfectionnement, et qui sont toujours suivies de l'amélioration physique et intellectuelle des sujets qui en
sont atteints? » Cette opinion, professée par des
hommes distingués, ne peut soutenir l'examen
lorsqu'on la dépouille des couleurs poétiques et des
formes abstraites dont *Kiesser* a su la revêtir. Si
la scarlatine était destinée à ennoblir la race humaine, elle ne sévirait pas sur les animaux; or
nous savons qu'on l'a observée chez le chien, le
chat, etc.

Kiesser assignait pour objet à la scarlatine le
perfectionnement de la race humaine. D'après une
autre théorie, née également outre Rhin, cette
maladie tendrait au contraire à rapprocher l'homme des animaux d'espèce inférieure. Suivant
M. *Dœhne*[1], la scarlatine ne serait autre chose que
l'accomplissement trop précipité d'un acte physiologique analogue à la mue des oiseaux, à la repro-

---

[1] Einige Beitræge zur Ætiologie und Kur des Scharlach- oder
Hæutungs-fiebers, nebst Empfehlung einer neuen Behandlung
dess, mit Einreibung von OEl, Leipzig, 1821.

duction du test des écrevisses, au renouvellement
de la peau des serpents. Il pense que l'homme
change de peau à une certaine époque, et que
cette fonction, qui passe inaperçue lorsqu'elle
s'opère avec lenteur, comme c'est l'ordinaire, détermine, lorsqu'elle est trop brusque, l'inflammation de l'enveloppe cutanée. Les anciens téguments devenant alors impropres à remplir leurs
fonctions avant que les nouveaux puissent les
suppléer, il en résulte une perturbation générale
de l'économie et des accidents plus ou moins
graves. Cette manière de considérer la scarlatine
est passible d'un grand nombre d'objections. Si
cette maladie était due à la perversion d'une fonction naturelle, comment se ferait-il qu'elle fût
contagieuse, épidémique, et qu'elle n'eût apparu
que dans les temps modernes? *Dœhne* a cherché
une explication de cette dernière particularité
dans la dégénérescence de notre organisation;
mais nous avons vu que les sujets robustes sont
précisément ceux qui supportent le moins bien la
scarlatine.

Heim, Schœffer, Reich, Jahn, etc., en Allemagne, et MM. *Piorry* et *Lhéritier* [1] en France,
ont cherché à réhabiliter l'opinion de *Morton,*

______

(1) Traité des altérations du sang, Paris, 1840.

qui soutenait l'identité de l'affection morbilleuse et de la scarlatine, et regardait cette dernière comme une rougeole confluente. « La distinction qu'on a établie entre ces deux maladies, disent **MM.** *Piorry* et *Lhéritier*, ne repose que sur des inexactitudes et des minuties. Quoi! dans la rougeole, le malade éprouve un enchifrènement incommode, éternue souvent, se plaint d'une toux sèche et rauque, ses yeux sont humides et larmoyants; et l'on prétend qu'il n'en est pas ainsi dans la scarlatine, où les yeux sont *ardents, enflammés,* où les malades se plaignent de *mal de gorge, d'éternuements,* etc.! Mais où voit-on donc une différence? Est-il vrai que dans la scarlatine l'éruption se fasse d'emblée sur toute l'étendue de la peau? Nullement: elle commence d'abord, comme dans la rougeole, par occuper le cou et la face, pour se répandre ensuite sur tout le corps. La forme des taches, leur élévation au-dessus de la peau, la coloration plus ou moins foncée, leur disparition subite, leur réapparition, aucun de ces caractères n'est constant, aucun d'eux n'est exclusivement réservé à l'une ou l'autre de ces maladies. Il n'est pas exact non plus de dire que dans la scarlatine, à la période de desquamation, la peau paraît farineuse, tandis que dans la rougeole l'épiderme tombe par grandes écailles. J'ai vu des lambeaux d'épiderme de 2 pouces d'étendue recueillis sur des sujets atteints de scarlatine. Peut-on dire, enfin, que la rougeole seule laisse à sa suite des ophtalmies, des bronchites, etc. ? Tant s'en faut. La scarlatine jouit aussi de cette triste prérogative. Est-il vrai que la tuméfaction leuco-phlegmatique soit particulière à cette dernière ? Pas davantage. Tout est de même dans les deux affections. Les seules différences qu'on observe ne tiennent qu'au degré plus ou moins intense de la maladie et à la manière plus ou moins active dont les divers systèmes organiques réagissent contre la cause spécifique qui la caractérise. »

L'opinion dont il s'agit ne peut soutenir un examen sérieux ; et il est impossible, dans l'état actuel de la science, de mettre en doute l'individualité des deux fièvres éruptives que l'on voudrait identifier. Indépendamment des caractères différentiels que nous avons indiqués au chapitre du diagnostic, nous invoquerons deux circonstances péremptoires : c'est que l'une de ces pyrexies n'est pas préservatrice de l'autre, et que l'action du virus scarlatineux ne produit jamais la rougeole, ni réciproquement.

Nous nous bornerons à mentionner quelques opinions plus ou moins bizarres émises par des auteurs allemands sur la nature de la maladie dont nous nous occupons. Ainsi, *Bauer*[1] a cherché à établir l'affinité des scrofules et de la scarlatine, qui ne serait, suivant lui, qu'une affection scrofuleuse à l'état suraigu. D'autres ont cru trouver de l'analogie entre la scarlatine maligne et le choléra asiatique, et pensent que ce dernier n'est autre chose qu'une scarlatine pernicieuse fixée sur la muqueuse du tube digestif[2]. *Kirkland*, *Elsner*[3], et *Kopp*[4], regardent la scarlatine comme une variété de l'érysipèle. *Sundelin* la rattache à une lésion du système nerveux. Enfin, *Ettmüller*, *Schœnlein*, et en général l'école de Würzbourg, la considèrent comme le résultat de l'acidité de la lymphe, et admettent que le caractère essentiel de la maladie consiste en ce que les humeurs donnent lieu à l'excrétion d'une grande quantité de matière acide. Les médecins de Breslau avaient déjà émis une opinion analogue à la fin du XVIIe siècle : car ils considéraient la scarlatine et toutes les affections contagieuses en général comme des maladies de la lymphe.

J. Frank se demande si le charbon de la bouche des troupeaux ne serait pas une espèce de

---

(1) Dissertatio de febre scarlatiná, observationes et meletemata quædam, Viteb., 1796, p. 13. — (2) Dissertatio de rubeolá. Rostock. — (3) Beylræge für Fieberlehre, etc.—(4) Salzb. med. chirurg. Zeitung, 1821, t. III, p. 394.

scarlatine maligne. Nous avons déjà dit, au chapitre de l'étiologie, qu'il n'était pas rare de voir coïncider avec des épidémies de scarlatine des épizooties meurtrières caractérisées par des symptômes analogues à ceux que présente cette fièvre éruptive chez l'homme.

Le caractère essentiel de la scarlatine est-il inflammatoire, ou putride? *Stieglitz* et son école pensent que cette maladie est constamment inflammatoire dès le début. Nous verrons que l'expérience a démenti cette assertion, et qu'on a observé des épidémies dans lesquelles des symptômes typhoïdes se manifestaient dès la période d'invasion. *Navier* pense néanmoins que la scarlatine est d'une nature encore plus inflammatoire que la variole.

Terminons en appelant l'attention sur un caractère particulier à la scarlatine, et qui distingue cette pyrexie de toutes les autres fièvres éruptives : c'est la variabilité, si l'on peut s'exprimer ainsi. Il n'y a pas, en effet, de maladie moins semblable à elle-même, plus sujette aux anomalies, et dont les symptômes, la marche et les accidents secondaires présentent plus de diversité. Elle mérite à plus juste titre que la variole cette qualification que *Stoll* appliquait à cette dernière : *ingenio planè proteiformi.* Le propre de la scarlatine anormale, disait *Alibert*[1], c'est de marcher par saccades et par bonds irréguliers, de n'avoir aucune règle constante, d'être essentiellement différente d'elle-même.

---

(1) Monographie des dermatoses, t. i, p. 381.

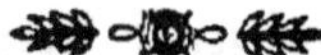

CHAPITRE XI.

Prophylaxie.

Un grand nombre de moyens ont été proposés comme préservatifs de la scarlatine. Dès l'année 1756, *Johnston* [1] avait employé contre les miasmes producteurs de cette maladie le procédé de fumigations dont la priorité a été attribuée à tort à *Guyton de Morveau*, et qui consiste à déterminer un dégagement d'acide chlorhydrique en trai-

(1) *Benedict*. Geschichte des Scharlachfiebers, p. 105, § 82.

tant le chlorure de sodium par l'acide sulfurique.
Plus récemment, *Hegewisch*[1], *Wood*[2], et *Black-burne*[3], ont attaché beaucoup d'importance à ces
fumigations. *A Thuessink*[4], médecin hollandais,
les prescrivait également, et administrait en même
temps à l'intérieur le mercure doux et le soufre
doré d'antimoine, qu'*Hufeland*[5] regarde comme
prophylactique de la scarlatine. *Willan* donnait
la préférence aux fumigations d'acide nitrique.
Masius[6], *Augustin*[7], et *Neumann*[8], ont recommandé l'usage des acides minéraux à l'intérieur
et à l'extérieur. *Girtanner*[9] conseillait de se laver
tout le corps et de se rincer la bouche avec du
vinaigre. *Withering*[10] donnait un vomitif à ses
malades aussitôt qu'il les supposait infectés, et il
leur faisait laver la bouche et les fosses nasales
avec une lessive caustique étendue d'eau; après
le vomitif, il les faisait mettre au lit, et provo-

---

(1) *Horns* Archiv, B. 10, St. 1, S. 139. — (2) Medical and physical Journal, 1808, febr. — (3) Facts and Observations concerning
the prevention and cure of the scarlet-fever. London, 1803. —
(4) Allg. hall. lit. Zeit., 1808, Ergænzungsb., n° 83. — (5) *Hufelands* Journal der pract. Heilkunde, B. xvi, St. 1, S. 175. — (6) Ibidem, t. xviii, n° 4, p. 48. — (7) Archiv für Staatsarzneikunde,
t. i, n° 1, p. 141. — (8) Aufsætze und Beobachtungen, t. i, p. 283.
— (9) Abhandl. über Kinderkrankheiten, p. 255. — (10) Beschreibung des mit Halsweh verknüpften Scharlachf., 1781, p. 293.

quait la sueur par des ammoniacaux. *Kirkland*[1]
prétend avoir plusieurs fois étouffé la maladie
dans son germe par des purgatifs. *Sulzer*[2] vante
l'usage de l'eau de goudron à l'intérieur; *Rush*[3],
les mercuriaux; *Most*[4], l'électricité; *Dœhne*[5], les
onctions avec de l'huile. M. *Tortuand*[6], ayant
observé que dans une épidémie de scarlatine tous
les enfants qui, pour cause de gale, étaient soumis à un traitement sulfureux, avaient été épar-
gnés par la maladie, bien qu'ils eussent été exposés à la contagion, a expérimenté et recommandé
le soufre comme préservatif. Enfin, on a encore
préconisé les lotions d'eau froide répétées plusieurs fois par jour (*Romhild*), la mastication de
la racine de gentiane et les cautères au bras (*Alaymus*), le sulfate de quinine (*Hunault* d'Angers),
la rhubarbe (*Sims*, *Lentin*), les gargarismes d'a-
cide hydrochlorique (*Godelle* de Soissons), l'acide
muriatique oxygéné (*Braithwaite*), un mélange
de parties égales de vin stibié et d'oxymel scilli-

---

(1) Untersuch. des gegenw. Zustandes der Chirurgie. Aus dem
Engl. 1785. — (2) Reichsanzeiger, 1801, p. 590. — (3) Medic. Inquiries and Observations. Philadelphia and London, 1789, p. 125. —
(4) Ueber Galvanismus, p. 118. — (5) Einige Beytr. zur Ætiologie
und Cur des Scharlachf., 1810. — (6) *Kleinert.* Repertorium. Gazette médic., janvier 1832, p. 88.

tique (*Wildberg*), l'infusum d'ipécacuanha (*Schle-singer*), etc.

Mais la belladonne est de tous les préservatifs de la scarlatine celui qui a obtenu le plus de célébrité. *Hahnemann*, ayant remarqué, à la fin du siècle dernier, que cette solanée, administrée à petites doses, donnait quelquefois lieu à l'éruption de plaques rouges analogues à celles de la scarlatine, avança que la belladonne devait préserver de cette fièvre éruptive, d'après le principe *Similia similibus curantur*. Des expériences, tentées principalement en Allemagne, ne tardèrent pas à justifier les prévisions du fondateur de l'homœopathie. On lit dans la *Bibliothèque thérapeutique de Bayle*[1] un relevé statistique qui montre que sur 2,027 individus auxquels on avait administré la belladonne, 1,948 ont été préservés de la scarlatine, et 79 seulement l'ont contractée. Nous citerons, comme très-remarquables, les observations du docteur *Dusterberg*[2] de Warbourg, qui ayant, dans diverses épidémies, préservé de la scarlatine tous ceux auxquels il avait administré la belladonne, omit volontairement, pour donner plus de poids à ses expériences, de l'administrer à un enfant dans chaque famille : celui-là seul contracta la maladie.

---

(1) Tome II, p. 496. — (2) *Hufelands* Journal, t. LV, n° 4, p. 119.

Les faits suivants ne sont pas moins concluants : Au mois de mars 1819, une épidémie meurtrière de scarlatine sévissait à Sachsendorf, et avait déjà fait de nombreuses victimes, lorsque *Berndt* pensa qu'un emploi général de la belladonne pourrait arrêter la maladie dans ses progrès. Un médecin se rendit sur les lieux, et administra trois jours de suite à tous les individus âgés de moins de vingt ans une certaine dose de solution de belladonne (15 centigrammes d'extrait dans 30 grammes d'eau de cannelle). Le résultat fut tel, qu'à dater de ce jour il ne se déclara pas un seul cas de scarlatine [1]. Une épidémie qui se montra peu de temps après à Kienitz, fut arrêtée de la même manière, l'instituteur ayant eu soin d'administrer la belladonne à tous les enfants qui fréquentaient son école. Plusieurs faits analogues s'étant reproduits depuis cette époque, le Gouvernement prussien ordonna officiellement, en 1827, que la belladonne serait généralement employée comme préservatif dans les cas d'épidémie de scarlatine [2].

La vertu préservatrice de la belladonne a principalement été préconisée : en Allemagne, par

---

(1) Die Scharlachfieberepidemie im custrinschen Kreise. Leipz., etc., 1820. — (2) Literar. Annal. der gesammt. Heilkunde, juillet 1827, p. 302.

Muhrbeck[1], *Berndt*[2], *Behr*[3], *Schenk*[4], *Masius*[5], *Heden*[6], *Rauschenbuch*[7], *Fleischmann*[8], *Kopp*[9], *Zeuch*[10], *Bloch*[11], *Jutmann*[12]; en Suède et en Hollande, par *Banej*[13] et *Beeke*[14]; en France, par *Méglin*[15], *Fristo*[16], *Martini*[17], *Godelle*[18], *Lemercier*[19], *Stiévenart*[20].

D'un autre côté, d'habiles observateurs ont publié des résultats entièrement opposés à ceux que nous venons de signaler. *Lehmann*[21] a vu la belladonne échouer complètement dans une épidémie meurtrière qui ravagea Torgau en 1825. Suivant *Raminski* et *Teuffel*[22], elle se serait également montrée inefficace dans une épidémie qui sévit à Stralsund en 1827. *Hildenbrand* et *Bock* disent

---

(1) *Hufelands* Journal der pract. Heilkunde, 1821, n° 2. — (2) Ibid., 1820, n° 8. — (3) Ibid., 1823, n° 8. — (4) Ibid., 1824, n° 4. — (5) Ibid., t. xxxvi, n° 1, p. 123. — (6) Ibid., t. xxxviii, n° 5, p. 42. — (7) Ibid., t. li, n° 7, p. 22. — (8) Ibid., 1836. Gaz. médic., 1836, t. iv, p. ix. — (9) Jahrb. der Staatsarzneikunde, n° 4. — (10) Salzb. med. Zeitung, 1825, n° 32. — (11) *Rust's* Magazin, t. xvii, n° 1. — (12) Medic. Jahrb. des K. œsterr. Staates, t. i, 1830, p. 25. — (13) Acta Societatis med. havniensis. Havniæ, 1821. — (14) Alg. Konst en Latterbode, 1825, n° 11. — (15) Journal de médecine, chirurgie, pharmacie, etc., nov. 1821. — (16) Dictionnaire universel de mat. médic., t. i, p. 495. Revue médicale, 1830, p. 543. — (17) Archives générales de médecine, 1824, t. v, p. 264. — (18) Revue médicale, 1843, t. ii, p. 366. — (19) Journal complémentaire du Dictionnaire des sciences médicales, avril 1825. — (20) Bulletin de l'Académie des sciences, janvier 1843. — (21) *Rust's* Magazin, t. xxii. — (22) Annalen für die gesammte Heilkunde, 1825.

n'en avoir obtenu que des succès incomplets. On trouve dans *J. Frank* l'énumération d'un grand nombre de praticiens qui nient la vertu prophylactique de la belladonne, et auxquels nous pourrions ajouter *Stieglitz*[1], *Wendt*[2], *Pfeufer*[3], *Steimmig*[4], *Fischer*[5]. Quelques auteurs, notamment *Harnier*, *Heyfelder*, *Luiscius*, *Wagner*, ont même vu des accidents graves survenir à la suite de son emploi. *J. Frank*[6] est un de ceux qui se sont élevés avec le plus de force contre l'emploi de la belladonne; mais il ne la repousse que dans des vues purement théoriques, puisqu'il avoue n'avoir jamais fait usage de ce médicament : « Je ne l'ai point employé, dit-il, parce que le sens commun s'opposait à ce que je me servisse de ce remède aux doses minimes et ridicules d'Hahnemann, et que ma conscience se refusait à ce que je fisse sur des enfants bien portants usage d'un poison violent, dans le but d'une expérience douteuse, à une dose telle que je pusse en attendre un effet. Même en accordant que les partisans de cet antidote agissent avec la plus grande bonne

---

(1) Versuch einer Prüfung und Verbesserung, etc., p. 280. — (2) Das Wesen, die Bedeutung und ærztliche, etc., p. 146. — (3) Op. cit., p. 192. — (4) Op. cit., p. 67. — (5) Op. cit., p. 12. — (6) Pathologie interne, t. II, p. 129. (Encyclop. des sciences médicales, Paris, 1859.)

foi, combien n'existe-t-il pas de causes d'erreurs :
soit parce que la constitution annuelle qui favorise la propagation de la scarlatine peut cesser
au moment même où l'on fait l'expérience de cet
antidote, soit parce qu'en général les hommes sont
disposés à admettre comme vraies les choses qu'ils
désirent ! »

Quelle est la vérité, au milieu de tant d'opinions contradictoires ? Nous pensons qu'en appré-
ciant à leur juste valeur la masse des observations
connues jusqu'ici, on peut en tirer les conclusions
suivantes :

Dans la grande majorité des cas, ceux qui ont
pris convenablement la belladonne sont à l'abri
de la scarlatine.

Lorsque la maladie se développe chez des individus qui se trouvent sous l'influence de ce médicament, elle est en général bénigne, et moins
grave qu'à l'ordinaire.

La belladonne ne possède pas d'une manière
absolue la propriété de préserver de la scarlatine,
elle n'opère que sous certaines conditions. Comme
causes de non-succès, on peut alléguer : 1° la mauvaise qualité du médicament : on sait que les propriétés des extraits présentent beaucoup de différence suivant le mode de préparation. Ceux qui
ont été évaporés à feu nu sont presque inertes :

il est indispensable qu'ils le soient à la vapeur ou au bain-marie. 2° Une dose trop faible, et l'administration trop tardive ou trop peu prolongée de la belladonne. On donnera la préférence aux formules de Berndt ou d'Hufeland, que nous indiquerons plus loin. On commencera par une dose assez forte, que l'on diminuera graduellement, et on ne cessera d'en faire usage que trois semaines après l'extinction complète de l'épidémie. 3° La disposition individuelle. Certains sujets peuvent n'être pas susceptibles d'éprouver l'action préservatrice de la belladonne, ou bien avoir une trop grande disposition à être affectés de la scarlatine. 5° La constitution épidémique. Il y a des épidémies dans lesquelles la belladonne se montre plus efficace que dans d'autres. 6° Une erreur de diagnostic. Il faut prendre garde de confondre avec la scarlatine d'autres exanthèmes dont la belladonne ne garantit pas.

MM. *Rilliet* et *Barthez* conseillent de réserver l'emploi de la belladonne pour les cas où l'épidémie régnante est très-grave. Si elle est bénigne, il y a peu d'inconvénient à ce que les enfants contractent la maladie, parce qu'ainsi ils en seront préservés pour l'avenir.

Passons au mode d'administration de cet agent prophylactique.

Hahnemann employait la belladonne à des doses excessivement faibles. Voici sa première formule : Faites dissoudre un grain de suc concentré
de feuilles de belladonne, récemment exprimé,
dans 350 gouttes d'eau distillée, et ajoutez-y 50
gouttes d'alcool; mélangez de nouveau une goutte
de cette teinture dans 300 gouttes d'eau et 50
d'alcool, et délayez encore une fois une goutte de
cette mixture dans 200 gouttes d'eau, en sorte
que chaque goutte de cette liqueur contienne
1/24,000,000 partie d'un grain du suc concentré.
Dans l'espace de 72 heures, on donnera 2 gouttes
de cette dernière teinture aux enfants d'un an, 3
gouttes à ceux de deux, 4 gouttes à ceux de trois,
et ainsi de suite; enfin, pour une personne de 9
ans, 14 à 16 gouttes; et pour un adulte, jusqu'à
30 gouttes, mais jamais davantage. Rien ne sera
changé au régime, ajoutait *Hahnemann* : seulement on évitera le froid, les émotions, les boissons chaudes, le vinaigre et les autres acides,
comme exaltant l'énergie du médicament. — Plus
tard, il modifia cette formule, et la remplaça
par la suivante : Faites dissoudre directement le
suc de la belladonne dans un poids égal d'alcool.
Deux gouttes de cette même solution décantée seront mêlées à 98 gouttes d'alcool cohobé et agi-
tées dans un vase de verre. Ajoutez une goutte de

cette solution dans 99 gouttes d'alcool, et répétez cette opération trente fois. Il en résulte une solution étendue à ce point, qu'une de ses gouttes contient un décillionième de goutte de suc de belladonne. Cette solution convient pour les enfants depuis l'âge d'un an jusqu'à 6 ; pour les personnes plus âgées, on donnera une goutte d'une dilution moins forte, obtenue par exemple en ne répétant que 15 fois l'opération ci-dessus. Selon qu'il existe plus ou moins de danger d'infection, on donne une seconde dose après 24 heures, une troisième après 36 heures, une quatrième après 48 heures, et ensuite tous les trois jours.

La plupart des auteurs qui ont expérimenté l'antidote d'*Hahnemann*, ne se sont nullement astreints à des doses si fractionnées. *Hufeland* employait la formule suivante : Extrait de belladonne, 15 centigr. ; eau distillée, 30 gr. ; alcool rectifié, 1 gr. ; deux fois par jour autant de gouttes que l'enfant a d'années. *Berndt* prescrivait depuis 2 jusqu'à 12 gouttes, suivant les âges, d'une liqueur préparée avec 15 centigr. d'extrait de belladonne et 30 gr. d'eau de camomille vineuse. Il remarque qu'en ne mettant que 10 centigr. d'extrait, le médicament était beaucoup moins efficace. *Gumpert* père donnait soir et matin une cuillerée à café d'une mixture composée avec 5 centigr. d'extrait de belladonne, 125 gr. d'eau de fleurs d'oranger, et 4 gr. d'esprit de vin. *Dusterberg*, dont les expériences ont eu des résultats bien plus satisfaisants que celles de la plupart des médecins qui se sont occupés du même sujet, donnait 10, 15 ou 20 gouttes d'une solution de 15 centigr. d'extrait de belladonne dans 12 gr. d'eau de cannelle, etc.

Des auteurs qui ne partagent pas les opinions d'*Hahnemann*, ont cherché ailleurs que dans le principe des semblables l'explication de la puissance prophylactique de la belladonne. Les uns ont prétendu que cette solanée modifiait la vitalité et déterminait une excitation spécifique du système ganglionnaire, qui jouerait, suivant eux, un grand rôle dans la production de la maladie. D'autres n'ont vu dans la belladonne qu'un agent narcotique qui aurait uniquement pour effet d'émousser la réceptivité de l'organisme, d'individualiser pour ainsi dire les sujets, et de les rendre indépendants des influences du monde extérieur. Nous sommes loin d'admettre l'action des doses infinitésimales comme un point de thérapeutique parfaitement démontré, tout en faisant remarquer qu'il s'agit d'un effet dynamique, et qu'il est impossible de déterminer pondérativement la quantité de virus nécessaire pour produire sur l'organisme un effet quelconque; mais il me semble que la belladonne, administrée à doses appréciables, agit réellement comme substitutive, en vertu du principe *Similia similibus curantur*, principe admis il y a 400 ans par *Paracelse*, et dont l'application, restreinte dans de justes limites, est destinée à un grand avenir.

On ne peut nier, en effet, que la belladonne produise chez l'homme sain un ensemble de symptômes analogues à ceux de la scarlatine. « Un individu, dit *Alibert*[1], qui avait avalé 44 grains de poudre de belladonne, éprouva, une heure après cette ingestion, une céphalalgie des plus violentes, surtout une rougeur excessive des yeux et de la face, qui s'étendit de proche en proche sur toute la surface du corps. En quelques minutes, toute la peau présentait une couleur rouge uniforme, exactement semblable à celle qu'on observe dans la scarlatine. De plus, le malade ressentait dans la gorge une chaleur vive, avec rougeur très-intense, qui semblait se propager dans l'estomac et dans le tube digestif. »

MM. *Lemercier*[2], *Féron*[3], et d'autres allopathes[4], dont le témoignage ne peut être suspecté,

---

(1) Monographie des dermatoses, t. i, p. 589. — (2) Journal complémentaire du Dictionnaire des sciences médicales, avril 1825. — (3) Journal des connaiss. médico-chirurg., 7e année, 1859, p. 68. — (4) *Dusterberg, Hofstœtter, Juttmann*, etc.

rapportent des cas analogues qui, selon nous, ne laissent aucun doute sur le mode d'action de la belladonne comme préservatrice de la scarlatine.

Des praticiens, n'ayant pas trouvé dans la belladonne toute l'efficacité qu'on lui attribuait, tentèrent une opération dont nous avons déjà parlé au chapitre de l'étiologie, l'inoculation de la scarlatine. Les effets qui en sont résultés portent M. *Miquel* d'Amboise [1] à la regarder comme le moyen prophylactique le plus sûr que l'on puisse opposer à l'exanthème scarlatineux. Son premier essai fut fait sur un enfant de 28 mois, qui n'avait pas eu la maladie. Il piqua avec une lancette les plaques les plus apparentes sur une jeune fille de 16 ans, atteinte de cette affection; il n'en sortit pas de sang, mais un fluide jaunâtre; ce fluide fut inoculé au bras de l'enfant par huit piqûres. Au 3e jour, la plupart étaient entourées d'un cercle rouge; le 5e, elles avaient disparu. Une seconde inoculation, tentée comme contre-épreuve, n'eut aucun résultat : les piqûres ne déterminèrent aucune rougeur. Diverses autres inoculations furent faites, et les enfants qui en furent le sujet vécurent au milieu d'un grand nombre de scarlatineux sans contracter la maladie.

---

(1) Bulletin de l'Académie de médecine, séance du 9 sept. 1834.

On sait que, dès l'année 1758, un médecin d'Edimbourg, le docteur *Home* [1], a inoculé avec succès la rougeole, soit au moyen des larmes, soit au moyen du sang; et que ce moyen prophylactique, préconisé depuis par *Monro, Locatelli, Cook, Vogel,* etc., est tombé à peu près dans l'oubli, quoiqu'il ne soit pas, suivant l'expression de *J. Frank*, tout-à-fait à mépriser. Il serait à désirer que de nouvelles observations vinssent confirmer les résultats obtenus par *Home* et M. *Miquel.* C'est un sujet d'expérimentation que nous recommandons à la sollicitude des praticiens.

Le procédé le plus simple pour inoculer la scarlatine est celui qui a été employé par M. *Miquel*, et qui consiste, comme nous l'avons déjà dit, à pratiquer de légères piqûres sur les taches scarlatineuses les plus apparentes, à recueillir sur la pointe d'une lancette le fluide qui s'en écoule, et à l'introduire sous l'épiderme comme on le fait pour le vaccin. On pourrait peut-être également réussir en faisant à la peau quelques incisions superficielles à l'aide d'un scarificateur, et en appliquant sur l'endroit scarifié du coton avec lequel on aurait frotté des taches scarlatineuses. Dans la scarlatine miliaire ou bulleuse,

---

(1) **Medical Facts and Experiments**, 1759, p. 258.

on inoculera le fluide contenu dans les éminences. *Darwin* [1] a conseillé d'inoculer la matière ichoreuse fournie par les ulcérations de la gorge : mais, d'une part, celles-ci ne sont pas constantes; et de l'autre, on n'obtiendrait pas le virus scarlatineux dans toute sa pureté.

Quel que soit le procédé qu'on emploie, on inoculera de préférence la scarlatine dans une saison où cette maladie est ordinairement bénigne, par exemple en hiver, par un temps de gelée. On choisira l'âge de 2 à 6 ans comme étant celui où les enfants supportent le mieux cette affection. On prendra le virus sur des sujets sains, et chez lesquels la maladie est régulière et peu intense. Le sujet inoculé sera, jusqu'à l'époque de la desquamation, soumis à un régime végétal et exposé à une température qui n'excède pas 10 à 12 degrés Réaumur.

L'inoculation de la scarlatine ne serait pas, à proprement parler, un moyen prophylactique, puisqu'elle ne préviendrait pas la maladie, et qu'elle n'aurait d'autre effet que de la dépouiller de ses effets les plus funestes en la communiquant dans les circonstances favorables. *Most* [2], rappe-

---

(1) Zoonomie, Th. ɪɪ, Abth. ɪ, Cl. 2. — (2) Geschichte des Scharlachf., t. ɪɪ, p. 260.

lant les considérations qui ont fait substituer la
vaccine à l'inoculation du virus variolique, se
demande s'il ne serait pas possible de découvrir
un agent qui fût pour la scarlatine ce qu'est le
vaccin pour la variole? « Tous les médicaments
que nous administrons comme prophylactiques,
et en tête desquels on doit placer la belladonne,
n'ont, dit-il, qu'une action temporaire, et n'o-
pèrent qu'en diminuant l'aptitude du corps à re-
cevoir le principe morbifique. Le fluide galvanique, que j'ai conseillé comme préservatif, et qui
a la propriété de déterminer chez l'homme sain
un exanthème analogue à celui de la scarlatine,
n'a probablement lui-même qu'une action passagère. S'il existe dans la nature, ce qui est probable, un agent propre à prévenir l'infection
scarlatineuse, et dont la durée d'action soit aussi
prolongée que celle du vaccin, il faut le chercher
dans l'économie animale. L'expérience a prouvé
que deux principes contagieux ne peuvent exister
en même temps dans l'organisme, et que, lorsque
celui-ci est déjà infecté d'un virus, il perd sa
réceptivité à l'égard de tout autre virus de nature
analogue. C'est ainsi que, d'après les expériences
de *Benjamin Gauchi*[1], le venin de la vipère serait

---

(1) Journal d'économie rurale, etc., 1805.

un préservatif de l'hydrophobie, des chiens préa-
lablement mordus par des vipères ayant ensuite
subi impunément la morsure de chiens enragés.
Le pus produit par certains ulcères qui surviennent chez les chevaux, peut, à ce qu'il paraît,
remplacer avec succès le vaccin[1]. Les animaux
domestiques sont sujets à diverses maladies éruptives; mais il en est une surtout qui a beaucoup
d'analogie avec la scarlatine : c'est une espèce d'esquinancie à laquelle les porcs sont sujets, et dont
les principaux symptômes sont : le gonflement du
cou, l'angine, et une éruption érysipélateuse qui
envahit quelquefois toute la surface du corps,
mais principalement le cou et la partie postérieure
du tronc. L'inoculation du sang provenant d'une
partie de la peau envahie par cet exanthème ne
serait-elle pas un préservatif permanent de la
scarlatine? »

L'hygiène fournit quelques moyens prophylactiques qui ne doivent point être négligés en temps
d'épidémie. *Jœrdens*[2] insiste beaucoup sur la né-
cessité d'entretenir la liberté de la transpiration et
la propreté de la peau. Dans ce but, il conseille de
prendre un bain tiède une fois au moins par se-

---

(1) Erste Fortsetzung des Geschichte der Vaccination in Bœh-
men. Prag., 1805. — (2) *Hufeland's*. Journal, t. XIX, n° 3, p. 22.

maine, et de changer fréquemment de linge et de vêtements. *Thomassen a Thuessink* [1] recommande un régime alimentaire tonique, qui diminue la réceptivité de la peau en augmentant son énergie. MM. *Blache* et *Guersant* regardent l'isolement complet comme le meilleur préservatif de la scarlatine; mais il est rarement praticable.

Nous terminerons ce chapitre en consignant ici une observation remarquable faite par divers auteurs : c'est que, quand la coqueluche règne en même temps que la scarlatine, les enfants atteints de la première de ces maladies échappent à la seconde, ou ne l'ont que d'une manière très-bénigne. *Most* [2] a cherché à se rendre compte de ce fait. Admettant, avec *Hufeland,* que la cause prochaine de la coqueluche est une irritation du nerf diaphragmatique, il suppose que la scarlatine, dont les symptômes les plus importants sont, suivant lui, la congestion cérébrale et l'angine, il suppose, disons-nous, que la diathèse inflammatoire, qui tend à se porter à la tête dans la scarlatine, est prévenue ou calmée par l'irritation abdominale qui caractérise la coqueluche. Cette opinion ne mérite pas une réfutation sérieuse. Si

---

(1) Annales de littérat. médic. étrang., t. VI, p. 253. — (2) Geschichte des Scharlachfiebers, Leipzig, 1826, t. I, p. 255.

l'on voulait à toute force une explication du phénomène dont il s'agit, on le trouverait peut-être d'une manière plus naturelle, suivant nous, dans l'opinion de M. *Blaud* de Beaucaire [1], qui attribue la coqueluche à une sécrétion morbide et spécifique de la muqueuse des bronches, dont le liquide, chargé d'hydrochlorate de soude, exciterait une irritation continuelle et des quintes de toux. Or, ne pourrait-on pas supposer, avec quelque apparence de raison, que ce liquide alcalin neutraliserait la contagion scarlatineuse? Mentionnons, en passant, cette autre opinion assez bizarre de *Most :* que la coqueluche peut être rangée, d'après sa nature, dans la classe des maladies exanthématiques.

Carro de Vienne et *Struve* prétendent avoir observé que la scarlatine est légère chez les sujets qui ont eu peu de temps auparavant la variole.

---

(1) Revue médicale, 1831, t. I, p. 334.

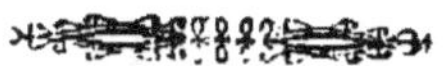

CHAPITRE XII.

Traitement de la Scarlatine.

1° TRAITEMENT HYGIÉNIQUE.

L'hygiène des maladies éruptives a été long-temps dominée par une pratique incendiaire, à laquelle le brownisme a donné une nouvelle impulsion au commencement de ce siècle, et dont la doctrine physiologique n'a pas complètement triomphé : c'est celle de traiter les maladies dont il s'agit par un régime échauffant.

Des praticiens célèbres se sont élevés, à toutes

les époques, contre ce préjugé qui veut que l'on surcharge de couvertures les scarlatineux, et qu'on les gorge de boissons stimulantes. « Satìs habeo, disait *Sydenham*[1], ut æger à carnibus in solidum abstineat et à liquoribus spirituosis quibuscunque, tùm ut neque usquam foràs prodeat, neque se perpetim lecto affigat. Lectis continenter incarcerati et cardiacis vel aliis remediis nimis doctè tractati sæpe nullâ aliâ de causâ quàm ob nimiam medici diligentiam moriuntur. » *Boerhave*[2], *Gorter*[3], *Juncker*[4], *Storch*[5], *Quarin*[6], etc., tiennent le même langage. « Abstinendum à remediis sudorificis vel nimiis stragulis, dit ce dernier, quia et inde benignus morbus in periculosum et lethalem facilè vertitur. » M. *Mondière* assure avoir vu bien des fois cette mauvaise routine augmenter la fièvre, rendre plus intense une soif déjà insupportable, et aggraver des symptômes cérébraux qui se seraient bien certainement dissipés sans médication active.

Le malade sera donc placé dans une chambre

---

(1) Opera medica, Genevæ, 1736, t. ɪ, p. 162. — (2) Aphorism., ed. quinta, § 723, p. 160.—(3) Praxis med., t. ɪɪ, p. 196.— (4) Conspectus medicinæ, Halæ, 1730, p. 607. — (5) Theoretischer und praktischer Tractat vom Scharlachfieber, Gotha, 1741, p. 247.— (6) Method. med. febr., p. 147. Traité des fièvres, etc., trad. d'E-monnot, Paris, an vɪɪɪ, t. ɪ, p. 193.

spacieuse, assez éclairée, libre de tout courant d'air, et dont la température soit uniforme le jour et la nuit. La chaleur est au degré convenable, suivant *Rosen de Rosenstein,* lorsqu'en agitant vite un éventail, on sent à peine une légère fraîcheur. Mais on conçoit que cette manière d'apprécier la température d'un appartement est très-imparfaite, et qu'il vaut beaucoup mieux avoir recours aux indications thermométriques. La température de 14° Réaumur paraît la plus convenable dans la scarlatine bénigne. Cependant les sujets chétifs, convalescents, lymphatiques, devront être tenus un peu plus chaudement. Les couvertures ne seront ni trop légères ni trop épaisses; on préfèrera les oreillers et les matelas de crin à ceux de plume. On tranquillisera le malade, et on évitera tout ce qui pourrait l'affecter désagréablement : les émotions tristes, dit *Reil,* suffisent quelquefois pour abattre les forces au point d'empêcher l'éruption ou de donner à la maladie un caractère putride ou malin.

Nous avons vu que l'exposition prématurée du malade à l'air froid ou frais était la cause principale du développement de l'anasarque scarlatineuse. Mais quelle doit être la durée de la réclusion? et à quelle époque peut-on permettre au convalescent de s'exposer au grand air, sans

crainte de voir survenir ce redoutable accident?
Il y a, à cet égard, dissidence entre les auteurs.
Selon *Heister*, il suffit que le malade garde la
chambre pendant quelques jours après sa guérison. *Rosen* recommande de le tenir renfermé pendant trois semaines à dater de sa convalescence.
M. *Priou*[1] pense qu'une réclusion de dix à douze
jours est suffisante lorsque la maladie a été bénigne et que le temps est chaud. *Vieusseux*[2] im-
pose des précautions beaucoup plus rigoureuses.
« Dans les temps froids, ou seulement frais, on ne
doit pas permettre de sortir avant six semaines à
compter de la fin de la fièvre. Les premières sorties
doivent se borner à de courtes promenades pendant le temps chaud du jour, en évitant les endroits froids ou frais exposés au vent. En hiver, il
faut non-seulement garder la chambre pendant
six semaines, mais même ne point passer dans
une chambre plus froide. On a vu l'anasarque
survenir parce que des enfants s'étaient tenus un
peu long-temps auprès d'une fenêtre fermée, où
l'air était plus froid que dans le reste de la chambre. » *Méglin*[3] reproduit les préceptes de *Vieus-*

---

(1) Journal général de médecine, juillet 1826, t. xci de la nouvelle série. — (2) Mém. sur l'Anasarque, etc. Recueil périodique de
la Soc. de méd. de Paris, t. vi, p. 408. — (3) Journal de médecine,
chirurgie et pharmacie, etc., janvier 1811, t. xxi, p. 36.

seux, en ajoutant une remarque qui lui est propre : c'est que l'impression de l'air chaud pourrait quelquefois produire l'anasarque aussi promptement que celle de l'air froid. Les précautions indiquées par *Vieusseux* sont en général exagérées; cependant il y a certains cas où la durée qu'il assigne à la réclusion n'est pas excessive. L'époque à laquelle le convalescent peut s'exposer impunément à l'air libre est, en effet, subordonnée à plusieurs circonstances : à la durée de la desquamation, qui, dans certains cas, se prolonge fort long-temps; à l'âge du malade, l'anasarque étant beaucoup moins fréquente chez l'adulte que chez les jeunes sujets; à son tempérament, les individus lymphatiques étant plus exposés que les autres à cet accident secondaire; à la saison et au climat, car l'anasarque scarlatineuse est plus commune en hiver et dans les pays froids qu'en été et dans les pays chauds; enfin à la constitution médicale, puisqu'on observe des épidémies dans lesquelles l'anasarque est très-rare quoique les malades s'exposent prématurément au froid pendant la convalescence, tandis que dans d'autres personne n'en est exempt quelque précaution que l'on prenne pour éviter l'impression de l'air extérieur.

2º TRAITEMENT CURATIF.

1º *Traitement de la Scarlatine simple, régulière.*

« Nimis doctè tractati sæpe nullâ aliâ de causâ quam ob nimiam medici diligentiam moriuntur.» Cette proposition est vraie lorsqu'on l'applique à la scarlatine bénigne, la seule que *Sydenham* ait eu l'occasion d'observer : car cette maladie, lorsqu'elle est régulière, parcourt spontanément ses diverses périodes, et se guérit toujours par les seules ressources de la nature, tandis qu'une médication active aurait pour effet de perturber sa marche naturelle et de susciter des complications plus ou moins fâcheuses.

Le repos au lit, une diète sévère, des boissons émollientes ou rafraîchissantes que l'on administrera tièdes ou fraîches et en quantité proportionnée à la soif de l'enfant : tels sont, avec les précautions hygiéniques dont nous avons parlé plus haut, les moyens qui conviennent dans la scarlatine régulière. S'il y a de la constipation, on la combattra par de légers laxatifs. Si le mal de gorge a quelque intensité, on prescrira des gargarismes, soit avec de l'eau d'orge et du miel rosat, soit avec un mélange d'infusion de fleurs de sureau et de vinaigre. Pendant la période d'efflorescence, si l'éruption marche, on se contentera de veiller à ce que rien ne l'entrave, et l'on parviendra le plus souvent à la maintenir dans de justes bornes en insistant sur les moyens précédents. Dans la période de desquamation, on conseillera des frictions douces, des bains tièdes, etc. Ces derniers ont été beaucoup vantés par *Kroyher*[1]. Voici la méthode qu'il recommande : Le neuvième jour de la maladie, lorsque la desquamation commence, le malade prend un bain chaud dans lequel il reste jusqu'à ce qu'il éprouve une sensation de fraîcheur; il se met alors au lit. Il en prend un autre le lendemain et les jours suivants, en ayant soin que chaque bain soit de deux degrés plus froid que celui de la veille. Au cinquième bain, le malade reste levé toute la journée; au septième, il sort au grand air; et le huitième est le dernier. Ce traitement, suivant l'auteur qui le conseille, préviendrait toujours les accidents secondaires, et dissiperait même l'anasarque si elle existait déjà. Lorsque le malade est très-faible, il est bon d'ajouter au bain un peu de vin ou d'eau-de-vie.

-----

(1) Med. Jahrb. des œsterr. Staates, neueste Folge, t. iv, p. 70, 1829.

Quelle que soit la période de la maladie, il faut en surveiller la marche avec soin, pour voir si elle ne tendrait pas à prendre un caractère nerveux ou adynamique.

2° *Traitement de la Scarlatine irrégulière.*

Nous allons successivement passer en revue et apprécier les diverses médications qui ont été proposées contre la scarlatine irrégulière.

ÉMISSIONS SANGUINES. — L'emploi de la saignée générale dans la scarlatine a été tour-à-tour préconisé et proscrit du traitement de cette maladie. *Sennert* ouvrait quelquefois la veine au début de cette pyrexie, qu'il traitait néanmoins par les diaphorétiques et les alexipharmaques. *Sydenham,* bien qu'il fût partisan de la méthode tempérante, défendait au contraire la saignée, dans la crainte qu'elle empêchât la despumation du sang, en détournant la matière morbifique de la périphérie du corps; tandis que son contemporain *Morton* y avait quelquefois recours en la combinant avec un régime excitant. *Parolini* et *Targioni* traitaient l'œdème chaud par la phlébotomie et les tempérants. *Rosenstein* regardait cette opération comme indispensable chez les adultes dans la scarlatine maligne. *Fothergill* et *Huxham* étaient très-réservés sur l'usage de ce moyen thérapeutique, qu'ils employaient uniquement au début de la maladie chez les adultes, et qu'ils ne répétaient jamais. *Navier* considérait la saignée comme très-utile contre l'angine : dans ce cas, il saignait au bras; il ouvrait au contraire la jugulaire lorsqu'il y avait coma. *Plenciz* nous a laissé, sur l'opportunité des émissions sanguines générales dans la scarlatine, des considérations importantes dont nous parlerons plus loin. *Dehaen* abusait de la saignée dans cette maladie. *Clark* et *Withering* la réprouvaient formellement. Parmi les auteurs modernes, le docteur *Dewar* [1] est celui qui en a usé le plus largement : il recommande de l'employer dans tous les cas au moment de l'éruption; grace à cette médication, il n'aurait perdu que 3 malades sur 183, pendant une épidémie très-meurtrière. D'un autre côté, *Niese* et *Lichtenstœdt* [2] la rejettent de la manière la plus absolue.

Les praticiens français sont, en général, beaucoup plus sobres de la saignée dans la scarlatine

---

(1) The Edinb. med. and surg. Journal, t. XLIV, p. 56. Gazette des hôpitaux, 21 août 1838.— (2) *Hecker's* neue Annalen, t. III, p. 1.

que leurs confrères d'Angleterre et d'Allemagne.
Ils pensent, et avec raison, qu'une médication
aussi héroïque ne peut être employée comme méthode exclusive, et qu'elle doit être réservée pour
certains cas déterminés. Il ne faut pas oublier, en
effet, qu'une saignée intempestive peut occasioner la rétrocession de l'exanthème, et qu'elle tend
à favoriser la liquéfaction et la décoloration du
sang, qui sont fréquemment la conséquence d'une
scarlatine grave. Il ne faut donc y avoir recours que lorsqu'elle est positivement indiquée
par l'état de la grande circulation ou par quelque
complication phlegmasique. MM. *Cazenave* et
Schedel, *Rilliet* et *Barthez*, *Blache* et *Guersant*,
et d'autres praticiens distingués, ont reconnu les
avantages des émissions sanguines dans la scarlatine inflammatoire; mais ils recommandent de
ne les pratiquer que dans les cas où la force et la
fréquence du pouls, la température du corps, indiquent clairement l'existence d'une réaction générale vive. Lorsque, dans la période d'invasion,
la fièvre est considérable et qu'on a lieu de crain-
dre un raptus sanguin vers quelque organe important, si surtout l'éruption ne se montre pas
à l'époque voulue, on ne doit pas hésiter à pratiquer une émission sanguine; souvent l'espèce de
détente qui en résulte est immédiatement suivie de

l'apparition de l'exanthème, et tous les symptômes graves disparaissent. Toutefois M. *Barrier* [1]
recommande, en pareille circonstance, une précaution qui lui paraît très-importante : c'est d'agir sur la peau par des irritants pour y appeler la
fluxion éruptive; sans cette précaution, dit-il, la
chute des forces due à la saignée dépassant certaines limites, l'éruption pourrait ne pas s'accomplir, et la saignée aurait alors un effet véritablement nuisible.

Quant aux complications phlegmasiques, bien
qu'il faille les combattre avec activité, on doit cependant user d'une certaine réserve à l'égard des
pertes de sang : car, outre qu'elles n'ont pas toujours sur les inflammations concomitantes une
influence aussi heureuse que quand ces affections
sont franches, isolées, en les poussant trop loin,
on risque de produire un état hyposthénique
grave. Il est d'une grande importance de ne jamais perdre de vue que dans les fièvres exanthématiques il y a autre chose qu'une inflammation
de la peau; quel qu'il soit, un principe délétère
a porté son action sur l'économie. Que si dans
ces circonstances, même accompagnées de complications inflammatoires de toute évidence, on

---

(1) Traité pratique des maladies de l'enfance, 1844, t. II, p. 299.

traitait ces dernières affections comme si elles existaient seules, on se trouverait dans d'autres conditions. Si, en un mot, on use largement des
émissions sanguines au lieu de les employer avec
circonspection, et de manière à ne pas ôter à la
nature la portion suffisante de forces réactives
dont elle a besoin pour lutter avec avantage contre l'infection miasmatique, il y a bientôt collapsus, rétrocession, affaissement, mort. Avant d'employer une médication active, il faut d'ailleurs
bien distinguer les symptômes plus ou moins ora-
geux qui assez souvent accompagnent l'éruption et se dissipent quand elle est achevée, ou en
voie de déclin, de ceux qui appartiennent réellement à quelque complication sérieuse [1].

Lorsqu'il survient des symptômes de méningite
ou d'encéphalite, il faut distinguer avec soin s'ils
dépendent d'une phlegmasie du cerveau, ou si ce
sont des accidents sympathiques; car dans ce
dernier cas une saignée serait nuisible. Lorsque
celle-ci est nettement indiquée, il ne faut pas se
laisser arrêter par le jeune âge du sujet: *Most*[2] rapporte avoir plusieurs fois pratiqué des saignées de

---

(1) *Berton.* Traité pratique des maladies des enfants, 2e édition,
Paris, 1842, p. 690. — (2) Geschichte des Scharlachfiebers, 1826,
t. II, p. 200.

90 à 150 gr. sur des enfants robustes de 2 à 3 ans, en cas d'imminence d'accidents cérébraux. *Meyer* [1] opérait la phlébotomie sur des scarlatineux de 2 ans. *Marshall-Hall* [2] a ouvert la jugulaire chez un scarlatineux de 12 ans. Suivant *Rosentein*, *Home* aurait saigné au bras, deux fois en 24 heures, un enfant de 15 mois atteint du croup.

Il ne sera peut-être pas inutile de rappeler ici quelques considérations importantes auxquelles s'est livré *Kreyssig* sur l'état du pouls dans la maladie qui nous occupe. Dans cette phlegmasie, dit-il, le pouls est souvent un indice trompeur. Qu'on ne s'en laisse pas imposer par des battements en apparence forts et pleins : on a souvent vu des fièvres adynamiques débuter ainsi ; bientôt le masque tombe, et les prétendus symptômes inflammatoires sont remplacés par une prostration générale. D'après la faiblesse du pouls, il ne faut pas non plus conclure l'adynamie : car souvent les forces sont opprimées, et non épuisées. Dans ce cas, il n'est pas très-difficile de découvrir dans les battements de l'artère une certaine dureté qui décèle l'énergie latente : une saignée médiocre

---

(1) *Rust's* Magazin, t. xviii, p. 300. — (2) Gazette médicale de Paris, 1840, p. 469.

rend alors la liberté à la circulation; le pouls redevient large, accéléré, vigoureux. *Plenciz* [1] avait
déjà fait une remarque analogue. « J'ai plusieurs
fois observé avec étonnement, dit-il, que des enfants
robustes et sains éprouvaient en peu de temps une
grande faiblesse, de l'abattement; que leur pouls
était faible, fréquent et irrégulier : aussi, dans ce
cas, étais-je irrésolu sur l'opportunité de la saignée. Mais l'expérience m'a appris que ces malades étaient plutôt fortifiés qu'affaiblis par la saignée : car après cette opération le pouls devenait
plus égal, plus fort et plus souple; ce qui prouve
que chez eux il y avait plutôt oppression qu'épui-
sement des forces. Dans ces cas le pouls, quoique
faible, est contracté et dur; les joues sont rouges,
et la peau chaude. »

Ce que nous venons de dire des émissions sanguines générales s'applique également à la saignée locale, qui a sur la phlébotomie l'avantage
d'agir directement sur le viscère congestionné,
sans altérer d'une manière aussi profonde la masse
du sang, mais dont l'emploi demande aussi beaucoup de circonspection. *Hufeland* [2] a vu une application de deux sangsues au cou déterminer

---

(1) Tractatus de scarlatinâ. Vienne, 1762, p. 156. — (2) Bemerkungen über Blattern, etc., Berlin, 1798, p. 457.

chez un enfant de quatre ans des symptômes adynamiques auxquels il succomba le lendemain.

Rosen de Rosenstein regarde une application
de sangsues au cou ou derrière les oreilles comme indispensable lorsque le scarlatineux est tour-
menté par une dentition difficile.

AFFUSIONS ET IMMERSIONS FROIDES. — « La
saignée, dit *Gœden*[1], n'occupe qu'un rang secondaire dans l'appareil antiphlogistique propre à
combattre la scarlatine. On doit placer en première ligne l'application du froid sous différentes
formes. » Cet auteur a peut-être exagéré l'importance de la médication hydrothérapique dans l'affection dont il s'agit ; mais il faut reconnaître
qu'elle constitue une des ressources les plus pré-
cieuses dont on puisse disposer dans certains cas
de scarlatine maligne.

Reid[2] est le premier qui ait appliqué à la scarlatine cette méthode thérapeutique que *Wright*, et
même, dit-on[3], *Antoine Musa*, médecin d'Au-
guste, avaient employée depuis long-temps contre
le typhus. *Currie*[4] eut le mérite, non point d'in-

---

(1) Loc. cit., p. 200. — (2) Medical and physical Journal, t. IX,
p. 27. — (3) *Leclerc*. Histoire de la médecine, Lahaye, 1729, in-4º.
— (4) Medical Reports on the effects of water cold and warm, etc.
Liverpool, 1814.

venter, comme on l'a prétendu, mais de populariser ce mode de traitement si opposé à toutes les idées reçues jusqu'alors parmi les médecins et les gens du monde. Il montra jusqu'à quel point il avait confiance dans les affusions froides, en les employant chez ses deux fils atteints de scarlatine maligne, et dont la guérison fut rapide. Dans une épidémie qui régna à Liverpool de 1801 à 1804, il traita de la même manière, et toujours avec succès, plus de cent cinquante malades. Quelques années après, un professeur d'Edimbourg, *Gregory*, fit sur ses trois enfants l'essai de la méthode de *Currie*, et ils furent guéris en peu de temps. En 1808, *Kolbany* [1] de Presbourg traita trente-huit malades par les affusions froides et tièdes, sans en perdre un seul. Depuis, dans un mémoire présenté à la société de physique et de médecine d'Erlangen, il assure avoir traité de la même manière plus de cent scarlatineux, sans qu'un seul ait succombé. De 1808 à 1812, *Wood, Nasse, Petz*, et *Horn*, confirmèrent par leurs expériences l'efficacité de la méthode dont il s'agit. Plus récemment, un grand nombre de praticiens distingués ont rendu témoignage à l'excellence du trai-

---

(1) Beobachtungen über den Nutzen des lauen und kalten Waschens im Scharl. Presburg, 1808.

tement de la scarlatine par l'eau froide. « Nous ne possédons en médecine, dit *Bateman*[1], aucun agent, sans en excepter l'usage de la saignée dans les inflammations aiguës, qui agisse sur les fonctions de l'économie animale avec autant d'efficacité, de sûreté et de promptitude que l'application de l'eau froide sur la peau pendant la chaleur la plus forte de la scarlatine et de toute autre fièvre. Ce moyen réunit en lui-même toutes les propriétés médicales qui sont indiquées contre cet état maladif. Ce moyen est non-seulement le fébrifuge le plus efficace, le *febrifugum magnum;* mais c'est de fait le seul sudorifique et le seul calmant qui ne trompe pas l'attente du praticien.» *Frœhlich*[2] assure que, lorsqu'elle est bien indiquée, l'eau froide prévient presque toujours les complications et les accidents secondaires de la scarlatine. *Samuel Jackson*[3] cite un cas désespéré dans lequel les effets de l'eau glacée furent, suivant ses expressions, immédiats, incroyables, presque divins. *Valetta* et *Giannini*[4] regardent les affusions d'eau froide comme le seul remède qui réussisse dans la

---

(1) Abrégé pratique des maladies de la peau, traduction Bertrand, Paris, 1820, p. 117. — (2) Abhandlung über die Wirkung der Uebergiessungen. Wien, 1820. — (3) The americ. Journal of the medic. scienc., juillet 1833. — (4) Giornale medico Napolitano, t. III.

scarlatine angineuse. **MM.** *Guersant, Biett, Ca- zenave, Caron* (d'Annecy), regardent cette méthode comme pouvant offrir des avantages incontestables, surtout dans la scarlatine grave et en temps d'épidémie. Pendant son séjour à Græfenberg et à Freiwaldau, M. *Schedel* a vu traiter des cas assez nombreux de scarlatine par l'hydrothérapie, et il assure que cette médication facilite l'éruption, modère les accidents nerveux et la fièvre; tous les malades ont guéri, et pas un seul n'a été atteint d'anasarque[1]. Nous pourrions encore citer comme partisans de la méthode de *Currie* **MM.** *Hubertus, Gérard, Reuss, Autenrieth, Heim, Harder, Martins, Stœber, Hirsch, Brandis, Pascalis.*

Gœden[2] et *Lodge*[3] vont beaucoup trop loin lorsqu'ils prétendent que les affusions d'eau froide conviennent dans toutes les périodes et dans toutes les formes de la scarlatine. Leur emploi exige, au contraire, beaucoup de circonspection, et il existe un grand nombre de cas où elles sont contre-indiquées d'une manière formelle. Les règles qui doivent diriger le médecin dans leur applica-

---

(1) Examen clinique de l'hydrothérapie, Paris, 1845, p. 160-80, cité dans le Compendium de *Monneret* et *Fleury.* — (2) Loc. cit., p. 201. — (3) Medical and physical Journal by *Samuel Fothergill*, mai 1815, t. XXXIII, n° 195.

tion n'ont pas encore été posées d'une manière bien nette ; cependant, en analysant les observations des auteurs que nous avons cités, nous croyons qu'on peut les formuler de la manière suivante :

Les affusions ou les lotions d'eau froide ne doivent être employées que lorsqu'il y a sécheresse de la peau, augmentation de la chaleur animale appréciable au thermomètre, accélération considérable du pouls, et appétence de boissons froides ; toute perspiration sensible en contre-indique l'usage. *Currie* cite deux cas de scarlatine putride dans lesquels, par suite d'un mal-entendu, tandis que la peau était fraîche et humide et le pouls à peine sensible, on soumit les malades à des affusions d'eau très-froide, dont l'effet fut presque immédiatement mortel. L'emploi de ce traitement ne peut avoir que les effets les plus fâcheux lorsque le malade, malgré une sensation de chaleur anormale, frissonne et tremble souvent, lorsqu'on voit se manifester une grande susceptibilité des sens, et en particulier de la sensibilité générale, surtout à l'égard du froid extérieur. L'existence d'une phlegmasie locale, même peu intense, doit le faire rejeter de la manière la plus absolue. Enfin, suivant *Bateman, Henke, Rilliet* et *Barthez, Guersant* et *Blache,* etc., l'application de l'eau froide constitue le seul remède vraiment effica c dans la forme adynamique ou ataxique, lorsque le pouls est petit et fréquent, que des symptômes cérébraux caractérisés par de l'agitation alternant avec de l'assoupissement se montrent dès le début, tandis que l'exanthème est partiel, pâle, fugace. Les formes légères ou simplement inflammatoires ne paraissent pas réclamer l'usage d'un moyen aussi énergique. Enfin, *Hegevish* dit qu'il convient particulièrement dans les cas où la maladie s'est développée par contagion, et qu'elle règne épidémiquement.

L'application de l'eau froide, lorsqu'elle est bien indiquée, a constamment pour effets de diminuer la chaleur et la sécheresse de la peau, de calmer la soif, de faire cesser le délire lorsqu'il existe, et de déterminer le ralentissement du pouls. Loin de rétropulser l'exanthème, elle le favorise[1]; ou, si elle en diminue l'intensité, elle le rend plus uniforme[2]. « La première impression, dit *Nasse*[3], étonne les enfants; mais chez aucun je n'ai remarqué de frisson ; aucun ne s'est plaint; aucun n'a pleuré ; tous se sont laissé faire tranquillement ; plusieurs même manifestaient leur contentement, et priaient de répéter l'opération. » Les

---

(1) *Schedel.* Loc. cit. — (2) *Nasse.* Hufeland's Journal, oct. 1811. — (3) Ibidem.

signes d'amélioration qui surviennent ordinairement au bout de quelques minutes, sont suivis
d'un calme et d'un sommeil réparateur qui paraît
quelquefois dégénérer en coma, mais dont il ne
faut pas s'inquiéter. On observe aussi fréquemment, à la suite de l'emploi de l'eau froide, un
léger œdème des mains ; mais cette enflure disparaît le plus souvent d'elle-même, et ne réclame
aucune médication spéciale.

Quant au mode d'administration, l'eau froide
peut être appliquée sous forme d'affusions, de lotions, ou de bains. Pour pratiquer les affusions,
on fait mettre le malade dans une baignoire vide,
et on lui verse dessus quatre à cinq seaux d'eau
froide : c'était le procédé de *Currie*, de *Gregory*,
et de *Kolbany*. Les lotions s'opèrent en passant à
plusieurs reprises sur la peau une éponge trempée
dans le même liquide. Le bain frais convient surtout pour remplacer les affusions, lorsque le médecin craint de blesser les préventions des parents.
A Græfenberg, *Priessnitz* fait envelopper le malade dans un drap mouillé, où il reste jour et nuit ;
on le renouvelle si la fièvre est forte, et dès que le
malade a sué, on lui fait des ablutions sur tout le
corps avec de l'eau à la température de 12° [1].

---

(1) Manuel d'hydrosudopathie, par *Bigel*, Paris, 1840, p. 203.

Quel que soit le procédé qu'on emploie, l'eau dont on se sert doit être d'autant plus froide que la chaleur de la peau s'élève davantage au-dessus de la température normale. L'opération terminée, on essuie le malade avec soin, et on le met dans son lit. On la répète plusieurs fois par jour, aussitôt que la peau redevient sèche et brûlante. Lorsque l'excès de la chaleur est tombé, on éloigne les affusions, ou bien on emploie de l'eau d'une température plus élevée.

LOTIONS D'EAU CHLORÉE OU VINAIGRÉE. — *Fuchs* les a vantées comme un moyen moins dangereux et non moins puissant que les affusions d'eau froide. Il emploie presque toujours le liquide tiède. Soit que l'état électrique de la peau en soit modifié, soit qu'il y ait une réaction chimique, il arrive souvent que dès la première lotion, et pour ainsi dire sous l'éponge, l'exanthème se caractérise, devient général, et que ce changement est suivi d'une prompte amélioration dans les autres symptômes. Il est assez fréquent de voir une éruption lisse devenir vésiculeuse à la suite dè ce traitement. *Schœnlein* croit que la crise déterminée par le chlore est violente et perturbatrice, et que ce n'est pas un moyen aussi innocent que

Fuchs l'a annoncé. Quant aux lotions d'eau vinaigrée, *Lodge* [1] dit les avoir trouvées invariablement nuisibles. « Quelques minutes après son emploi, le malade se sent raide et mal à l'aise, ce qui est dû à ce que la matière mucilagineuse que contient le vinaigre bouche les pores de la peau et gêne par-là la transpiration. »

AFFUSIONS D'EAU CHAUDE. — *Schœnlein* les préfère aux affusions froides lorsque l'exanthème est bleuâtre, livide, la peau sèche et turgescente, le tronc chaud et les extrémités froides. Voici comment il les emploie : On verse de l'eau à 32 ou 33° R., d'une hauteur de huit à dix pieds, sur le malade; au bout de dix minutes, on l'enveloppe d'un linge : on l'essuie, et on le met dans un lit chauffé : on voit alors, dit-il, l'éruption prendre sa couleur normale, le pouls, de petit et tremblant, devenir large et bien développé. Si l'amélioration tarde à survenir, on renouvelle les affusions jusqu'à ce qu'elle se manifeste. M. *Sarrazin* [2] conseille de faire faire des lotions tièdes sur la poitrine et les membres, lorsque l'éruption se fait lentement.

---

(1) Medical and physical Journal by Samuel Fothergill, mai 1815. — (2) Gazette de santé, n° 1, nov. 1818.

PURGATIFS. — Les purgatifs ont surtout été préconisés comme médication générale par des praticiens qui plaçaient la cause déterminante de la scarlatine dans un embarras du tube digestif[1].

Hamilton[2], médecin écossais, les a vantés au commencement de ce siècle dans des vues empiriques, uniquement déterminé par les succès qu'il en avait obtenus dans la fièvre typhoïde. Il ne faut pas croire, du reste, qu'il en ait borné l'emploi à la forme typhoïde de la scarlatine. « Je les prescris dans toutes les variétés de cette maladie, dit-il; et dans le cours d'une longue pratique, je n'ai pas rencontré un seul exemple de cette débilitation tant redoutée par les auteurs; je n'ai jamais vu non plus cette médication révulser l'exanthème ni le faire pâlir. Le choix des purgatifs est d'ailleurs indifférent; et quels qu'ils soient, ils suffisent pour mener la maladie à bien, pourvu qu'on ait soin de tenir le malade proprement, et d'aérer convenablement sa chambre. » Nous n'avons pas besoin de faire ressortir tous les inconvénients d'un mode de traitement aussi exclusif.

Une méthode évacuante qui date à peu près de la même époque, et qui opéra une véritable révo-

---

(1) *Hacken, Zincke, Grundmann*, etc. — (2) Observations on the utility and admin. of purgative med., etc. **Edinb.**

lution dans la thérapeutique de la scarlatine, est celle de *Stieglitz* [1]. Cet auteur, frappé des résultats funestes de la méthode excitante portée à l'excès, posa en principe que la scarlatine est toujours sthénique à son début : il en tira la conclusion que cette maladie doit toujours être combattue par les débilitants dans sa première période, et c'est dans la classe des évacuants qu'il crut trouver les meilleurs agents de débilitation. Sa méthode, qui consistait à entretenir un dévoiement modéré pendant toute la durée des symptômes aigus, et qui n'était pas nouvelle, puisqu'elle avait été recommandée avant lui par *Bruning*, *Wichmann*, et d'autres ; sa méthode, disons-nous, présentée d'une manière habile, fut accueillie avec enthousiasme par les adversaires du brownisme. Mais si *Stieglitz* eut le mérite de donner le signal de la réaction et d'arrêter les partisans de *Brown* dans l'usage immodéré des excitants contre la scarlatine, il faut reconnaître que sa manière de voir encourt tous les reproches qui peuvent s'adresser à une opinion extrème et systématique. La scarlatine, en effet, a-t-elle constamment au

---

(1) Versuch einer Prüfung und Verbesserung der jetzt gewœhnlichen Behandl. des Scharl. Hannov., 1807.

début un caractère inflammatoire, comme l'a prétendu *Stieglitz*, et après lui *Schmidt* de Celle,
Treviranus de Brème, *Most*, *Benedict*, etc. Le
témoignage d'un grand nombre de praticiens distingués, tels que *Hufeland*, *Heim*, *Kreyssig*, *Seifert*, atteste que la maladie peut présenter un caractère asthénique dès l'apparition des premiers
symptômes de la période d'invasion. D'ailleurs,
même en admettant que la proposition soutenue
par *Stieglitz* soit fondée, comment a-t-il pu ban-
nir, comme il l'a fait, du traitement de la scarlatine inflammatoire un moyen consacré par l'expérience de plusieurs siècles, l'emploi judicieux
des émissions sanguines locales ou générales?

Nous pensons que l'emploi des purgatifs dans
la scarlatine ne saurait être recommandé comme
méthode générale, et qu'on doit le réserver pour
certains cas déterminés. Ils sont positivement indiqués lorsque la maladie se complique d'un état
saburral des voies digestives ou d'une constipation
opiniâtre. Ils sont aussi d'un grand secours lorsqu'on veut diminuer l'intensité alarmante des phénomènes éruptifs en étendant le mouvement flu-
xionnaire à la surface intestinale. On peut les
employer comme débilitants dans quelques cas de
scarlatine inflammatoire; mais on évitera les pur-

gatifs drastiques, que *Plenciz*[1] et *Bicker*[2] proscrivaient avec raison, et qui augmentent plutôt l'état inflammatoire par leur effet irritant qu'ils ne le diminuent par leur action déplétive. On donnera la préférence aux purgatifs tempérants, tels que les sels neutres, en se rappelant qu'il faut en être sobre chez les très-jeunes enfants, qui prennent si facilement des diarrhées qu'on a beaucoup de peine à arrêter. Enfin, il est bon de purger dans la période de desquamation, suivant le précepte de *Sydenham*.

Vomitifs. — S'il est certain que l'on doit chercher à provoquer le vomissement toutes les fois que la scarlatine coïncide avec un embarras gastrique, les praticiens ne sont pas d'accord sur l'emploi des vomitifs lorsque cette complication n'existe pas. Dans certains cas les émétiques exercent la plus heureuse influence sur la marche et la terminaison de la maladie ; tandis que dans d'autres ils déterminent un abattement subit des forces, la rétrocession de l'exanthème, les convulsions, et même une apoplexie mortelle[3]. Il se-

---

(1) Tractatus de scarlatinâ, Vienne, 1762, p. 154. — (2) Samml. auserl. Abhandl., t. IX, p. 171. — (3) *Malfatti, Glæser, Kreyssig, Jahn, Henke,* etc.

rait donc très-important d'en formuler nettement les indications, ce qui n'a pas encore été fait d'une manière satisfaisante. Cependant il paraît qu'en général, quelle que soit la forme de la maladie, ils ne peuvent être qu'avantageux lorsqu'on les prescrit dès la période d'invasion. *Withering*, *Vogel*, *Keck*, *Clark*, et d'autres auteurs, ont vu fréquemment les vomitifs administrés dès le début imprimer à la scarlatine une marche bénigne dans des cas où le caractère de l'épidémie régnante devait faire craindre que la maladie ne revêtit une forme maligne.

TONIQUES ET EXCITANTS GÉNÉRAUX.— On a souvent reproché aux anciens d'avoir abusé, dans les fièvres éruptives, de cette classe de médicaments qu'ils désignaient sous le nom de cordiaux, alexipharmaques, etc. Le désordre jeté dans les phénomènes de la maladie par des complications inflammatoires que leurs moyens incomplets de diagnostic ne leur permettaient pas d'apprécier, était pour eux l'indice d'une malignité qu'ils ne savaient combattre qu'en exaltant les forces réactives. Faute de bien saisir les véritables caractères de l'adynamie, ils prodiguaient les toniques et les stimulants dans des cas qu'il fallait combattre par les antiphlogistiques et les débilitants. Il faut, en effet, distinguer avec soin l'adynamie réelle, qui n'est autre chose que l'affaiblissement radical des forces vitales, et la fausse adynamie, dans laquelle les forces, plutôt opprimées qu'éteintes, n'attendent, pour se remettre en jeu, que la cessation de l'état local qui les tenait sous sa dépendance. Ce n'est pas ici le lieu de tracer les caractères qui différencient ces deux états morbides : nous dirons seulement que dans l'adynamie réelle, la seule qui réclame une médication excitante et tonique, le pouls est généralement filiforme, tremblotant, mou, intermittent, quelquefois imperceptible, et la peau froide et pâle ; qu'au contraire, dans la fausse adynamie, le pouls est quelquefois petit, mais en même temps dur, résistant et fréquent, la peau chaude et sèche, etc. On ne doit pas s'en laisser imposer par le collapsus des fonctions de la vie de relation : pour qu'il y ait réellement adynamie, et par conséquent indication des toniques, il faut que l'anéantissement des forces vitales se joigne à celui des fonctions locomotrices ; il faut que la réaction fébrile soit nulle ou insuffisante.

Les toniques névrosthéniques, en tête desquels on doit placer le quinquina, sont surtout indiqués lorsque l'adynamie se déclare chez des sujets débilités par des évacuations excessives. Aussi *Morton*[1] avait-il très-bien remarqué que l'écorce du Pérou réussit particulièrement dans les cas où les symptômes typhoïdes ont été provoqués par un emploi abusif ou inopportun des émissions sanguines; et nous ferons observer que *Dehaen*[2], qui employait si heureusement le quinquina contre la forme adynamique de la scarlatine, est précisément le praticien du dix-huitième siècle qui saignait avec le plus de vigueur dans cette fièvre éruptive. Le quinquina est, du reste, contre-indiqué par le trouble des fonctions digestives, par le vomissement, la diarrhée, ou une constipation opiniâtre. *Cappel*[3] pense que si ce médicament a constamment échoué entre les mains de *Withering*[4], c'est que ce praticien ne l'administrait jamais avant d'avoir fatigué l'estomac par des vomitifs.

Les forces vitales sont quelquefois dans un tel état de résolution, le danger de voir la vie s'éteindre avec elles est quelquefois si pressant, que l'action des toniques ne serait ni assez prompte, ni assez subtile, ni assez stimulante. Il faut alors qu'un remède pénétrant, immédiatement actif, re-

---

(1) Opera medica, Lugduni, 1737, t. II, p. 28 et suiv. — (2) Ratio medendi cont., Vindob., 1771, t. I, cap. 7. — (3) Abhandlung vom Scharlachauss., Gœttingen, 1803, p. 302. — (4) Loc. cit., p. 360.

monte les forces vitales à un degré où elles puissent être sensibles à l'action plus lente d'un tonique, de même, comme le dit M. *Trousseau*, qu'une corde d'instrument a besoin d'être tendue à un certain degré pour vibrer et résonner sous l'archet. On a recours dans ce cas au vin, à l'éther, aux ammoniacaux, au camphre, à la sauge, à la cascarille, à la cannelle, à la serpentaire de Virginie, etc.

Les excitants, et surtout les toniques, rendent d'immenses services dans la forme putride de la scarlatine; mais ici encore certaines circonstances en contre-indiquent l'emploi. La putridité, que *Pinel* a eu tort de confondre avec l'adynamie et qui en est bien distincte, quoique ces deux états coïncident fréquemment, la putridité, disons-nous, est compatible avec un grand développement du pouls, une chaleur très-élevée. La médication excitante ne ferait alors qu'aggraver le mal. « Omnis febris quò magìs est calida, eò magìs est putrida, » disait *Boerhave*. C'est, au contraire, dans les cas de cette espèce que les affusions froides et les acides montrent toute leur efficacité.

Telles sont les indications générales de la médication excitante et tonique. Nous allons maintenant nous occuper de deux stimulants diffusibles auxquels on a attribué une vertu souveraine contre la scarlatine, et qu'on a mis, pour ainsi dire, hors ligne : le chlore et le carbonate d'ammoniaque.

Brathwaite [1], le premier qui ait employé le chlore à l'intérieur [2], regarde ce médicament comme le spécifique de la scarlatine, de la même manière que le mercure est le spécifique de la syphilis, et le quinquina celui de la fièvre intermittente. « L'usage exclusif et régulier du chlore, dit-il, m'a toujours réussi ; mes malades se rétablissent promptement, sans éprouver d'accidents secondaires. Quand je suis appelé près d'un scarlatineux, quel que soit le degré de la maladie, je me sers uniformément de la méthode suivante : Je fais prendre à un sujet de 14 à vingt ans, toutes les douze heures, et par cuillerées, 8 grammes de chlore dans 250 grammes d'eau distillée. Si le malade est plus jeune, on diminue de moitié ou des deux tiers la quantité de chlore. » Il faut que ce médicament soit bien préparé et très-pur : autrement, il peut en résulter des accidents, comme le docteur *Crawford* en a rapporté des exemples. On aura soin également de l'administrer au malade dans un verre, et non dans un vase de métal.

---

(1) Philosoph. Magazin, t. XVIII, p. 127. — (2) *Guyton de Morveau.* Journal de chimie, t. LXXVII, p. 305.

Voici comment *Brathwaite* explique le mode d'action du chlore, qui, à l'époque où il écrivait, était connu sous le nom d'*acide muriatique oxygéné*. Suivant lui, l'infection suppose un degré élevé de désoxydation qui diminue l'activité des forces vitales; il pense que l'acide du médicament détruit le contagium, et que l'oxygène, en pénétrant dans le poumon, se combine chimiquement avec le sang, excite l'activité du système artériel, réchauffe les extrémités, et accélère la transpiration insensible. Cette explication ne peut plus être admise dans l'état actuel de nos connaissances chimiques, le chlore ayant été reconnu pour un corps simple.

Depuis *Brathwaite*, d'autres praticiens ont expérimenté le chlore avec succès. *Braun*[1] regarde l'eau chlorée comme un remède souverain dans la scarlatine maligne. *Turner*[2] lui attribue une vertu spécifique contre cette maladie, et l'administre avec un infusé d'ipécacuanha. *Stanger*[3], *Hufeland*[4], *Durr*[5], *Kopp*[6], *Pfeufer*[7], *Godelle*[8],

---

(1) *Hufeland's* Journal, t. LVI. — (2) *Casper's* Wochenschrift. 1834. — (3) Medical and physical Journal, n° 62. — (4) *Hufeland's* Journal, 1823, mars, p. 55.— (5) Annales de la Société de médecine de Montpellier, t. XVII, p. 230. — (6) Beobachtungen im Geb. der ausüb. Heilkunde. — (7) Loc. cit., p. 109. — (8) Revue médicale, t. XI, 1843.

proclament son efficacité. MM. *Guersant* et *Blache*
ne l'ont jamais essayé, mais ils ne doutent pas qu'il
ne puisse être employé avantageusement. Quoi
qu'il en soit, l'emploi du chlore ne saurait être
recommandé comme médication exclusive; et s'il
a procuré des guérisons (ce que nient *Seifert*[1] et
d'autres auteurs), d'un autre côté, les circonstances où il est indiqué sont encore mal déterminées.

L'emploi du carbonate d'ammoniaque dans la
scarlatine a été conseillé pour la première fois,
en 1802, par *Peart*[2], et préconisé depuis cette
époque par un assez grand nombre de praticiens,
tels que *Marcus, Fischer, Hingeston, Malin*, etc.
Suivant ce dernier, le carbonate d'ammoniaque
aurait la propriété de neutraliser le principe délétère qui altère le sang dans la scarlatine. *Bode-
nius*[3] dit que ce médicament est aussi important
pour combattre la scarlatine que la vaccine pour
préserver de la variole. *Strahl*[4], de Berlin, qui
paraît l'avoir étudié d'une manière particulière
dans ces derniers temps, le considère comme un
véritable spécifique; il l'emploie dans toutes les

---

(1) Loc. cit., p. 143. — (2) Practical Inform. on the malignant
scarlet-fever. London, 1802. — (3) Med. Annalen von *Puchelt, Che-
lius* und *Nægele*, t. v. — (4) Ueber das Scharlachfieber und ein
hœchst wirksames Specificum. Berlin, 1833.

formes et dans toutes les périodes de la maladie. Il assure avoir traité exclusivement par ce remède 140 sujets atteints de scarlatine maligne, et n'en avoir pas perdu un seul. *Wilkinson* [1] n'emploie pas d'autre remède contre cette fièvre éruptive, et il dit également n'avoir jamais perdu de malade. Voici sa formule, à laquelle il attache beaucoup d'importance : Carbonate d'ammoniaque, 8 grammes; eau distillée, 150 grammes; une demi-cuillerée à bouche toutes les deux, trois, quatre heures; si la déglutition devient pénible, ajouter un peu d'eau froide à la solution; donner en outre au malade autant d'eau froide qu'il peut en boire. *Rieken* [2], de Bruxelles, a proposé dernièrement une formule analogue, qu'il indique comme très-bonne : Carbonate d'ammoniaque, 8 grammes; eau distillée, 180 grammes; sirop de guimauve, 30 grammes ; une cuillerée à bouche ou à café toutes les deux heures ou toutes les heures, suivant l'urgence. M. *Guersant* regarde le carbonate d'ammoniaque comme indiqué d'une manière toute spéciale lorsqu'une variole vient compliquer la scarlatine. *Asmus* [3] l'emploie sur-

---

(1) Remarks on cutaneous diseases. London, 1822. — (2) Mémoire sur l'emploi du carbonate d'ammoniaque dans la scarlatine. Bruxelles, 1843. — (3) Zeitung des Vereins für Heilk. in Preussen, n° 32, 1842.

tout dans l'anasarque et l'hydrothorax scarlatineux. M. *Stœber*, de Strasbourg, a rapporté récemment une observation de scarlatine typhoïde
dans laquelle il paraît évident que ce médicament
a eu un heureux effet. Les indications du carbonate d'ammoniaque n'ont, du reste, pas encore été
formulées d'une manière précise.

DIAPHORÉTIQUES. — Les anciens avaient remarqué que la marche de la scarlatine est d'autant plus régulière que le travail phlegmasique se
concentre davantage à la surface de la peau, et ils
cherchaient à activer ou à rappeler la fluxion cutanée à l'aide des diaphorétiques. De nos jours,
on a compris que si, dans certains cas, l'exanthème
a peu d'intensité, c'est le plus souvent parce qu'il
suffit tel qu'il est aux besoins d'élimination de l'organisme, ou parce qu'il est, pour ainsi dire, bridé
par quelque complication inflammatoire interne.
Or, dans le premier cas, une médication active ne
peut avoir que des inconvénients ; et dans le second, on a reconnu que les excitants généraux,
quels qu'ils soient, agissent plutôt dans le sens de
la phlegmasie accidentelle que dans celui de l'exanthème. L'expérience démontre que, lorsque le
mouvement fébrile est intense, les excitants spé-

ciaux, tels que les diaphorétiques et les diurétiques, perdent les propriétés qui les distinguent
lorsque l'organisme en équilibre n'est pas troublé
par la fièvre, et deviennent alors de véritables excitants généraux. « Plusieurs praticiens, dit *Bateman*, recommandent l'usage des sudorifiques
salins et camphrés pour exciter la transpiration
pendant les premiers jours de la maladie ; mais la
moindre observation prouvera que de semblables
moyens ne peuvent produire la diaphorèse pendant que la peau est brûlante et rouge comme
l'écarlate, et qu'au contraire ils aggravent la chaleur et la sécheresse de la peau et les autres symptômes alarmants. *Huxham* reconnaît qu'il est
très-difficile de produire la sueur, qui, suivant
Willan et *Blackburne*, ne saurait être excitée
sans danger. »

NARCOTIQUES. — *Plenciz, Navier, Kreyssig*,
donnaient de l'opium dans la scarlatine pour calmer l'agitation et l'insomnie. *Withering, Malfatti,
Cotton, Bateman*, ont trouvé que non-seulement
les opiacés n'atteignaient pas le but proposé,
mais que leur emploi pouvait donner lieu à des
accidents, et aggraver la maladie. On doit, en général, administrer l'opium avec la plus grande

circonspection, dans la crainte, dit *Billard*, d'irriter l'encéphale, dont l'inflammation vient quelquefois compliquer la scarlatine. Cependant, si les cris réitérés de l'enfant indiquaient une irritation extrême des téguments, on pourrait pratiquer sur les membres et sur le tronc quelques lotions émollientes légèrement narcotiques, par exemple avec une décoction de racine de guimauve et de tête de pavot. On pourrait aussi donner à l'intérieur une certaine dose de safran, médicament qu'on emploie beaucoup en Allemagne comme narcotique dans les maladies de l'enfance.

ANTISPASMODIQUES. — Ils ne sont indiqués que lorsque les désordres de l'innervation tiennent au caractère malin ou ataxique de la maladie. Si les phénomènes nerveux sont sous la dépendance d'une hypérémie de l'encéphale ou de la moelle épinière, ce qui est probable, dit M. *Barrier*, si la fièvre est intense, il faut les combattre par les saignées locales ou générales.

EXCITANTS CUTANÉS, RUBÉFIANTS, etc. — Nous avons dit que les excitants généraux étaient inutiles ou nuisibles lorsqu'on les administrait dans le but de rappeler ou de maintenir l'éruption ; mais il n'en est pas de même des excitants cutanés, qui agissent directement sur la surface de la peau. Ainsi, on emploie avec avantage les frictions à l'aide d'une flanelle imbibée d'alcool camphré ou de toute autre liqueur spiritueuse, les cataplasmes chauds, les bains de vapeur, les sinapismes (*Seifert*), l'urtication (*Schwarz, Spiritus, Trousseau*), les affusions d'eau froide, lorsqu'elles sont indiquées (*Bateman*) ; enfin, les vésicatoires. Ces derniers, qu'on prescrit aussi comme dérivatifs contre l'angine et les accidents cérébraux, ne doivent être laissés en place que quatre à cinq heures, lorsqu'on les applique comme rubéfiants.

Acides. — Les acides sont très-utiles contre la scarlatine inflammatoire et la scarlatine putride. Ils agissent dans la première par leur vertu tempérante, et dans la seconde par la propriété qu'ils possèdent d'augmenter la plasticité du sang lorsqu'on les administre à doses convenables.

Waldon employait l'acide carbonique ; *Huxham, Storch, Sims, Clarck, Lettsom, Stieglitz,* l'acide sulfurique ; *Eichel, Dürr, Autenrieth,* l'acide azotique ; d'autres praticiens ont donné la préférence aux acides végétaux, qui ont en général moins d'énergie.

Cappel[1] a parfaitement résumé les indications des acides dans la scarlatine; ils conviennent particulièrement lorsque le malade a la peau brûlante, la langue rouge, une soif très-vive; lorsqu'il éprouve des sueurs copieuses et débilitantes; lorsqu'il y a une disposition aux hémorrhagies passives, que l'exanthème a une teinte violette, et qu'il est entremêlé de pétéchies; lorsque l'urine est écumeuse, foncée, que son émission est douloureuse, et qu'elle laisse précipiter par le repos un sédiment briqueté; lorsque l'angine est très-intense, et qu'elle revêt la forme gangréneuse; lorsqu'enfin les symptômes putrides sont survenus à la suite de saignées trop abondantes dans des cas qui se présentaient au début avec le caractère inflammatoire.

Ils sont contre-indiqués par les envies de vomir, la diarrhée, l'abaissement de la température animale, le frisson, la sécheresse de la peau, etc.

Nous ferons remarquer que les acides doivent être pris à des doses beaucoup plus fortes lorsqu'on les administre comme anti-putrides, que lorsqu'on les prescrit comme tempérants. *Jorden*

_____

(1) Loc. cit., p. 283.

et *Jahn* les ont donnés à la dose énorme de 60 à 80 gouttes, toutes les heures, dans la scarlatine adynamique, et avec le plus grand succès.

MERCURIAUX. — Le protochlorure de mercure, que *Gœden* appelle le plus puissant des antiphlogistiques après la saignée et les affusions froides, aurait été, suivant cet auteur, introduit dans la thérapeutique de la scarlatine, en 1789, par un médecin américain, *Benjamin Rush*[1]. C'est une erreur; car *Huxham* et *Withering* l'employaient dans cette maladie cinquante ans auparavant. Quoi qu'il en soit, les praticiens qui ont le plus vivement recommandé l'usage du calomel sont: en Allemagne, *Hufeland, Kreyssig, Cappel, Ueberlacher, Henke, Albers, Wendt, Stieglitz, Seifert*, etc.; et, en Angleterre, *Reil, Barley, Douglas, Bateman*, etc. Mais ces auteurs ne s'accordent ni sur le mode d'action de ce médicament, ni sur les doses auxquelles il convient de l'administrer, ni sur les circonstances qui en indiquent l'emploi. *Seifert*, qui paraît en avoir étudié l'action avec un soin tout particulier, a reconnu qu'il n'a pas d'influence directe sur la

---

[1] Medical Inquiries and Observations. Philadelphia, 1789.

maladie, et qu'il est seulement utile pour conjurer ou mitiger les complications inflammatoires cérébrales, complications qu'il guérit en leur substituant une affection artificielle des glandes salivaires. Nous pensons que le calomel n'est positivement indiqué que lorsque la scarlatine présente un caractère inflammatoire très-intense, ou qu'elle est compliquée de quelque phlegmasie, notamment du côté du cerveau. L'altération qu'éprouve le sang sous l'influence des préparations mercurielles les contre-indique, suivant nous, dans les cas de scarlatine putride adynamique avec pétéchies, hémorrhagies passives, etc.

BELLADONNE. — La belladonne a été prescrite dans la scarlatine confirmée, non-seulement par *Hahnemann* et ses disciples, mais par *Cock*[1], *Bucig*[2], et d'autres allopathes, qui l'administraient sous forme d'extrait. Un autre mode d'ingestion a été vanté, il y a quelques années, par M. *Barthez*[3]: il consiste à aspirer la fumée de la plante sèche à l'aide d'une pipe. Ces fumigations ont été employées à

____

(1) Gazette médicale, août 1832. — (2) Berl. med. centr. Zeitung, 1833. — (3) Mémoires de médecine, chirurgie et pharmacie militaires, 1835.

l'hôpital du Gros-Caillou, dans une épidémie de scarlatine qui a régné sur la garnison pendant l'année 1834; et de tous les moyens auxquels on a eu recours, c'est, suivant ce médecin, celui dont l'effet a été le plus constant. La belladonne, ainsi administrée, a paru surtout agir favorablement chez les sujets nerveux ou lymphatiques; elle a quelquefois produit un soulagement presque instantané, suivi d'une guérison beaucoup plus rapide que celle qu'on était en droit d'espérer par l'emploi de tous les autres moyens. Il paraîtrait résulter des faits consignés dans le travail de **M.** *Barthez,* que l'usage de la fumée de belladonne doit surtout être conseillé comme un excellent moyen de traitement dans la scarlatine compliquée de bronchite ou de toute autre affection pulmonaire en général.

MÉDICAMENTS DIVERS. — *Delony* [1] dit avoir employé avec avantage l'huile de térébenthine, à la dose de 10 à 60 gouttes dans une à trois cuillerées d'huile de ricin, pendant une épidémie de scarlatine maligne, dans les cas où l'éruption se faisait difficilement. *Autenrieth* [2] rapporte l'his-

---

(1) Boston Journal, t. x, p. 95. — (2) Tübinger Blætter, etc, 1815.

toire d'une épidémie de scarlatine dans laquelle les lavements vinaigrés, l'acide hydrochlorique et les fleurs de benjoin ont été très-efficaces. *Dœhne*[1] conseille de traiter la scarlatine par des frictions huileuses. M. *Miquel*[2] attache une grande importance à l'emploi des résolutifs dans le traitement de la scarlatine. Jamais il ne les a vus agir comme perturbateurs; dans plusieurs centaines de cas où il les a employés, il n'a vu qu'un effet sédatif bienfaisant; il y a recours dans la période d'acuité, et il se propose pour but de cette médication de faire cesser ou du moins de diminuer non-seulement l'inflammation secondaire de la peau et du tissu cellulaire, mais d'abréger la durée de l'éruption. Voici sa formule : acétate de plomb liquide, 30 grammes; vinaigre, eau-de-vie, de chaque 180 grammes; eau, 500 grammes.

3º *Traitement des complications.*

HYDROPISIES. — L'hydropisie active ou sthénique, qui, comme nous l'avons vu page 71, doit être distinguée avec soin de l'hydropisie froide ou asthénique, réclame une médication débilitante

---

(1) Einige Beitræge zur Ætiologie, etc., Leipzig, 1810. — (2) Recueil de la Société de médecine d'Indre-et-Loire, 1833.

proportionnée à l'intensité de la réaction et aux forces du malade. Les émissions sanguines, les boissons rafraîchissantes, et la diète, en forment la base. Lorsque ces moyens paraissent insuffisants, *Wendt* et *Pfeufer* ont recommandé le calomel uni à la digitale; *Reuss*, les affusions froides; *Brathwaite*, le chlore; *Fischer* et *Steimmig*, l'élixir de Haller; *Krukenberg*, le lait pris en grande quantité; d'autres ont préconisé la crême de tartre, l'acétate de potasse, l'acétate d'ammoniaque, les vomitifs, etc. *Wendt* conseille les rubéfiants cutanés, les vésicatoires à la nuque et aux extrémités. M. *Barrier* dit que les purgatifs ne lui ont jamais paru contre-indiqués par la forme sthénique de l'hydropisie, à moins qu'il n'y ait une diarrhée liée à un état inflammatoire des intestins; il pense que les diurétiques peuvent être utiles, pourvu qu'on évite de les administrer dans une trop grande quantité de véhicule; mais il rejette l'emploi des sudorifiques. Les bains de vapeur ne lui paraissent opportuns qu'après la cessation de l'état aigu.

Quant à l'hydropisie scarlatineuse froide ou asthénique, l'ignorance où nous sommes encore de la nature de cet accident secondaire ne nous permettant pas de combattre directement les conditions morbides d'où il dérive, l'indication principale que l'on ait à remplir est de procurer l'évacuation de la sérosité à l'aide des purgatifs, des vomitifs, des diurétiques, des sudorifiques, etc.

Les purgatifs ne doivent être mis en usage que dans le cas d'intégrité parfaite du tube intestinal, et lorsque le malade n'est pas trop affaibli. Les drastiques sont contre-indiqués lorsque le mouvement fébrile a une certaine intensité : il faut alors donner la préférence aux sels neutres, à l'huile de ricin, etc. Le calomel a été beaucoup vanté contre l'hydropisie scarlatineuse, seul ou combiné avec d'autres médicaments. *Withering* l'associait à la rhubarbe; *Clark*, à la scille; *Rush*, au jalap; *Plenciz* et *Dehaen* faisaient grand usage de pilules composées de rhubarbe, de calomel, d'extrait de scille et d'or fulminant.

Cappel prétend que les émétiques ont encore plus d'influence que les purgatifs sur l'absorption de la sérosité. « Il faut les éviter, dit-il, lorsque le malade est trop débilité, ou qu'il y a quelque complication du côté des poumons et du cerveau. L'état fébrile ne les contre-indique pas; ils sont surtout efficaces lorsqu'ils agissent en même temps comme cathartiques. » *Jakubowski* dit avoir reconnu, dans plusieurs centaines de cas, que le tartre stibié à doses réfractées est le meilleur re-

mède que l'on puisse opposer à l'hydropisie scarlatineuse.

Parmi les diurétiques, *Stœrk* et *Wilhelmi* ont
spécialement recommandé l'oxymel colchique ;
Withering et *Cappel,* la digitale pourprée ; *Heine*
et *Kreyssig,* la racine de sénéga ; *Coventry*, la
crème de tartre ; *Hufeland, Loder, Bucholz, Autenrieth,* la teinture de cantharides, etc.

Les sudorifiques ont peu d'efficacité dans l'espèce d'hydropisie qui nous occupe, l'état particulier de la peau rendant la diaphorèse difficile à
établir. *Dehaen* et *Coventry* rejettent même entièrement l'usage de cette classe de médicaments.
On peut néanmoins hâter par divers moyens l'é-
poque où l'organe cutané sera apte à reprendre
ses fonctions. On a conseillé dans ce but les grands
bains (*Kroyher*), les demi-bains (*Aaskow*), les
bains de sable chaud (*Beling*), les frictions stimulantes, aromatiques, l'application d'un vête-
ment de flanelle sur la peau nue dès que la desquamation commence à s'opérer, etc.

Les toniques sont très-utiles pour consolider
la guérison après la disparition des symptômes
d'hydropisie. On a remarqué notamment qu'ils
étaient indispensables lorsque la résorption s'é-
tait principalement opérée sous l'influence des
diurétiques.

Enfin, nous mentionnerons comme ayant été employés avec succès dans l'hydropisie scarlatineuse : le carbonate de potasse (*Hermann*), le carbonate d'ammoniaque (*Strahl, Gross,* etc.), le lait de soufre (*Eichel* et *Werlhoff*), etc.

ANGINE. — Lorsque l'angine est légère, il suffit de prescrire quelque décoction mucilagineuse ou un liquide légèrement astringent dont le malade se servira pour se lotionner la gorge, et non en gargarisme comme on le fait ordinairement; car l'action musculaire nécessaire pour déplacer le liquide se transmet à la partie phlogosée, et aggrave l'inflammation. Si l'on a affaire à un enfant, on lui injectera le même liquide dans la gorge, à l'aide d'une petite seringue, après lui avoir incliné la tête en avant. Cette opération, du reste, ne doit pas être renouvelée si elle contrarie trop le petit malade; car elle pourrait alors, comme *Storch* en a vu un exemple, déterminer le délire et des convulsions.

Lorsque l'angine est très-violente, et qu'elle est accompagnée d'une grande gêne de la déglutition, d'un gonflement considérable des tonsilles, d'un engorgement des ganglions sous-maxillaires, etc., on aura recours à l'application de

sangsues autour du cou et à l'angle de la mâchoire, à la scarification des amygdales, et même
à la phlébotomie. On prescrira des pédiluves excitants, des cataplasmes très-chauds ou sinapi-
sés aux extrémités inférieures, etc. M. *Godelle* a
souvent vu un sinapisme autour du cou déplacer
l'inflammation de l'intérieur comme par enchan-
tement, surtout chez les sujets lymphatiques.
L'application d'un vésicatoire à la partie antérieure du cou ou à la nuque a aussi été recommandée comme extrêmement utile par *Brüning*,
Kortum, *Æpli*, *Willan*, *Heberden*, *Rush*, *Sims*,
Clark, etc. *Hufeland* dit avoir obtenu une prompte
réussite dans des cas d'angine très-violente avec
menace de suffocation, en appliquant autour du
cou un cataplasme composé d'herbes émollientes
cuites dans de l'eau et additionnées de sel ammo-
niac et d'une petite quantité de sucre de saturne.
Raulin et *Boucher* assuraient guérir l'angine scarlatineuse, sans remèdes internes, par la seule application topique de l'acétate de plomb.

Lorsque l'arrière-gorge se recouvre de fausses
membranes, on recommande de cautériser immédiatement la partie malade, soit avec une éponge
attachée à une baleine et imbibée d'acide hydrochlorique ou de solution de nitrate d'argent, soit,
comme l'a indiqué M. *Mondière*, en portant sur

ces organes l'extrémité d'un petit rouleau de papier trempé dans l'eau et roulé dans de l'azotate d'argent pulvérisé. Il faut faire ces applications plutôt très-énergiques que trop faibles. Dabord le mal paraît aggravé, les concrétions sont plus épaisses; mais vingt-quatre heures après les effets du caustique sont bornés, et souvent aussi ceux de la maladie. Cependant il y a des circonstances où la cautérisation de l'arrière-bouche paraît avoir des inconvénients. M. *Guérétin* fut obligé d'y renoncer dans l'épidémie qu'il a observée, après avoir constaté qu'elle ne faisait qu'entretenir la phlogose, augmenter la fétidité de l'haleine et le gonflement des ganglions cervicaux. « J'en étais venu, dit-il, à ne m'occuper de la gorge que très-secondairement, même quand le pharynx, les piliers, etc., étaient tapissés partout de pseudo-membranes; je me bornais à des gargarismes émollients ou légèrement astringents; j'y joignais, comme moyens détersifs et résolutifs, un gargarisme aluminé, et plus rarement quelques insufflations d'alun de roche porphyrisé. » Un topique que MM. *Bonneau* et *Taupin* [1] regardent comme héroïque dans l'espèce d'angine dont il s'agit,

---

(1) Mémoire sur la stomatite : journal des connaissances médico-chirurgicales, avril 1839.

c'est le chlorure de chaux sec employé de la manière suivante : on a soin d'avoir du chlorure de chaux bien sec, réduit en poudre très-fine; on humecte légèrement son doigt, puis on le trempe dans un flacon rempli de la poudre de chlorure, et l'on frictionne assez rudement les parties affectées. Après des lotions répétées, le chlorure, le liquide putride et les concrétions membraniformes sont rejetés; on recommence alors l'opération de la même manière, et on laisse le contact durer plus long-temps, puis on recommande au malade de se gargariser de nouveau et de rejeter le chlorure. Ces frictions amènent quelquefois un écoulement sanguin peu abondant, qui ne peut avoir aucun inconvénient, et qui aide au dégorgement des parties voisines.

Lorsque l'angine revêt ce caractère qui lui a fait donner le nom de gangréneuse, on aura recours aux gargarismes toniques et détersifs. M. *Guersant* emploie dans ce cas la décoction de quinquina, avec ou sans alcool camphré ou additionné d'un quart de solution de chlorure de sodium. *J. Frank* n'emploie jamais qu'une décoction de quinquina aiguisée d'acide muriatique. On a enfin recommandé des collutoires d'infusion de roses rouges acidulée, de décoction de bois de campêche

(*Binns*), d'alcool étendu d'eau (*Sims*), de teinture
de myrrhe, etc.

Hamilton de Falkirk pense que la suppuration
de l'arrière-gorge fait seule le danger de l'angine
scarlatineuse, et il cherche à prévenir cette terminaison en cautérisant cette partie le plus tôt possible, même dès la période d'invasion. Aussitôt
qu'il voit les tonsilles malades chez un sujet qu'il
suppose infecté, il les touche avec le nitrate d'argent, et renouvelle cette opération jusqu'à ce que
la fièvre ait cessé. Ce mode de traitement, dit-il,
n'empêche pas l'angine de suivre une marche
croissante ; mais il prévient le troisième degré
de cette inflammation, la période d'ulcération, la
seule pendant laquelle la maladie soit dangereuse.

Accidents cérébraux. — *Sydenham* conseillait d'appliquer un large vésicatoire à la nuque et
d'administrer du sirop diacode lorsqu'un état co-
mateux et des mouvements convulsifs se manifestaient au commencement de la période d'éruption.
Mais, d'une part, les opiacés ont l'inconvénient
de favoriser la congestion de l'encéphale ; et de
l'autre, il vaut mieux, comme l'a fait remarquer
Hufeland, appliquer le vésicatoire dans un endroit
un peu éloigné de la tête, par exemple aux mol-

lets. *Navier* et *Sims* les mettaient entre les épaules. *Bangs* et *Quarin* les remplaçaient par des sinapismes à la plante des pieds. Il faut se rappeler que lorsque l'angine est couenneuse, les vésicatoires se couvrent quelquefois de pseudo-membranes et gangrènent.

Ces moyens révulsifs, combinés avec les purgatifs, et surtout les affusions froides, suffisent pour combattre les accidents cérébraux lorsque ceux-ci sont indépendants d'une phlegmasie ou d'une congestion de l'encéphale, ce qui est, du reste, le cas le plus ordinaire. Mais lorsque celle-ci existe, il est indispensable de dégorger immédiatement le cerveau en appliquant un certain nombre de sangsues à la région mastoïdienne, ou, comme le faisait M. *Godelle*, en scarifiant la membrane pituitaire; on ne négligera pas non plus, dans ce cas, les révulsifs et les affusions froides.

ENGORGEMENTS CERVICAUX. — *J. Frank* recommande l'application d'un vésicatoire sur la partie malade. *Neumann* prescrivait un emplâtre composé de gomme ammoniaque et de vinaigre scillitique. *Eichel* blâme l'emploi des cataplasmes ordinaires, et il les remplace par ceux de mélilot camphrés. *Kreyssig* a reconnu peu d'efficacité au

liniment volatil camphré ; il accorde plus de confiance aux frictions mercurielles ; cependant il a
souvent vu un engorgement traité par ce dernier
moyen céder d'un côté pour reparaître de l'autre,
et se terminer par suppuration. Lorsqu'il est impossible de résoudre l'engorgement, et que la suppuration est inévitable, *Cappel* recommande de
ne pas l'ouvrir prématurément : autrement, il
reste des indurations qu'il est quelquefois très-
difficile de dissiper, et il se forme des trajets fistu-
leux qu'on a beaucoup de peine à fermer.

CHAPITRE XIII.

Bibliographie.

Acrel. — Dissertatio de febre scarlatinâ. Upsal, 1791.

J. Armstrong. — Practical Illustrations of the scarlet-fever, measles, pulmonary consumption and chronic diseases. London, 1818.

Arnemann. — Einige Bemerkungen über das seit einigen Jahren in Gœttingen herrschende Scharlachfieber, nebst einem Nachtrage. Gœtting., 1802.

Bauer. — Dissert. de scarlatinâ. Viteberg, 1796.

Baumer. — Dissertatio de febre rubrâ, vulgò scarlatinâ dictâ. Gissæ, 1775.

Becker. — Das Scharlachfieber, oder Anweisung für jedermann wie diese gefæhrl. Seuche mœglichst zu verhüten. In-8°, Leipzig, 1804.

Behne. — Der Scharlach. Würzburg, 1825.

Belehrung (gründl. und deutliche) über den Verlauf, die Gefahr und Behandlungsart des Scharlachs, etc. Glogau und Lissa, in-8°, 1827.

Benedict. — Geschichte des Scharlachfiebers, seiner Epidemieen und Heilmethode. In-8°, Leipzig, 1810.

Beneditto Frizzi. — Osservazioni e Riflessioni sulla scarlatina. Trieste, 1811.

Berndt. — Bemerkungen über das Scharlachfieber, mit besonderer Rücksicht auf die im Jahre 1825 und 1826 in Greifswald und dessen Umgegend herschend gewesene Epidemie. Gr. in-8°, Greifswald, 1827.

Beuttner. — Dissertatio de purpurâ rubrâ et albâ. Kiel, 1770.

Blackburne. — Facts and Observations concerning the prevention and cure of scarlet-fever. In 8°, London, 1803.

Blake.—Dissertatio de febre scarlatinâ. Edinb.,
1793.

Bœhmer. — Dissertatio de febre scarlatinâ epidemicè hactenus grassante. Hal., 1764.

Bremser. — Ein Paar Worte über die Scharlachkrankheit und die Masern. In-8°, Wien,
1806.

Brodly. — Dissertatio de discrimine quod
scarlatinam et cynanchen malignam intercedit.
Edinb., 1791.

Bruning. — Constitutio epid. essendiensis anni 1769-70, sistens historiam febris scarlatino-
miliaris anginosæ. Vesal., 1760, in-8°.

Cappel. — Theoret. und prakt. Abhandlung
vom Scharlachausschlage. In - 8°, Gœttingen,
1803.

Casales. — De Morbo Garrotillo appellato.
Madrid, 1611, in-8°.

Castner.—Dissertatio de febris scarlatinæ epi-
demicæ anni 1796 historiâ. Francof., 1797.

Charpentier. — Dissertation sur la scarlatine.
Paris, 1812.

Clark. — Observations on fever attended with
ulcerated sore-throat, as it appeared at Newcastle
upon Tyne the year 1778-1779.

Coventry. — Dissertatio de scarlatinâ cynanchicâ. Edinburgh, 1783.

Cramer. — Dissertatio de purpuræ urticatæ et scarlatinæ convenientiâ ac discrimine. Halæ, 1758.

Crusius. — Dissertatio de febris scarlatinæ therapià simplicissimâ. Rintelii, 1808.

Dœhne. — Einige Beitræge zur Ætiologie und Kur des Scharlachs, oder Hæutungs-Fiebers, nebst Empfehl. einer neuen Behandlung dess. mit Einreibung von OEl. In-8°, Leipzig, 1821.

Doumic. Essai sur la scarlatine. Paris, 1807.

Duboscq de la Roberdière. — Recherches sur la scarlatine angineuse, contenant l'histoire de l'épidémie de scarlatine qui a régné à Vire dans les années 1800-1801. In-8°, Paris, 1802.

Duftschmid. — Tractatus de scarlatinâ. In-8° maj., Lipsiæ, 1802.

Dunoyer. — Dissertation sur la scarlatine. Paris, 1815.

Eckler.—Dissert. sistens hydropum cum scarlatinâ coincidentium exempla. Tubing., 1801.

Egger. — Dissertatio de anginâ malignâ. Altona, 1734.

Entwurf einer Darstellung des Scharlachexanthems nach dem Prinzip der Erregungstheorie. In-8°, Hamburg, 1802.

Ester.—Dissertatio de febre scarlatinâ ejusdemque morbis secundariis. Kœnigsb., 1826.

Van Everbœck. — Dissertatio de febre scarlatinâ, potissimùm de rebus in doctrinâ hujus morbi inter medicos recentissimos gestis. Erf., 1808.

Fischer. — Gründliche Darstellung des Scharlachfiebers, und der bewahrten Heilart der bœsartigsten Formen dieser Krankheit. In-8°, Prag, 1832.

Flatow. — Dissertatio de aquæ frigidæ usu in scarlatinâ. Halæ, 1810.

Frœhlich. — Gründliche Darstellung der Methode die Kranken in entzündl. Fiebern, überhaupt und insbesondere im Scharlache, mittelst der Anwendung des lauwarmen, kühlen und kalten Wassers vom Tode zu retten. In-8°, Wien, 1823.

Glæser. — Ueber die epidemische Krankheit zu Wittemberg, 1801.

C. L. Gœden. — Dissertatio de scarlatinæ historiâ. Jenæ, 1805.

II. A. Gœden. — Von dem Wesen und der Heilmethode des Scharlachfiebers. In-8°, Berlin, 1822.

Grant. — A short Account of a fever and sore-throat which began to appear in and about London in sept. 1776. London, 1777, in-8°.

Grundmann. — Abriss einer Scharlachepidemie von 1786-1787.

Guetschow. — Dissertatio sistens antiquioris scarlatinæ febris historiæ adumbrationem. Gœtting., 1817.

Hacken. — Dissertatio de febre scarlatinâ. Gœtting., 1781.

Hadge. — Dissertatio de febre scarlatinâ. Edinb., 1795.

Hœntsch. — Dissertatio de scarlatinâ. Lipsiæ, 1822.

Hahnemann. — Heilung und Verhütung des Scharlachfiebers. In-8°, Nürnberg, 1801.

Haken. — Dissertatio de febre scarlatinâ. In-4°, Gottingæ, 1791.

Harrey. — Dissertatio de scarlatinâ. Edinburgh, 1794.

Harvey. — Dissertatio de scarlatinâ. Edinb., 1795.

Henricus. — Ad historiam scarlatinæ symbolæ nonnullæ. Kilon., 1799, in-8°.

Hinterberger. — Beobacht. über d. Scharlach mit Entzündung des Rückenmarkes, des Herzens, der Aorta, etc. In-8°, Linz, 1833.

Hollander. — Dissertatio de scarlatinâ. Luettich, 1822.

Hufeland. — Die Schutz-Kraft der Belladonna

gegen das Scharlachfieber, zu fernerer Prüfung aufgestellt. In-8°, Berlin, 1826.

Israel Allen. — Treatise on the scarlatina anginosa. 1799.

Kausch. — Das Scharlachfieber. In-8°, Leipzig, 1806.

Khittel. — Dissertatio de febre scarlatinâ. Halæ, 1793.

Kilian. — Das Scharlachfieber. In-4°, Leipzig, 1806.

Kletten. — De variâ malignitatis ratione in febre scarlatinosâ observ. illustr. In-8°, Lipsiæ, 1811.

Kolbany. — Beobachtungen über den Nutzen des lauen und kalten Wassers im Scharlachfieber. In-8°, Presburg, 1808.

Kolbany. — Fernere Nachrichten von der glücklichen Anwendung des kalten und warmen Verhaltens im Scharlachfieber. Presburg, in-8°, 1808.

Kramer. — Dissertatio de febre rubrâ, vulgò scarlatinâ dictâ. Giess., 1775.

Kreyssig. — Abhandlung über das Scharlachfieber, nebst Beschreibung einer sehr bœsartigen Epidem. Frieselkrankheit, welche 1801 in Wittemberg herrschte. In-8°, Leipzig, 1802.

Kroyher. — Behandlung des Scharlachfiebers, welche den Folgekrankheiten dieses Ausschlages sicher vorbeugt, oder die bereits eingetretenen heilt und die Dauer der Krankheit um die Hælfte abkürzt. In-8⁰, Leipzig, 1834.

Krumeich. — Dissertatio de febre scarlatinâ. Marburg, 1801.

Lanthiez. — Dissertation sur la scarlatine qui a régné épidémiquement à Baralle en 1819. Paris, 1820.

Lauth.—Vom Witterungs-Zustand, dem Scharlachfieber und dem bœsen Hals. In-8°, Strassburg, 1800.

Luther. — Dissertatio de scarlatinâ malignâ. Erfurt, 1777.

Luther. — Dissert. de epidemiâ scarlatinæ Saalburgi grassatâ. Herford, 1786.

Lynch. — Dissertatio de scarlatinâ anginosà. Edinb. ,1802.

Machui. —Dissertatio de scarlatinâ, et intumescentiâ totius corporis ut sequelâ scarlatinæ. Francof. , 1797.

Macmichael. — A new View of the infection of scarlet-fever, illustrated by remarks on other contagious disorders. London, 1822.

C. V. Mantovani. — Cenni sull' epid. petecchiale, ec. Milano, 1817.

Marouseau.—De la scarlatine. Paris, 1815.

Menzmann. — Giebt es kein Schutzmittel gegen das Scharlachfieber und die Menschenblattern? Leipzig, 1805.

Mercado.—De Essentiâ, Causis, Signis et Curatione febris malignæ in quâ maculæ rubentes erumpunt per cutem. Basil., 1584, in-8°.

Miede. — Dissertatio de febre scarlatinâ. Herford, 1800.

Moll. — Dissertatio de febre scarlatinâ anginosâ. Harderov., 1781.

Most. — Versuch einer kritisch. Bearbeitung der Geschichte des Scharlachfiebers und seiner Epidemien von den æltesten bis auf unsere Zeiten. 2 Bde. in-8°, Leipzig, 1825.

Nagel. — Ein Wort über das jetzt grassirende Scharlachfieber. In-8°, Altona, 1831.

Naumann.—De Febre scarlatinâ, potissimùm de rebus in doctrinâ hujus morbi inter medicos recentissimos gestis. In-8°, Erfurti, 1808.

Nelle. — Dissertatio de epidemiâ scarlatinæ in Norwegiæ oppido Frederik-Hall annis 1787 et seq. observatâ. Gotting., 1793.

Otto. — Dissertatio sistens observationes in tres scarlatinæ epidemias. Francof., 1793.

Padronaggio.—Giudizio sulla scarlatina. Palermo, 1816.

Pauli. — Beobachtungen und Erfahrungen über die Ruhr und das Scharlachfieber, nebst Be-

merkungen über das homœopath. Heilverfahren.
In-8°, Leipzig, 1835.

Peart. — Practical Information on the malignant scarlet-fever and sore-throat. London,
1802.

Perez Casales. — De Morbo Garrotillo appellato. Madrid, 1611.

Perkin. — Essay for a nosological and a com-
parative view of the cynanche maligna or putrid
sore-throat, and the scarlatina anginosa or scarlet-fever with angina. London, 1787.

Pfeufer. — Der Scharlach, sein Wesen und
seine Behandlung, mit besonderer Berücksichti-
gung des 1818 in Bamberg herrschenden Scharlachs. In-8°, Bamberg, 1819.

Pistollet. — Dissertation sur une scarlatine
angineuse qui règne à Langres. Paris, 1809.

Plenciz.—Tractatus de scarlatinâ. In-8°, Vindobonæ, 1780.

Plouquet.—Porphyrisma in Helvetiâ observa-
tum. Tubing., 1789.

Polemann. — Dissertatio de contagiis, cum
historiâ febris scarlatinæ contagiosæ. Jen., 1800.

Read. — Histoire de l'esquinancie gangréneuse pétéchiale qui a régné dans le village de
Moivron au mois de novembre 1777. Metz, 1777.

Reich. — Neue Aufschlüsse über die Natur

und Heilung des Scharlachfiebers. In-8°, Halle, 1810.

Rowley. —The Causes of the great number of deaths amongst adult and children in putrid scarlet-fevers and ulcerated sore-throats. London, 1793, in-8°.

Saalmann. —Descriptio febris urticatæ, scarlatinæ et purpureæ. In-4°, Monasterii, 1790.

Scharlach, hitzige Hirnhœlenwassersucht, und hæutige Bræune, die gefahrvollst. Krankheiten des kindl. Alters, Nichtærzten hœherer Bildung überhaupt, insbesondere aber Eltern und Erziehern zur Belehrung und Beherzigung empfohlen, von D. M. In-8°, Leipzig, 1828.

J. E. D. Schmid. —Epistolæ de febre scarlatinâ. Hannov., 1753.

Schœnmetzel. —Dissertatio de scarlatinâ annis 1775-1776 grassatâ. Heidelberg, 1779.

Schulze. — Dissertatio de febre scarlatinâ. Lipsiæ, 1816.

Scutt. — Dissertatio de scarlatinâ anginosâ. Edinb., 1795.

Seifert. — Nosolog. therapeut. Bemerkungen über die Natur und Behandlung des Scharlachfiebers. In-8°, Greifswald, 1827.

Slooten. — Dissertatio de scarlatinâ. Grœning., 1822.

Sonntag. — Diss. sistens morbi scarlatinosi diagnosin accuratiorem. Viteberg, 1801, in-8°.

Steimmig. — Erfahrungen und Betrachtungen über das Scharlachfieber und seine Behandlung, und ein Wort über die Belladonna als vermeintliches Schutzmittel dagegen. In-8°. Karlsruhe, 1828.

Stieglitz. — Versuch einer Prüfung und Verbesserung der jetzt gewœhnlichen Behandlungsart des Scharlachfiebers. In-8°, Hannover, 1806.

Storch.—Theoretischer und praktischer Tractat vom Scharlachfieber, wie solches von etlichen zwanzig Jahren her als eine seltsame jedoch zuweilen grassirende Kinderkrankheit, aus vielen zur Hand gekommenen casibus kennen gelernt. Gotha, 1742.

Strahl. — Ueber das Scharlachfieber und ein gegen alle Formen und Stadien desselben hœchst wirksames Specificum. Ein Sendschreiben, etc. In-8°, Berlin, 1833.

C. A. Struve.—Untersuchungen und Erfahrungen über die Scharlachkrankheit. In-8°, Hannover, 1803.

K. F. Struve. — Vom Scharlachfieber; vom Reich'schen Fiebermittel zum Schrecken der Quacksalber! von der Verbannung der Chinarin-

de in vielen Krankheiten, aus der Erfahrung ab-
gehandelt. In-8°, Leipzig, 1802.

Tellegen. — Quædam Observationes in scarlatinam. Grœning., 1808.

Thomann.—Diss. historica epidemiæ scarlatinæ Grœningæ anno 1786. Grœning., 1787.

Titius. — De scarlatinâ Observationes. Viteb.,
1796.

Tuwar. — Notizen zum Scharlach. In-8°,
Prag, 1830.

Ueberlacher. — Untersuchungen über das
Scharlachfieber. In-8°, Wien, 1789.

Valenti.—Discorso sulla scarlatina. Palermo,
1816.

Villaréal (de). — De Signis, Causis, Essentiâ,
Curatione, Morbi suffocantis. 1611, in-4°.

Vogel. — Dissertatio de febre scarlatinâ. Fri-
burg., 1783.

Voisin. — Dissertation sur la scarlatine. Paris, 1806.

Walch. — Dissertatio de cognoscendâ et cu-
randâ scarlatinâ. Jenæ, 1803.

Wedemeyer. — Diss. hist. scarlatinæ nuper
Gottingæ grassatæ. Gotting., 1785.

Weisenberg. — Anleitung zur sichersten und
zweckmæss. Behandlung des Scharlachs nach
seinen Erscheinungen in den Jahren 1826-27,

nebst Hinweisung auf die sichersten und vernunftgemæssen Schutz- und Vorbeugungsmittel. In-8°, Nürnberg, 1828.

Wendt. —De inflammationis scarlatinosæ Naturâ et Indole. In-8°, Vratislaviæ, 1812.

Werneke. — Dissertatio de febre scarlatinâ.

Wildberg. — Einige Worte über das Scharlachfieber und d. Gebrauch der Belladonna als Schutzmittel gegen dasselbe. In-12, Leipzig, 1826.

Wilhelm. — Historia febris scarlatinæ anno 1766 Herbipoli epidemicè grassantis. Wurceb., 1766.

Williamson. — Diss. on the scarlet-fever attended with ulcerated sore-throat. Philadelph., 1798.

Withering. — An Account of the scarlet-fever and sore-throat or scarlatina anginosa, particularly as it appeared at Birmingham in the year 1778. London, 1779.

Zœllner.—Dissertatio de scarlatinâ. Berolini, 1823.

Zeroni. — Beobachtungen gezogen aus der Epidemie des Scharlachs in Mannheim, welche in der ersten Hælfte des Jahres 1819 herrschte. In-8°, Mannheim, 1819.

Zinke. — Dissertatio de epidemiâ febris scarlatinæ Saalburgæ grassatâ. 1786.

Zsolnay.—Dissertatio de scarlatinâ. Wiennæ, 1816.

Anonyme. — Discorsi sulla scarlatina. Palermo, 1817.

FIN.

TABLE DES MATIÈRES.

CHAPITRE I. Origine et Historique de la Scarlatine.   1

CHAPITRE II. Etiologie. 33

  1° *Causes prédisposantes :* Age, 33. Sexe, 39. Tempérament, 41. Disposition morale, 41. Condition sociale, 42. Localités, 42. Saisons, 44. Climats, 47. Température, 48.

  2° *Causes déterminantes :* Développement spontané, 51. Contagion, 55. Inoculation, 64. Epidémies, 65. Récidives, 69. De la Scarlatine chez les Animaux, 73.

CHAPITRE III. Symptômes et Marche de la Scarlatine. 77

Période d'Incubation, 77. Période d'Invasion, 80. Période d'Eruption, 88. Période de Desquamation, 111.

CHAPITRE IV. Variétés. 123

Scarlatine simple, 125; inflammatoire, 125; nerveuse, ataxique, 128; septique, putride, 129; angineuse, 131; gastrique, 138; tachetée, 140; confluente, 140; générale, 141; partielle, 141; sans Exanthème, 142; miliaire, 147; bulleuse, 153; papuleuse, 154; puerpérale, 155; locale, 160; noire, 163.

CHAPITRE V. Complications et Accidents secondaires de la Scarlatine. 166

Hydropisie, 166. Accidents cérébraux, 187. Laryngo-Trachéite, 190. Pneumonie, 191. OEdème de la Glotte, 192. Croup, 192. Coryza, 194. Ophtalmie, 195. Gastrite, 197. Entéro-Colite, 198. Péricardite, 199. Pleurésie, Péritonite, 200. Inflammations articulaires, 202. Rougeole, 204. Variole, 205. Purpura, 206. Eruptions diverses, 207. Engorgements cervicaux, 207. Otite, Otorrhée, 214. Gangrène, 215. Hémorrhagies, 216. Accidents nerveux, 219. Accidents consécutifs divers, 220.

CHAPITRE VI. Anatomie pathologique. 223

CHAPITRE VII. Diagnostic. 235

Rougeole, 235. Roséole, 242. Erysipèle, 245. Miliaire, 246. Angine simple, 247. Angine diphtéritique, 248. Fièvre typhoïde, Méningite, 252.

CHAPITRE VIII. De l'Influence de la Scarlatine sur les Maladies dans le cours desquelles elle se développe. 253

CHAPITRE VIII. Pronostic. 265

Age, Sexe, 266. Constitution, Etat de Santé, Disposition d'Esprit, 268. Condition sociale, 270. Saisons, Climats, Localités, 271. Origine de la Maladie, 273. Périodes de la Maladie, Caractère de l'Epidémie, 275. Variétés, 276. Durée des Prodromes, 277. Exanthème, 278. Complications, 282. Signes divers, 285.

CHAPITRE X. Nature de la Scarlatine. 287

CHAPITRE XI. Prophylaxie. 305

CHAPITRE XII. Traitement. 325

Traitement hygiénique, 325. Traitement curatif, 330.

CHAPITRE XIII. Bibliographie. 379

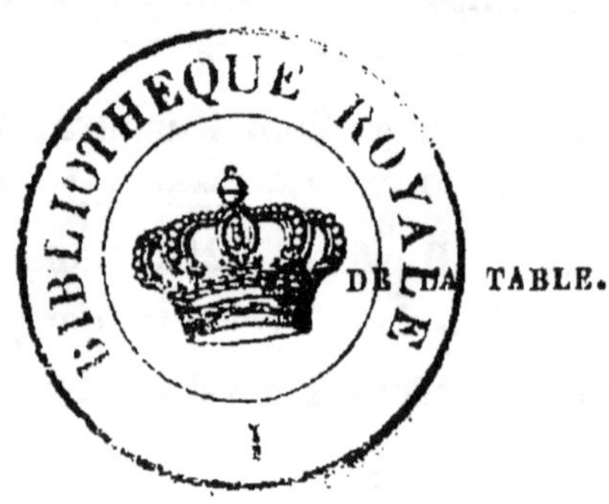

DE LA TABLE.

DIJON, IMPRIMERIE ET FONDERIE DE DOUILLIER.

HISTOIRE DE LA MÉDECINE depuis sa naissance jusqu'au xixᵉ siècle, par le docteur P.-V. Renouard : Paris, 1846, 2 vol. in-8º................. 12 fr.

CONSEILS AUX MÈRES sur l'allaitement et sur la manière d'élever les enfants nouveau-nés, par M. le docteur A. Donné : deuxième édition, corrigée et augmentée ; Paris, 1846, grand in-18......... 3 fr.

THÉORIE POSITIVE DE L'OVULATION SPONTANÉE et de la Fécondation dans l'espèce humaine et les mammifères, par le docteur F.-A. Pouchet. Ouvrage qui a obtenu le grand prix de physiologie expérimentale à l'Institut de France : 1 vol. in-8º de 450 pages, avec atlas de 20 planches in-4º coloriées.

THÉORIE EXPÉRIMENTALE DE LA FORMATION DES OS ; par P. Flourens, secrétaire perpétuel de l'Académie royale des sciences, etc. : 1 vol. in-8º avec planches.

TRAITÉ DE LA SALUBRITÉ PUBLIQUE dans les grandes villes ; par les docteurs Monfalcon et de Polinière, membres du Conseil de salubrité du Rhône : 1 vol. in-8º de 600 pages.